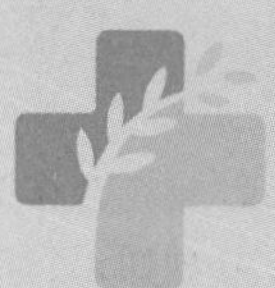

全国高等卫生职业教育
护理专业“十三五”规划教材

供护理、助产等专业使用

儿科护理

主　编　李军华　林建荣

副主编　孙琳琳　张海宏　钟文娟　熊　英

编　者　（以姓氏笔画为序）

牛　霞　安徽医科大学

孙琳琳　呼伦贝尔职业技术学院

李军华　武汉铁路职业技术学院

何仁忠　湖北省黄石市中心医院

张　培　邢台医学高等专科学校

张海宏　宁夏医科大学

林建荣　湖北理工学院

钟文娟　武汉轻工大学

曹梦娟　湖北理工学院

梁　红　大庆医学高等专科学校

蒋　丹　呼伦贝尔职业技术学院

熊　英　湖北省咸宁市第一人民医院

华中科技大学出版社

http://www.hustp.com

中国·武汉

内 容 简 介

本书是全国高等卫生职业教育护理专业“十三五”规划教材。

本书在编写内容选择上突出实用性和针对性，内容简明扼要、突出重点，适度体现“校企合作”“医教协同”的要求，并加入已定论的最新信息和知识。全书共三个项目，内容主要包括儿科护理基础知识、新生儿及患病新生儿的护理、患病儿童的护理。

本书适合高职高专护理、助产等专业使用。

图书在版编目(CIP)数据

儿科护理/李军华，林建荣主编. —武汉：华中科技大学出版社，2017.1
全国高等卫生职业教育护理专业“十三五”规划教材
ISBN 978-7-5680-2504-1

Ⅰ. ①儿…　Ⅱ. ①李…　②林…　Ⅲ. ①儿科学-护理学-高等职业教育-教材　Ⅳ. ①R473.72

中国版本图书馆 CIP 数据核字(2017)第 001314 号

儿科护理　　　　李军华　林建荣　主编
Erke Huli

策划编辑：罗　伟
责任编辑：汪飒婷　罗　伟
封面设计：原色设计
责任校对：刘　竣
责任监印：周治超
出版发行：华中科技大学出版社(中国·武汉)　　电话：(027)81321913
　　　　　武汉市东湖新技术开发区华工科技园　　邮编：430223
录　　排：华中科技大学惠友文印中心
印　　刷：湖北新华印务有限公司
开　　本：787mm×1092mm　1/16
印　　张：16
字　　数：417 千字
版　　次：2017 年 1 月第 1 版第 1 次印刷
定　　价：48.00 元

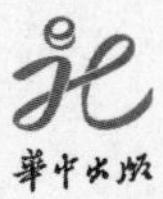

全国高等卫生职业教育
护理专业“十三五”规划教材

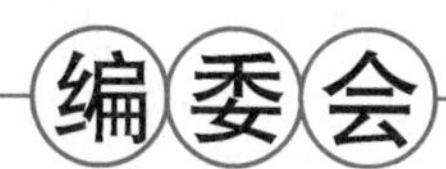

总　序

Introduction

随着我国经济的持续发展和教育体系、结构的重大调整，职业教育办学思想、培养目标随之发生了重大变化，人们对职业教育的认识也发生了本质性的转变。我国已将发展职业教育作为重要的国家战略之一，作为高等职业教育重要组成部分的高等卫生职业教育也取得了长足的发展，为国家输送了大批高素质技能型、应用型医疗卫生人才。

为了更好地顺应我国高等卫生职业教育教学与医疗卫生事业的新形势，贯彻落实《国家中长期教育改革和发展规划纲要(2011—2020)》中"以服务为宗旨，以就业为导向"的思想精神，以及国家《职业教育与继续教育 2015 年工作要点》的要求，充分发挥教材建设在提高人才培养质量中的基础性作用，同时，也为了配合教育部"十三五"规划教材建设，进一步提高教材质量，在认真、细致调研的基础上，在教育部高职高专医学类及相关医学类专业教学指导委员会专家和部分高职高专示范院校领导的指导下，我们组织了全国近 40 所高职高专医药院校的近 300 位老师编写了这套以工作过程为导向的全国高等卫生职业教育护理专业"十三五"规划教材，并得到了参编院校的大力支持。

本套教材充分体现新一轮教学计划的特色，强调以就业为导向、以能力为本位、以岗位需求为标准的原则，按照技能型、服务型高素质劳动者的培养目标，坚持"五性"(思想性、科学性、先进性、启发性、适用性)和"三基"(基本理论、基本知识、基本技能)要求，着重突出以下编写特点：

(1)紧扣新专业目录、新教学计划和新教学大纲，科学、规范，具有鲜明的高等卫生职业教育特色。

(2)密切结合最新高等职业教育护理专业课程标准，紧密围绕执业资格标准和工作岗位需要，与护士资格考试相衔接。

(3)突出体现"工学结合"的人才培养模式，以及课程建设与教学改革的最新成果。

(4)基础课教材以“必需、够用”为原则，专业课程重点强调“针对性”和“适用性”。

(5)内容体系整体优化，注重相关教材内容的联系和衔接，避免遗漏和不必要的重复。

(6)探索案例式教学方法，倡导主动学习。

这套新一轮规划教材得到了各院校的大力支持和高度关注，它将为新时期高等卫生职业教育的发展作出贡献。我们衷心希望这套教材能在相关课程的教学中发挥积极作用，并得到读者的青睐。我们也相信这套教材在使用过程中，通过教学实践的检验和实际问题的解决，能不断得到改进、完善和提高。

全国高等卫生职业教育护理专业“十三五”规划教材
编写委员会

Preface 前　言

“儿科护理”是高职高专护理专业的核心课程。儿科护理是研究胎儿至青少年时期的生长发育、营养卫生、保健、疾病护理及预防的临床学科。本专业主要培养护理岗位需要的儿科常规护理操作技能，以及运用护理程序为服务对象提供整体护理的能力。前导课程主要有“应用解剖”“应用生理”“护理药理”“健康评估”“基础护理”等，“儿科护理”与“内科护理”“外科护理”“妇产科护理”等课程一起构成专业核心课程体系。

根据高职高专护理专业人才培养目标及岗位职业能力要求，参考国家护士执业资格考试大纲，设置本课程，以帮助学生实现学历证书和执业证书“双证融通”。本书在编写内容选择上突出实用性和针对性，内容简明扼要、突出重点，适度体现“校企合作”“医教协同”的要求，并加入已定论的最新信息和知识。采用教学做合一、理实一体化的教学模式组织教学，培养从事儿童保健及儿科常见疾病整体护理的综合执业能力。坚持知识、能力与素质并重，构建过程考核与结果考核、理论考核与技能考核相结合的课程评价方式。

由于时间紧迫，能力有限，书中难免存在不足之处，恳请各位同仁批评指正。

编　者

2016 年 11 月

目录

Contents

项目一　儿科护理基础知识

任务一　认识儿科护理

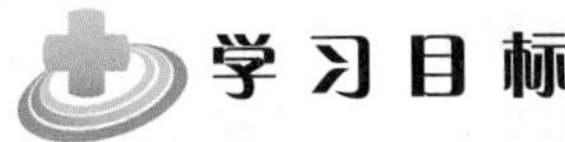

1. **能力目标**：掌握小儿年龄分期和各期特点。
2. **知识目标**：熟悉儿科护理的性质、任务及发展趋势。
3. **素质目标**：培养热爱儿科护理的观念。

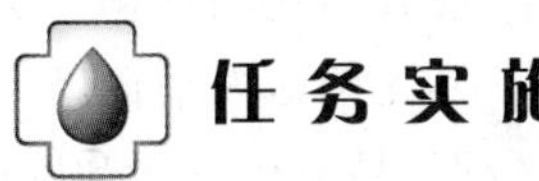

一、儿科护理的任务和范围

儿科护理是研究儿童生长发育、儿童保健及多种因素所致的生理、病理表象，并协助医生诊断、治疗、护理患病儿童，促进儿童身心健康发展的一门学科。

研究范围涉及小儿生理、心理、生长发育、儿童保健、疾病防治、临床护理和护理科研。

服务对象的年龄范畴包括从出生到青少年阶段的各个时期，即自胎儿至青春期的身心处于不断发展中的小儿。

知识链接

儿童的界定：联合国《儿童权利公约》中的规定是0～18岁，《中华人民共和国未成年人保护法》的规定是0～18岁；医学界以0～14岁的儿童为儿科研究对象。

随着儿科的专科建设与专业的日新月异，加之我国生育政策的调整与生育现实的影响，儿科护理也越来越受到重视。儿科护理理念、护理技术、护理模式均在不断更新，更基础、更全面、更实用地学习儿科护理显得尤为重要。

二、小儿年龄分期和各期特点

根据小儿期的解剖、生理和心理特点，一般将小儿年龄分为七期（胎儿期、新生儿期、婴儿期、幼儿期、学龄前期、学龄期、青春期）。由于小儿正处在生长发育过程中，其特点与成人有很大不同，表现在：第一，身体、心智不如成人成熟，对人、事物、社会的看法与成人不同；第二，先天性疾病、遗传代谢病较成人多见；第三，小儿淋巴系统发育不成熟，体液、细胞免疫力弱，抵抗能力差；第四，小儿各器官、系统发育不健全，病情变化快，疾病转归不确定。

1. 胎儿期　从受精卵形成至胎儿娩出前，约 40 周，胎儿的周龄即胎龄。临床上将胎儿期划分为 3 个阶段：①妊娠早期，即孕 12 周以前，此期各组织器官处于形成阶段，若受到感染、放射线、化学物质或遗传等不利因素的影响可引起先天畸形甚至胎儿夭折。②妊娠中期，自孕 13 周至 28 周（共计 16 周），此期胎儿体格生长，各器官迅速发育，功能日趋成熟。至 28 周时，胎儿肺泡发育基本完善，已具有气体交换功能，在此胎龄以后出生者存活希望较大。③妊娠后期，自孕 29 周至 40 周（共计 12 周）。此期胎儿体重迅速增加，娩出后大多能够存活。此期应重视孕妇和胎儿保健工作。

2. 新生儿期　自胎儿娩出、脐带结扎至出生后 28 天。新生儿期不仅发病率高，死亡率也高，占婴儿死亡率的 1/3～1/2，尤以新生儿早期为最高。围生期为胎龄满 28 周至出生后 7 天。此期包括了妊娠后期、分娩过程和新生儿早期 3 个阶段，是小儿经历巨大变化、生命受到威胁的重要时期。围生期死亡率是衡量一个国家或地区的卫生水平、产科和新生儿科质量的一项重要指标，也是评价妇幼卫生工作的一项重要指标。

3. 婴儿期　出生后到 1 周岁（其中包括新生儿期）。此期为小儿生长发育最迅速的时期，每日需要的总热量和蛋白质相对较高，但其消化功能尚不完善，易发生消化和营养紊乱，引发佝偻病、贫血、营养不良、腹泻等疾病。婴儿期体内来自母体的免疫抗体逐渐消失，而自身免疫系统尚未完全成熟，对疾病的抵抗力较弱，易患传染病和感染性疾病。

4. 幼儿期　1 周岁至 3 周岁。此期体格生长速度减慢，智能发育加速。开始会走，活动范围增大，由于缺乏对危险事物的识别能力和自身保护能力，要注意预防发生意外伤害和中毒，预防传染病，保证营养和辅食的添加，培养良好的饮食习惯和使用餐具的能力。

5. 学龄前期　3 周岁至 6～7 岁。此时期体格发育进一步减慢但智能发育增快，理解力逐渐加强，好奇、好模仿，能用语言表达自己的思维和感情。可进入幼儿园，学习简单文字、图画及歌谣。此时期小儿可塑性很强，应重视思想教育，培养他们爱劳动、爱卫生、爱集体、懂礼貌等优良的品质。应开始重视眼和口腔卫生，仍应防范传染病、意外事故和中毒等的发生。

6. 学龄期　自 6～7 岁至青春期前，为小学学龄期。此期除生殖器官外各器官外形均已与成人接近，智能发育更加成熟，可接受系统的科学文化知识。此期应保证营养均衡、适当的体育锻炼和充足睡眠，防治龋齿，保护好视力。

7. 青春期　女孩从 11～12 岁开始到 17～18 岁，男孩从 13～14 岁开始到 18～20 岁。此期开始与结束年龄可相差 2～4 岁。体格生长再次加速，出现第二次生长高峰。生殖系统发育加速并趋于成熟，至本期结束时各系统发育成熟，体格生长逐渐停止。各种疾病的患病率和死亡率降低，精神、行为和心理方面的问题开始增加。加强道德品质教育与生理、心理卫生知识教育，包括性知识教育和其他卫生指导。保证营养为本期保健重点，青春期高血压和肥胖可能是成年和老年期各种心血管疾病的潜在威胁，需做好防治工作。

三、儿科护理人员的角色及素质要求

儿科护士主要充当直接护理者、患儿的代言人、患儿与家长的教育者、康复与预防的指导者、合作与协调者。此外，儿科护士必须具备特殊的素质，具备强烈的责任感，爱护及尊重患儿，具有丰富的知识和熟练的技术操作能力，同时还必须掌握一定的人际沟通技巧。

（一）儿科护理人员的角色

1. 直接护理者　对患儿提供直接的护理是儿科护理人员的主要角色要求。护理程序给儿科临床护理提供了理论框架，应对患儿及其家属进行评估，做出护理诊断，制订并实施护理计划，进行护理评价。护理人员还有责任帮助患儿把他们身体及心理的痛苦减少到最小程度，给患儿及其家属提供支持是直接护理的一部分，对患儿常见的支持方式有倾听、触摸和陪伴，尤其后两项是最为有效的，因为儿童很需要非语言沟通。

2. 患儿的代言人　护理人员必须知道患儿与家属的需求、家庭的资源情况以及他们可从医院及社区得到的健康服务保障，护理人员应该把这些服务事项告诉家长，并帮助患儿享用这些服务。

3. 患儿与家长的教育者　对患儿与家长的教育能提高治疗的效果。在儿科护理中，护理人员不仅要对不同年龄、不同理解能力的患儿进行教育，还要通过教育改变患儿及其家属的某些行为。作为儿科护理人员应该帮助患儿适应医院环境及接受各种治疗，教育家长如何观察患儿的病情、如何给患儿提供全面的照顾和支持，使患儿更舒适。同时还必须通过教育手段，让家长理解在患儿出院后他们的责任及掌握相应的照顾技巧。

4. 康复与预防的指导者　促进患儿恢复健康是护理人员的基本角色要求。康复是指促进健康和恢复健康两方面，护理人员在角色扩展后，对残疾儿童保健的责任也逐渐增加，护理人员要参与制订残疾儿童的治疗计划，以使其尽可能地参与正常的学校生活。健康照顾不仅包括治疗疾病、矫正残疾，还包括预防疾病和维持健康。护理人员的角色就是要制订出维护生长发育的照顾计划。从事全面性的预防工作之前，必须评估有关患儿营养、免疫、安全、发育、社会影响以及教育等问题，在发现问题之后，采取相应的护理措施。

预防性护理的常用方法是做好卫生教育指导及咨询工作、指导父母有关养育子女的方法，以预防可能遇到或潜在的问题。其次还应注意促进孩子心理健康的发展。

5. 合作与协调者　护理工作应与其他专业人员合作或协调，护理人员必须有整体照顾的观念，因为个人照顾患儿的能力有限，只有与他人合作才能提供更优质、更全面的健康服务。

（二）儿科护理人员的素质要求

1. 强烈的责任感　儿科护理工作具有一定的复杂性，因为小儿身体娇嫩，又处于无知、无能或知识贫乏的状态中。护理人员必须具有强烈的责任感，不但要照顾他们的生活，还要启发他们的思维、与他们进行有效的沟通以取得他们的信任，建立良好的护患关系。护理人员是儿童学习的对象之一，因此必须以身作则，加强自身的修养。

2. 爱护并尊重小儿　小儿的健康成长，不仅需要物质营养，也需要精神哺育，其中“爱”是重要的精神营养要素之一。护理人员要发自内心地热爱及爱护小儿，一视同仁，并要尊重小儿，做到言而有信，与小儿建立平等友好的关系，以便更好地护理小儿。

3. 丰富的科学知识及熟练的操作技巧 能针对儿童生长发育过程中的变化及生理、心理和社会的需要而给以全面的护理；掌握各年龄组儿童对疾病的心理及情绪的不同反应，注意身心两方面客观征象及主观症状；具备健康教育的知识及能力；能深刻了解儿科常用药物的剂量、作用及用法。随着医学科学的发展，儿科护理技术已发展到具有比较复杂的临床护理技术、抢救技术及先进的检查技术。儿科护理人员必须熟练地掌握这些相关的技术，才能减轻患儿的痛苦，从而取得最佳的护理效果。

4. 有效的人际沟通技巧 儿科护理人员要不断与患儿及家长交流信息，全面了解患儿的生理、心理和社会情况。现代的儿科护理不仅要挽救患儿的生命，同时还必须考虑到疾病的过程对患儿生理、心理及社会等方面发展的影响。要求儿科护理人员必须掌握有效的人际沟通技巧，促使患儿身心健全。

因此，做一名优秀的儿科护理人员，既要具备高尚的道德品质，又要有丰富的知识和熟练的技术。不但要具备医疗、护理知识，还要掌握儿童心理学、教育学等知识。不但要有过硬的技术，还要有扎实的理论，需要不断地学习新理论、新知识，不断提高专业护理水平，把儿科护理工作做得更好。牢记"护理工作的对象不是冷冰冰的石块、木片和纸张，而是具有热血和生命的人类"。（南丁格尔）

四、儿科护理的发展趋势

随着社会的不断进步，人类物质、文化生活水平的提高，医学发展正在从强调"治愈"（cure）向强调"关怀照顾"（care）转化。为此，在"生物-心理-社会"医学模式的指导下，国际医学和护理界提出"以家庭为中心的护理"（family-centered care，FCC）概念。FCC 强调护理需要重视家庭和谐与健康，需要视家庭成员为维护健康的重要参与者，要指导家长如何妥善地照顾患儿，满足家长和孩子在一起的需要，认同家长在孩子患病过程中的重要作用，并为孩子及家长提供适当及必要的护理。家庭在儿童疾病治疗中扮演着重要角色，儿童的疾病可影响家庭的支持系统及生活。因此开展"以家庭为中心的护理"是儿童护理的必然趋势，已纳入"2011—2020 年中国儿童发展纲要"。

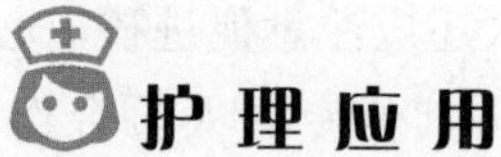

护理记录单的认识与填写

熟悉常见护理记录单，并进行填写（表 1-1-1）。

表 1-1-1　新生儿护理记录单

病区________　床号________　姓名________　出生日期________　住院号________

日期/时间	生命体征				SpO_2（%）	体重/kg	箱温/（℃）	面色	入量				出量				其他	护士签名
	T/（℃）	HR/（次/分）	R/（次/分）	BP/mmHg					静脉给药		饮食		小便/次	大便/次	其他			
									项目	量/mL	项目	量/mL			项目	量/mL		

说明：观察内容无异常时，用“N”来表示，异常时如实描述。

直通护考

A_1型题

1. 下列关于小儿的特点，正确的是(　　)。

A. 主要是体积小　B. 各器官功能不成熟　C. 体液免疫发育尚好　D. 年龄越小代谢越慢　E. 前半年感染的发生率高于后半年

2. 下列关于小儿患病的特点，正确的是(　　)。

A. 起病较慢　B. 预后较差　C. 表现较典型　D. 预防效果差　E. 感染性疾病较多

3. 下列关于儿科护理的特点，正确的是(　　)。

A. 健康史可靠　B. 护理操作容易　C. 护理项目繁多　D. 心理护理简单　E. 采集标本容易

4. 小儿出生后生长发育最快的时期是(　　)。

A. 新生儿期　B. 婴儿期　C. 幼儿期　D. 学龄前期　E. 学龄期

5. 胎儿期是指(　　)。

A. 受精后的 28 周　B. 受精后的 32 周　C. 受精后的 40 周　D. 从受精到分娩，约 38 周　E. 从受精到分娩，约 40 周

6. 新生儿可从母体获得，但 3～5 个月后逐渐消失的抗体是(　　)。

A. IgA　B. IgD　C. IgE　D. IgG　E. IgM

7. 小儿年龄阶段的划分中，婴儿期是指(　　)。

A. 出生至 28 天　B. 出生至 12 个月　C. 生后 1～3 岁　D. 生后 3～5 岁　E. 生后 5～7 岁

8. 下列关于新生儿期的特点，不正确的是(　　)。

A. 死亡率高　B. 发病率高　C. 适应能力较差　D. 生活能力较差　E. 各器官功能发育完善

9. 儿童护理人员必须具备的素质不包括(　　)。

A. 丰富的知识　B. 强烈的责任感　C. 良好的书写能力　D. 良好的心理素质　E. 良好的人际沟通能力

10. 婴儿期的特点不包括(　　)。

A. 各系统功能成熟　B. 是生长发育最迅速的时期　C. 自身免疫功能未成熟　D. 易发生消化功能紊乱和营养缺乏　E. 易患传染病及感染性疾病

（李军华）

任务二　小儿生长发育的评估

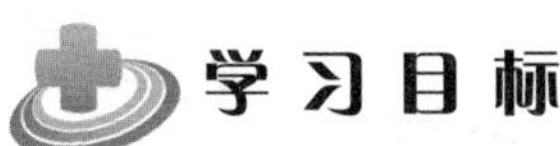

1. **能力目标**：掌握生长发育的规律、体格生长常用指标及其意义。
2. **知识目标**：熟悉影响生长发育的因素以及儿童神经心理发育。
3. **素质目标**：培养关心儿童生长发育的理念。

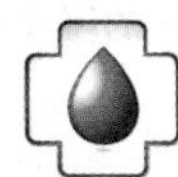

生长是指小儿身体各器官、系统的体积和形态上的变化；发育是指细胞、组织、器官分化的程度。两者之间紧密相连，不可分割。儿童的生长发育不仅仅是指体格的增长，还有认知、情感、道德及心理方面的发展。密切关注儿童生长发育是儿科护理工作的重要内容之一。

一、生长发育的规律

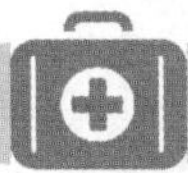

案例引入

妈妈带着1岁大的儿子小刚到社区门诊做体检，测量其体重为9 kg。请思考：

1. 小刚的体重正常吗？
2. 小刚的身高、头围、胸围正常值应为多少？

（一）生长发育的连续性与阶段性

生长发育在整个小儿阶段是一个动态的连续过程，贯穿始终，但是各年龄段生长发育的速度快慢不一，又有阶段性，比如在婴儿期小儿生长发育很快，尤其在前三个月体重和身高增长最快，形成第一个生长发育高峰1岁以后生长速度逐渐减慢，到了青春期又突然加快，形成第二个生长发育高峰。

（二）各器官系统发育的不平衡性

小儿各器官系统的发育有先有后，快慢不同。比如神经系统发育比较早，生殖系统发育比较晚，淋巴系统在学龄期之前发育迅速，接近青春期时达最高峰，以后逐渐达到成人水平；皮下脂肪在儿童期较发达，肌肉组织需要在学龄期发育才会加速；其他组织如心脏、肝脏、肾脏的增长基本与体格发育相平行（图1-2-1）。

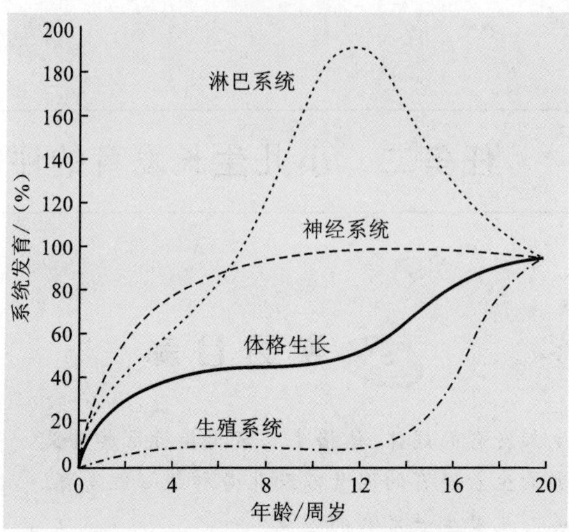

图 1-2-1　各器官系统发育的不平衡性

(三) 生长发育的顺序规律

小儿生长发育应遵循由上到下、由近及远、由粗到细、由简单到复杂、由低级到高级的规律。比如小儿出生后先会抬头、挺胸,再会坐、立、行走(表现由上到下);先会抬肩、伸臂,再会双手取物(由近及远);小儿拿物品时先用全手掌抓取,然后发展能用手指去拾取(由粗到细);小儿先会画曲线,后期可以画闭合的图形(由简单到复杂);先会看、听、感知事物,再发展到记忆、思维、分析问题、经常会问些"为什么"等高级活动(由低级到高级)。

(四) 个体差异

小儿的生长发育虽然按照一定的规律进行,但是在一定程度上由于机体受到内、外环境的影响,表现出明显的个体差异。所以,小儿生长发育的参考值并不是绝对的,要充分考虑到影响个体发育的因素,并且应该系统、连续地观察小儿生长发育的真实情况,然后做出客观评价。

二、体格生长发育及评价

(一) 体格生长常用指标

1. 体重　体重是指身体各器官、系统、体液的总重量。体重的变化最能表现小儿的营养状况,是衡量小儿体格生长的重要指标,也是在临床上计算补液量和用药量的重要参考依据。

新生儿出生体重与胎龄、胎次、性别和在母体内的营养状况有关。正常新生儿出生体重为2500～4000 g。出生后的第一周由于营养摄入不足、胎便排出及水分丧失等,体重可以暂时下降3%～9%(一般不超过10%),称为生理性体重下降,出生后的3～4天达到最低点,以后体重逐渐上升,在7～10天内恢复到出生体重。若出生后能够及时喂养可减少生理性体重下降的发生。

在出生后的1岁内,年龄越小,增长的速度越快。出生前3个月,每月增长800 g左右,其中第1个月可以增长1000～1500 g,4～6个月每月增长500 g,7～12个月每月增长400 g。一般情况下,出生后前3个月的婴儿体重大概是出生体重的2倍,1周岁的体重大概是出生体重的3倍,也就是说第一年内前3个月增加的体重是后9个月的增加量。2岁时的体重大概是

出生体重的4倍。2岁后到青春期体重每年增加大约2 kg。为了方便平时计算,可按照以下计算公式粗略估计小儿体重。

1～6个月:　　体重(kg)=出生时体重(kg)+月龄×0.7(kg)

7～12个月:　　体重(kg)=6(kg)+月龄×0.25(kg)

2岁到青春期前:　　体重(kg)=年龄×2+8(kg)

小儿进入青春期后,由于生长激素和性激素的协同作用,体格生长再次加快,体重迅速增加,每年可达到4 kg左右,持续2～3年,呈现第二个生长发育高峰,不能再按照以上公式计算。女孩大概在12～14岁时,男孩大概在14～16岁时,逐渐接近成人的体重。

正常同龄、同性别的小儿之间的体重也存在一些差异,大概在10%左右,所以在评价小儿生长发育状况时,应连续监测其体重的变化,如果体重增长过多或不足,应积极寻找原因,并给予相应的护理。

2. 身高(长)　身高(长)是指从头顶至足底的长度,是反映骨骼发育的重要指标。3岁以下小儿采用仰卧位测量,称为身长;3岁以上小儿采用立位测量,称为身高。身高(长)的增长规律与体重相似,年龄越小增长速度越快,正常新生儿出生时平均身长为50 cm,1周岁时大概为75 cm,其中前3个月增加12～13 cm,与后9个月增加的量基本持平。第二年增加速度减慢,平均10 cm,到2岁时身长约为85 cm。2岁后身高稳步增长,平均每年增加5～7 cm。2～12岁小儿的身高可按照以下计算公式计算。

身高(长)(cm)=年龄×6+77(cm)

小儿进入青春期后出现第二个身高生长加速期,大概持续2～3年,不能用上述公式计算。另外由于女孩进入青春期的时间早于男孩2年,所以女孩在10～13岁时身高高于同龄男孩。但是男孩在青春期后身高迅速增长,并且持续时间较长,故最终男孩身高大于女孩。

身高(长)包括头部、躯干和下肢的长度。由于这3部分的发育速度并不一致,头部在生后第一年内生长最快,脊柱次之;在青春期时,某些疾病可以使身体的各部分发育比例失常,因此临床上需要测量上部量(从头顶到耻骨联合上缘)和下部量(从耻骨联合上缘到足底),检查各部分比例关系。新生儿上部量大于下部量,中点在脐上;2岁时中点在脐下,6岁时中点移至脐与耻骨联合上缘之间;15岁时上、下部量相等,中点在耻骨联合上缘。

身高(长)的增长与遗传、内分泌、营养、运动和疾病等因素密切相关。某些因素比如营养不良、甲状腺功能减退可以引起身高(长)异常;短期的疾病与营养状况一般不会影响身高(长)。

3. 坐高　坐高是指从头顶至坐骨结节的长度。坐高代表头颅与脊柱的发育,其增长的规律与上部量增长一致。由于下肢增长的速度随着年龄而有变化,坐高占身高的比例随着年龄增加而下降,由出生时的66%降至15岁时的53%,此百分数值显示了上、下比例的变化,比坐高的绝对值更具有临床意义。

3岁以下小儿仰卧位测量顶臀长即为坐高。小儿平卧在测量板上,测量时一手按压小儿小腿使其膝关节屈曲,大腿与底板垂直而骶骨紧贴底板,另一手移动足板按压臀部,读数至0.1 cm。3岁以上的儿童坐在高度适中的板凳上,身体前倾使腰骶部紧靠测量板,再挺身坐直,大腿靠拢紧贴凳面,与躯干成90°,膝关节屈曲成直角,两脚平放,移动夹板与头顶接触,读数至0.1 cm。

4. 头围　头围是指从眉弓上缘经枕后结节绕头一周的距离。头围大小反映脑、颅骨的发育程度。正常新生儿头围为34 cm,1岁时为46 cm(前3个月和后9个月头围平均增长6

cm)；2 岁时约为 48 cm，5 岁时为 50 cm，15 岁时头围接近成人，为 54～58 cm。在儿童保健工作中监测头围的增长，尤其对 2 岁以内的小儿最具有临床意义，较小的头围常提示脑发育不良；头围过大提示脑积水。

测量时应将软尺 0 点固定于头部一侧眉弓上缘，再将软尺紧贴头皮经枕后结节最高点绕到另一侧眉弓上缘，回到 0 点，读数至 0.1 cm。

5. 胸围　胸围是指平乳头下缘绕胸一周的长度。胸围的大小与肺和胸廓的发育有关。正常新生儿胸围比头围小 1～2 cm，大概为 32 cm；1 岁时胸围与头围大致相等，约为 48 cm；1 岁后胸围逐渐超过头围，其差数约等于其岁数减 1。小儿生长发育落后，一般与营养因素、缺乏胸廓锻炼有关。明显胸廓畸形常见于佝偻病、肺气肿和先天性心脏病。

测量时应将小儿取立位或卧位，小儿两手自然下垂，测量者将软尺 0 点固定于一侧乳头下缘(乳头已经发育的女孩，固定于胸骨中线第 4 肋间)，将软尺紧贴在皮肤上，经两侧肩胛骨下缘回到 0 点，读数至 0.1 cm。

6. 腹围　腹围是指平脐水平绕腹部 1 周的长度。2 岁前腹围与胸围大致相等，2 岁以后腹围比胸围小。若儿童有腹部疾病时需要测量腹围。

测量时婴儿取卧位，将软尺 0 点固定于剑突与其连线中点处，经同一水平线绕腹 1 周至 0 点；儿童则平脐位置绕腹 1 周，读数至 0.1 cm。

7. 上臂围　上臂围是指肩峰与尺骨鹰嘴连线中点的水平绕上臂 1 周的长度。上臂围代表了上臂骨骼、肌肉、皮下脂肪和皮肤的发育水平，反映了小儿的营养状况。生后第一年，尤其在前 6 个月增长最为迅速，1～5 岁期间增长缓慢。5 岁以下小儿的上臂围的测量可以反映营养状况，其要点：＞13.5 cm 为营养良好；12.5～13.5 cm 为营养中等；＜12.5 cm 为营养不良。

测量时应将小儿取立位、坐位或仰卧位，小儿两手自然下垂。一般测量左上臂，将软尺 0 点固定于小儿上臂肩峰与尺骨鹰嘴连线中点，沿着该点水平将软尺绕上臂 1 周后回到 0 点，读数至 0.1 cm。

（二）骨骼与牙齿的发育

1. 骨骼的发育

(1)颅骨的发育　颅骨的发育随着大脑的发育而增长，发育速度比面部骨骼早。可根据头围大小，骨缝及前、后囟闭合时间来衡量颅骨的发育。颅骨缝出生时分离，大概于 3～4 个月时闭合。前囟为顶骨与额骨交界处形成的类似菱形样的间隙，用对边中点连线来描述前囟大小，为 1.5～2.0 cm，至 1～1.5 岁时闭合(图 1-2-2)。后囟是顶骨与枕骨交界处形成的三角形间隙，有的在出生时已经闭合或很小，一般在生后 6～8 周闭合。颅骨缝和囟门的闭合情况反映颅骨及脑的发育情况，尤其是前囟的检查在临床中更为重要。前囟过早闭合见于小脑畸形，闭合过晚见于佝偻病、甲状腺功能减退症等；前囟饱满见于颅内压增高，是脑炎、脑膜炎的重要体征，而前囟凹陷则常见于极度消瘦或脱水的患儿。

面骨、鼻骨及下颌骨的发育较晚，1～2 岁时随牙齿的萌出而面骨变长，下颌骨向前突出，面部相对较长，使婴儿期的颅骨较大的圆脸逐渐向儿童期面部增长的脸型发展。

(2)脊柱的发育　脊柱的增长反映了脊椎骨的发育。出生后的第一年内脊柱增长速度快于四肢，1 岁以后则慢于四肢。新生儿时期脊柱轻微后凸，3 个月时由于抬头动作的发育出现颈椎前凸，此为脊柱的第一个生理弯曲；6 个月后会坐时出现胸椎后凸，为脊柱的第二个生理弯曲；1 岁左右开始独立行走出现腰椎前凸，为脊柱第三个生理弯曲。到 6～7 岁时韧带开始发育，这 3 个生理弯曲被韧带固定。生理弯曲的形成与直立姿势有关，有增强脊柱弹性的作

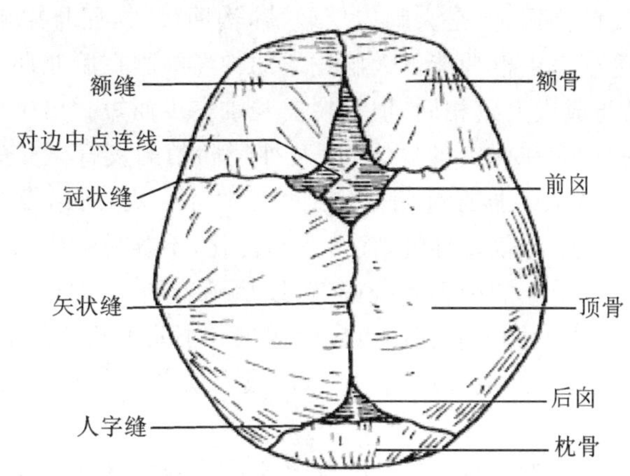

图 1-2-2　颅骨、前囟与后囟的发育

用，有利于身体保持平衡。在平时护理的过程中要注意端正小儿的坐、立、行走姿势，选择适宜的桌椅，保证小儿脊柱的健康形态。

(3)长骨的发育　长骨的生成和成熟与体格生长密切相关。随着年龄的增长，长骨干骺端的骨化中心按一定的顺序和部位有规律地出现，通过 X 射线检查，可判断骨骼发育的情况、测定骨龄。

2. 牙齿的发育　牙齿的发育与骨骼发育有一定的关系。人的一生有 2 套牙齿，即乳牙(20 颗)与恒牙(32 颗)。小儿出生时没有牙齿，一般在 4～10 个月时，乳牙开始萌出，12 个月尚未出牙的视为异常情况，乳牙于 2～2.5 岁出齐。2 岁以下小儿的乳牙数目等于月龄减 4～6。

出牙顺序为下中切牙、上中切牙、上下侧切牙、第 1 乳磨牙、尖牙、第 2 乳磨牙(图 1-2-3)。恒牙的骨化从新生儿期开始，6 岁左右开始长出第 1 颗恒牙即第 1 磨牙，在第 2 乳磨牙之后；6～8岁乳牙按照萌出先后逐渐脱落，代之以恒牙，其中第 1、2 前磨牙取代第 1、2 乳磨牙；12 岁左右出第 2 磨牙；18 岁以后出第 3 磨牙(智齿)，但是有的人终生不出此牙。一般情况下恒牙在20～30岁时出齐。

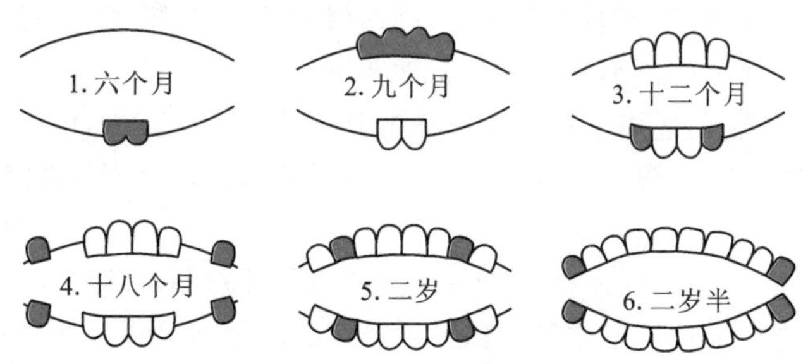

图 1-2-3　乳牙萌出顺序

出牙是一种生理现象，个别儿童在出牙时有暂时性流涎、睡眠不安等症状。此外，患有佝偻病、营养不良、甲状腺功能减退等患儿出牙延迟，牙质欠佳。

(三) 神经系统的发育

婴儿时期神经系统发育较早，尤其是大脑的发育最为迅速。新生儿出生时大脑重约 370 g，占自身体重的 1/9～1/8，9 个月的时候小儿大脑重为出生时的 2 倍，1 岁时脑重 900 g，达到成人的 60%，3 岁时小儿大脑重为出生时的 3 倍，7 岁时接近成人，大脑重约为 1500 g。小儿出生时大脑已经有主要的沟回，但是大脑皮层较薄，沟回较浅，而且中脑、脑桥、脊髓发育亦较好，保证了循环、呼吸等生命中枢功能。大脑皮质的神经细胞在胎儿期5个月时就开始增殖分化，出生时神经数目已与成人大致相同，但其树突与轴突少而短。出生后大脑重量的增加主要是由于神经细胞体积的增大和树突的增多，以及神经髓鞘的发育。3岁时神经细胞已经基本上分化完成，8岁时接近成人。神经髓鞘分化到4岁时才完成，所以婴儿期由于神经髓鞘发育不完善，神经冲动传入大脑，不仅传导慢，而且容易泛化，不容易形成明显的兴奋灶。小儿刚出生时形成的活动主要由皮质下的中枢系统调节，以后随着脑实质的增长、成熟，转为大脑皮质下中枢调节，对皮质下的中枢的抑制作用也比较明显。小儿生长期的脑组织耗氧较大，在基础代谢的状态下，脑组织耗氧占总耗氧量的50%，而成人仅占20%，所以说长期缺乏营养可以引起脑的发育落后。

脊髓的发育在出生时相对成熟，其发育与运动功能的发展相平衡，随着年龄的增长而增重、加长。胎儿时期脊髓下端达到第2腰椎下缘，4岁时上移到第1腰椎，因此在做腰椎穿刺时应该注意进针部位的护理。

刚出生的婴儿具有觅食、吸吮、吞咽、拥抱、握持等先天神经反射和对于强光、寒冷、疼痛的反应。其中觅食、吸吮、吞咽、拥抱、握持等先天神经反射会随着年龄的增长而逐渐消失。新生儿的肌腱反射较弱，浅反射也不易引出，3～4个月时肌张力较高，克氏征可以为阳性，2岁以下小儿巴氏征阳性也可以是生理现象。

（四）体格生长发育的评价

1. 常用评价方法 为了解个体或群体儿童某一阶段的生长发育情况及以后的生长发育趋势，必须选择一个正常儿童体格生长的参考标准进行比较。目前采用的是以一个国家或地区普查资料为参考指标，作为该地区的小儿生长发育健康标准。我国现有的标准是采用1985年9个城市地区男、女体格生长发育资料所制订的标准，作为全国儿童体格生长发育的评价标准。生长发育的内容包括体格的发育水平、生长速度及身体匀称程度3个方面。与理想情况下的参数进行比较时，均采用统计学的表达方法，常用的体格生长发育评价方法包括以下几种。

(1)均值离差法 适用于正态分布情况，以均值为基值，标准差为离散距，一般认为均值加减两个标准差的范围内的被检小儿可视为正常儿童。

(2)中位数百分位法 适用于正态或非正态分布情况，以第50百分位为中位数，将资料分为第3、25、50、75、97百分位数5个等级，一般认为在第3～97百分位的范围内的被检小儿可视为正常儿童。

(3)生长发育图法 将各项体格生长指标按照不同性别和年龄做成正常曲线图，对个体小儿从出生到青春期进行全程动态监测，将定期、连续的测量结果每月或者每年标记在曲线图上进行比较，以了解小儿的发育趋势及生长速度。此法的优点是方法简单，直观性较强，能够准确地说明小儿的生长发育水平。图1-2-4中横坐标代表月龄，纵坐标代表体重，中间有2条参考曲线，曲线b是第97百分位，相当于均值加上2个标准差，曲线d是第3百分位，相当于均值减2个标准差。正常儿童生长发育范围应在2条参考曲线之间并保持上升的趋势。

2. 体格生长偏离 小儿在生长发育的过程中，由于受到营养、疾病、遗传、内分泌及神经心理等因素的多重影响，可出现小儿生长偏离，所以应该通过定期纵向观察，及时发现，并积极寻找病因予以干预护理。常见的生长偏离有以下两种。

(1)体重增长的偏离 ①体重过重，是指体重明显超过同龄正常儿童体重的平均数加2个

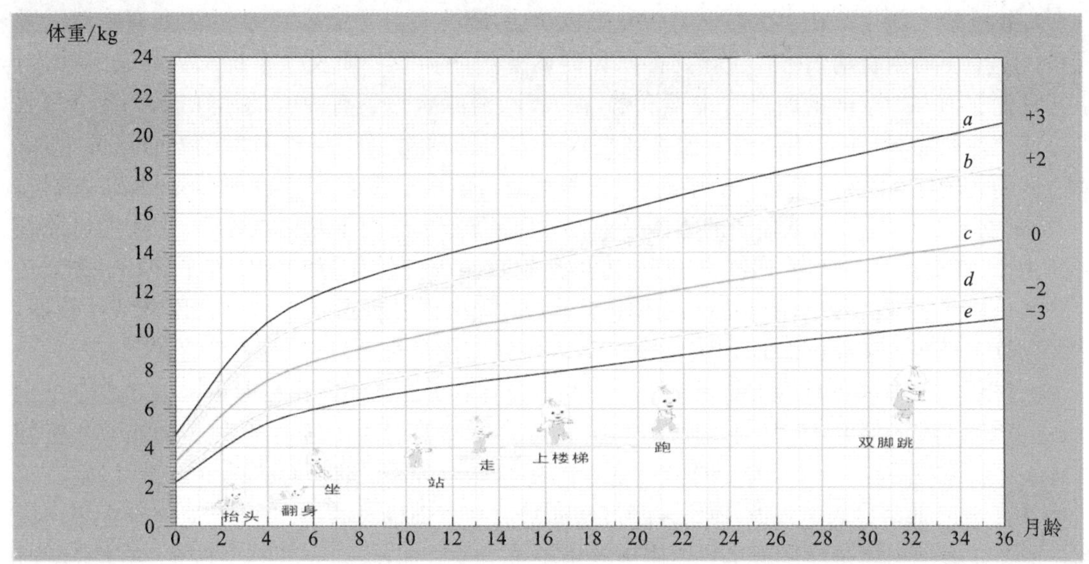

图 1-2-4　生长发育图

标准差，比如肥胖症患儿、水肿患儿；②低体重，是指体重明显低于同龄正常儿童体重的平均数减 2 个标准差，比如营养不良、家族性矮小症等。

(2)身高(长)增长的偏离　①高身材，是指身高明显超过同龄正常儿童身高的平均数加 2 个标准差，比如家族性高身材、垂体性肢端肥大症等；②矮身材，是指身高明显低于同龄正常儿童身高的平均数减 2 个标准差，比如营养不良、家族性矮小症、生长激素分泌不足等。

此外，有些儿童的体格生长水平虽然在正常范围内，但其生长轨迹从正常范围的较高水平降至较低水平。

知识链接

儿童生长发育检测是联合国儿童基金会推荐的一套比较完整的儿童系统保健方案，尤其适合农村地区的儿童。它是利用儿童生长发育监测图对个体儿童进行连续的测量与评价，可以直观的监测儿童生长发育的水平和速度，动态的观察婴幼儿生长发育趋势，早期发现生长迟缓现象。通过使用生长监测图，父母也可以学会自行监测孩子的营养状况，能及时发现儿童的问题，从而提高家庭的自我保健能力，促进儿童健康成长。一般监测体重的方法：6 个月以内的婴儿每个月 1 次，7～12 个月的婴儿每 2 个月 1 次，按照儿童的年龄将每次测量的数值标记在生长发育监测图上，并连成线，观察儿童体重增长曲线与参考曲线的走向是否一致。

三、小儿神经心理发育及评价

(一) 感知的发育

感知是小儿通过各种感觉器官从丰富的环境中选择性地取得信息的能力，对小儿运动、言语、社会适应能力的发育起重要的促进作用。如婴幼儿很早就能感知成人的面部表情和手势的意义，对与人交往能力的发育等极为重要。

1. 视感知　新生儿在出生时已有视觉感应功能，瞳孔有对光反射，不少新生儿有眼球震颤现象，于3～4周内自动消失。由于对晶状体的调节功能和眼外肌反馈系统发育尚未完善，新生儿只能在15～20 cm的距离时视觉清晰，在安静、清醒状态下有短暂的注视能力；2个月起可协调地注视物体，头可跟随移动的物体在水平方向转动90°；3～4个月时爱看自己的手，头眼协调能力较好，可追寻人或活动中的玩具，头可随物体水平移动180°，见到母亲可表示高兴；5～7个月时目光可随上、下移动的物体做垂直方向的转动，出现手眼协调动作，视线能追随跌落的物体，喜欢红色等鲜艳、明亮的颜色，可以注视远距离的物体，如飞机、汽车等；8～9个月时开始出现视深度的感觉，能看到小物体；18个月时能区别各种形状；2岁时两眼调节比较好，可区别垂直线和水平线；5岁时能区别颜色；6岁时视深度已充分发育，视力可达到1.0。

2. 听感知　听感知与小儿的智力和社交能力发育有关。新生儿出生时由于中耳内有羊水潴留，无空气，听力较差；3～7日后听觉已相当好；3～4个月时头可转向声源（定向反应），听到悦耳声音时会微笑；6个月时对父母的言语有清楚的反应；7～9个月时能确定声源，区别言语的意义；1岁时能听懂自己的名字；2岁时可精确地区分不同的声音；4岁时听觉已发育相当完善。婴幼儿期可用简单的发声工具或听力器进行听力筛查测试，年长儿可用秒表、音叉或测听器测试。若要精确了解听力情况，可检查其脑干听觉诱发电位。

3. 味觉和嗅觉　出生时味觉和嗅觉已发育完善。新生儿对不同味道如甜、酸、苦等可产生不同的反应，闻到乳味就会积极寻找乳头；3～4个月时能区分好闻与难闻的气味；4～5个月的婴儿对食物的微小改变已很敏感，故应适时添加各类辅食，使之习惯不同味道的食物，为断乳做准备。

4. 皮肤感觉　皮肤感觉包括触觉、痛觉、温度觉和深感觉。新生儿触觉很灵敏，其敏感部位是眼、口周、手掌及足底等，到6个月左右皮肤有触觉的能力。新生儿对痛觉的反应迟钝，2个月后对疼痛刺激才表现出痛苦的表情。新生儿温度觉很灵敏，环境温度骤降时即啼哭，保温后就安静；3个月的婴儿对31.5 ℃与34 ℃的不同水温表现出不同的反应，说明能区分出水温差别。2～3岁小儿通过接触能区分物体的软、硬、冷、热等物理属性；5岁时能辨别体积相同而重量不同的物体。

5. 知觉　知觉的发育与听、视、触等感觉的发育密切相关。小儿在6个月以前，主要通过感觉来认识事物。6个月后，随着动作的发育，尤其是手眼协调动作，能对一个物体的形状、大小、质地及颜色等产生初步的综合性知觉。1岁以后，随着言语的发育，在成人的教育下，幼儿开始学会用词汇来概括某些感知的综合概念。知觉包括空间知觉和时间知觉。1岁时空间知觉初步发展，如爬高处、躲门后等，3岁能辨上、下，4岁能辨前、后，5岁能辨自身左、右。小儿时间知觉发展较晚，4～5岁时有早上、晚上、白天、明日、昨日的时间概念；5～6岁时能区别前日、后日、大后日；6～8岁时对与学习、生活密切相关的时间概念能较好地掌握；一般10岁时能掌握秒、分、时、月、年的知识。

（二）运动功能的发育

随着大脑皮质功能逐渐发育及神经髓鞘的形成，小儿运动发育逐渐完善，其功能完善与锻炼、教育、营养等外界因素关系密切。运动的发育可分为大运动和细运动两大类。

1. 平衡与大运动

（1）抬头　由于颈后肌发育早于颈前肌，故新生儿俯卧位时能抬头1～2 s；3个月时抬头较稳；4个月时抬头很稳并能自由转动。

（2）坐　新生儿腰肌乏力，3个月扶坐时腰可呈现弧形；6个月时能用双手向前撑住独坐；8

个月时能坐稳并能左、右转身。

(3)匍匐、爬　新生儿俯卧位时已有反射性匍匐动作，2个月时俯卧能交替踢腿；3～4个月可用手撑起上身数分钟；7～8个月时已能用手支撑胸腹，使上身离开床面或桌面，有时能在原地转动身体；8～9个月时可用上肢向前爬；12个月左右时可手、膝并用爬行；18个月时可爬上台阶。学习爬的动作有助于胸部、臂部的发育，扩大接触周围事物的机会，有利于神经心理的发育。

(4)站、走、跳　新生儿直立位时双下肢稍能负重，出现踏步反射和立足反射；5～6个月扶立时双下肢可负重，并上、下跳动；9个月时可扶物站立；11个月时可独自站立片刻；15个月可独自走稳；18个月时已能跑及倒退行走；2岁时能并足跳；2岁半时能独足跳1～2次。

2. 细动作　新生儿两手握拳很紧，3～4个月时握持反射消失，可自行玩手，开始有意识地取物；6～7个月时能独自摇摆或玩弄小物体，出现捏、敲等探索性动作；9～10个月时可用拇、食指拾物；12～15个月时学会用笔乱涂画；18个月时能叠2～3块方积木；2岁时可叠6～7块方积木、会翻书；3岁时在成人的帮助下穿衣；4岁时能独自穿、脱简单衣物。

（三）语言的发育

语言的发育是小儿全面发育的标志，用以表达自己思维、观察等心理过程，与智能关系密切。小儿语言的发育除受语言中枢控制外，还需要正常的听觉和发音器官，周围人群经常与小儿进行语言交流是促进语言发育的重要条件。语言发育需要经过发音、理解和表达3个阶段。

1. 语言准备阶段　此阶段包括发音和学语。正常新生儿从出生的第1次啼哭起，就已具备了语言发育的先决条件，哭是小儿最早表现出来的沟通方式。婴儿在2个月时能发出喉音，3个月时发“啊”“咿”“呜”等元音，6个月时出现辅音，7个月时能发“爸爸”“妈妈”等音节，8～9个月时喜欢模仿成人的口唇动作练习发音。

2. 语言理解阶段　婴儿在发音过程中逐渐理解言语。随年龄的增长，小儿开始利用听、看、触摸等感知觉，建立其认识发展和语言理解的雏形，逐步理解一些简单的日常用语，同时开始模仿环境中的声音，发展出富有变化的语言和语调，渐渐地学习到口语的技巧。如9个月小儿能理解几个较复杂的词句，如“再见”“把饭吃完”等；10个月左右小儿能有意识地喊“爸爸”“妈妈”等。

3. 语言表达阶段　在理解基础上，小儿学会表达语言。一般1岁开始会说单词，以后可组成句子；先会用名词而后会用动词、形容词、介词等。如小儿在1岁时能听懂自己的名字，还能叫出物品的名称；2岁时能说出自己身体各部分，如手、足等，能将2～3个字组成词组。2岁以后小儿经过模仿阶段而将学到的词语组成简单的句子，并逐渐发展为用复杂句型表达的方式，如3～4岁时能说出短小的歌谣，会唱歌；5～6岁时能讲完整的故事等。

一般语言发展的重要时期是在出生后9个月至4岁，此时应有目的地对小儿进行语言训练，提供适于语言发展的环境，鼓励家长与小儿进行交流，使小儿智能得到进一步发展。小儿运动、语言、智能发育发展过程见表1-2-1。

表1-2-1　小儿运动、语言、智能发育发展过程

年　龄	粗、细动作	语言	适应周围人和物的能力与行为
新生儿	无规律、动作不协调	哭	铃声使全身活动减少、有握持反射
2个月	仰卧位时能抬头	会发喉音	会微笑，眼睛随物体转动

续表

年　　龄	粗、细动作	语言	适应周围人和物的能力与行为
3个月	侧卧位	咿啊发音	头可水平转动180°，注意自己的手
4个月	两手支撑抬起胸部	会笑出声	自己会玩手，有意识的哭和笑
5个月	两个手都会握住玩具	能发出音节	能辨别声音，伸手取物
6个月	能独自坐一会	能听懂自己的名字	能分清熟人与陌生人
7个月	会翻身，独坐时间久	能发出“爸爸”“妈妈”音节	能听懂自己的名字
8个月	会爬，会拍手	重复家长所发音节	开始认识物体，两手交叉传递玩具
9个月	会独自站立	能听懂复杂的词语	见到熟人会伸手要抱
10～11个月	能独自站立片刻，推车能走几步	开始用单词	能模仿成人的动作
12个月	独自行走，弯腰拾东西	能叫出物品的名字，会指出自己身体部位的名称	能穿衣，会用杯子喝水
15个月	走得好，会蹲着玩，能叠一块积木	能说出几个词和自己的名字	表示同意或不同意
18个月	能爬台阶，有目的地扔皮球	能认识和指出身体各部分	会表示大小便，会自己吃饭
2岁	能双脚跳，会用勺子吃饭	会说简单的句子	能完成简单的动作，表达自己的感情
3岁	能跑，会骑车，穿简单的衣服	会数几个数	能认识画面上的东西，分清男女
4岁	会爬梯子，会穿鞋	能唱歌，会讲简单的故事	会画图画，记忆力强，愿意提问题
5岁	能单腿跳，会系鞋带	开始认字	能分辨颜色，知道物品的名称和用途
6～7岁	会干简单的家务活，如扫地、擦桌子	会讲故事、开始写字	可做简单的加减法，此阶段为性格培养的关键时期

（四）小儿心理发展过程和特征

人的心理活动包括感觉、记忆、思维、想象、情绪、性格等方面。当初生小儿形成条件反射时即标志着心理活动开始发育，并且随着小儿生长发育而逐渐发展。神经系统（尤其是脑）和环境是小儿心理发展的两个必要条件。脑发育的水平及其功能是小儿心理发展的物质基础，生活环境和教养则是对心理发展起决定性作用的外界因素。在现代社会中，儿童的社会教育、儿童的情感和智能发展已有长足的进步。因此，了解不同年龄小儿的心理特征，对促进小儿心理活动的健康发展十分重要。

1. 注意和记忆的发展　注意是认知过程的开始。人对某一部分或某一方面环境的选择性警觉，或对一种刺激的选择性反应即为注意力。注意分为无意注意和有意注意，前者为自然发生，后者为自觉的有目的的行为。婴儿期以无意注意为主，随小儿年龄的增长、语言的丰富和思维能力的发展，逐渐出现有意注意。5～6 岁后小儿能较好地控制自己的注意力。小儿的注意力，易被显眼的景象、形状和颜色所吸引，常忽略事物的位置、方向、次序和结构等，随年龄增长，其选择性注意力逐渐提高。

记忆是将所获得的信息储存和读出的神经活动过程，包括识记、保持和回忆。

回忆又分为再认和重现。再认是以前感知的事物在眼前重现时能认识，重现是以前感知的事物虽不在眼前出现，但可在脑中出现，即被想起。婴幼儿时期的记忆特点是时间短、内容少，易记忆带有哭泣、愤怒、恐惧等情绪的事情，并且以机械记忆为主，精确性较差。随着年龄的增长和思维、理解、分析能力的发展，小儿有意识的逻辑记忆也逐渐发展。由于记忆和注意密切相关，故应在提高有意注意的同时训练增强小儿的记忆能力。

2. 思维和想象的发展　思维是人应用理解、记忆和综合分析能力来认识事物的本质和掌握其发展规律的一种精神活动，是心理活动的高级形式。婴幼儿思维主要是直觉活动思维，即思维对客观物体的感知和行动有关，如拿着玩具汽车边推边说“汽车来了”，当汽车被拿走游戏活动则停止。3 岁以后小儿的活动范围扩大，开始建立初步抽象概括性思维；6～11 岁以后小儿逐渐学会综合分析、分类比较等抽象思维方法，进一步发展独立思考能力。

想象亦是一种思维活动，是以利用感知的客观事物，通过语言调节，在思维充分发展的基础上，在脑中创造出新的思维活动。新生儿无想象能力；1～2 岁小儿仅有想象的萌芽，如模仿母亲的动作给布娃娃喂饭；3 岁后小儿随着经验和语言的发展，已有初步的有意想象，如将几个布娃娃放在一起，想象为母亲、弟弟和自己等。学龄前期小儿仍以无意想象为主，学龄期小儿的想象和创造性能力迅速发展。

3. 情绪和情感的发展　情绪是人们对事物情景或观念所产生的主观体现和表达。新生儿因生后不易适应宫外环境，较多处于消极情绪中，表现为不安、啼哭，而哺乳、抱、摇、抚摸等可使其情绪愉快。婴幼儿情绪表现特点常为时间短暂、反应强烈、易冲动和反应不一致。随年龄的增长，小儿对不愉快因素的耐受性逐渐增加，能够有意识地控制自己，情绪逐渐趋向稳定。

情感是在情绪的基础上产生对人、对物的关系的体验。幼儿期小儿已有高级情绪初步发展，可区分好与不好、喜欢与不喜欢；随年龄的增长和与周围人交往的增加，使小儿对客观事物的认识逐步深化，情感日益增加、分化和完善，产生信任感、安全感、同情感、友谊感和荣誉感等。

4. 意志的发展　意志是自觉地、有目的地调节自己的行动，克服困难以达到预期目的或完成任务的心理过程。新生儿没有意志，随着年龄增长，语言和思维发展愈深入，以及社会交往愈多，在成人教育的影响下，意志会逐步形成和发展。3 岁左右的小儿出现“自己来”的行动时，就是意志行为发展的标志。积极的意志品质有自觉、坚持、果断、自制等特性；消极的意志品质则表现为依赖、顽固和易冲动等特性。在日常生活中，游戏和自习过程应注意培养小儿的积极意志，增强其自制能力、责任感和独立性。

5. 性格的发展　性格是个体在客观现实中形成的稳定态度和习惯化的行为方式。每个人都有特定的生活环境和自己的心理特点，因此表现在兴趣、能力、性格、气质等方面的个性各不相同。在小儿性格形成过程中，外界环境特别是父母对小儿的教育方式，对小儿性格的形成影响极大。艾洛克森的“心理社会发展”学说强调了文化及社会环境在人格或情感发展中的重要作用，对护理实践具有较大的指导意义。他将人的发展过程分为八个心理社会发展阶段，前五个阶段与儿童心理社会发展有关，在每一个发展阶段都面临着一个主要的危机，这些危机是儿童健康人格形成和发展过程中所必然遇到的挑战，是人生重要的转折点。在每个危机中，由于人们对危机的态度和处理方法的不同，会引发两种不同的后果：一种是健康的，另一种是损害性的。如果用消极的方式去对待危机，就会削弱自我的发展，阻碍适应能力的形成。成功地解决每一个危机就可以健康地步入下一阶段。因此，一个人的人格或情感表现可反映其每一个阶段的发展结果。小儿各期心理发育特点有以下几个阶段。

(1)婴儿期(出生至1岁)　此期小儿的心理特征是婴儿与母亲或照顾者之间建立起良好的信赖感。婴儿前6个月分辨不出自己身体与外界的区别。6个月左右能把自己的母亲及其照顾者同其他陌生人区别开来，开始认生，并表现出分离性焦虑，不愿与母亲分离，还能从不同的玩具中，挑出其喜爱的玩具。经过父母、亲人反复的语言和动作训练，情感的传递，外界的刺激，并依靠自己的感觉器官逐步感知周围事物，认识外界物体，以发展自我意识。因此，成人应不断地提供发展小儿视、听觉的各种良好刺激，要给小儿以身体上的接触，如搂抱与抚摸，经常哄逗并与之进行语言交流，以及给予适合其身心特点的玩具等，使小儿在积极愉快的情绪中，与母亲及其照顾者之间发展信任感。

(2)幼儿期(1～3岁)　此期小儿的心理发展过程的特征是表现出明显的自主性。幼儿期小儿控制自己身体及参与环境活动的能力逐渐增强，能独立行走，手的动作有了相当的发展，同时，小儿语言发展较快，能用语言来沟通情感，表达自己的需要，故有一定自主感。如2岁时表现出明显的违拗性，不听从别人的吩咐或指导而闹“独立性”，爱说“我自己……”“就不……”但此时小儿对母亲的感情很深，在解决具体问题和情感方面仍依赖于成人。因此，成人要因势利导，教育小儿学习简单的行为规则，如区分好与不好，喜欢与不喜，培养小儿健康的自主性，以发展小儿良好的自我价值感。

(3)学龄前期(3岁至6～7岁)　此阶段小儿的心理特征是具有进取精神及丰富的想象力。学龄前期小儿由于语言词汇的增多和动作的发展，扩大了他们的生活范围，对周围的一切产生了强烈的兴趣，使小儿萌发出各种思想、行为、好奇和幻想。他们会表现出独创性行为和想象力，希望独自去做某些事情，但由于他们缺乏知识、经验和能力，常常事与愿违。当小儿的努力与创造性失败时，会极力表现出破坏玩具、弄哭玩伴等来发泄自己的情绪。对此成人可通过游戏来提高小儿的思维活动，学习人类的基本行为规范，鼓励小儿多提问，帮助其发挥想象能力，培养小儿与各种事物有关的积极情感，如爱父母、爱朋友、爱动物等。

(4)学龄期(6～7岁至11～12岁)　此期小儿的心理特征是发展勤奋的个性及克服自卑感。学龄期小儿认知发展较快，初步能够有逻辑地、系统地将规则应用于文化知识上，比较客观地分辨环境与自己的关系。小儿进入小学后接受真正的正规教育，学习初级文化知识，十分重视自己勤奋学习的成就，渴望从学校的学习中得到乐趣，将主要的活动方式转为学习，而不再以游戏为满足。他们集体意识很强，不再喜欢父母对他们过分地照顾，而愿意和老师、同学相处，喜欢靠自己的能力完成任务和从事活动。所以成人应适时给予他们更多的鼓励，引导小儿自己去发现和探索问题，并运用已有的感知经验独立解决问题。他们通过学习、劳动及集体活动后，情感不断丰富，同时在良好的环境教育下，会产生团结、友爱、互助、有上进心等积极情绪，并逐渐形成道德感、美感和理智感。

(5)青少年期(11～12 岁至 14～15 岁)　此期儿童的心理特征是确立自我认同感。青少年期小儿体格发育再次加快,个性基本形成。社会活动的增多使他们觉得自己已经长大成人,此时他们面临的问题是如何将已获得的有关自己和社会的知识用于今后的社会生活中去,让自己能得到他人和集体的认同,也就是说需要解决一个角色定位问题。因而常表现出强烈的自立要求和好胜心,并开始用新的方式来探索世界,逐渐形成自己的信仰和价值观。如他们常想脱离家人和家庭模式、极力寻找一个有相同地位的团体,以及不愿受父母过多的干涉等,心理适应能力明显加强,但情绪容易波动。所以,家长、老师和社会的关心爱护及正确指导,对青少年期建立优秀品质十分重要,应多给予正面教育和鼓励,使他们在有意义的生活中,正确地认识自己。

6. 早期的社会行为　小儿的社会行为是各年龄阶段相应心理功能发展的综合表现。与家庭经济、文化水平,育儿方式及小儿的性格、性别、年龄等有关。新生儿对成人的声音、触摸可产生反应,不舒服时会哭叫,抱起来即安静;2 个月时注视母亲的脸,逗引会微笑;3～4 个月的婴儿开始出现社会反应性大笑,这是小儿早期参加游戏的表现,能发现和玩弄自己的手、脚等;7～8 个月时,可出现认生,如避开眼光、皱眉、哭、紧紧依偎母亲等,寻找落下或当面遮藏的东西;9～12 个月时是认生的高峰,对熟悉和不熟悉的人、物有喜或憎的表现,会许多面部表情;12～13 个月小儿会玩变戏法和躲猫猫游戏;2 岁左右不再认生,易与父母分开,喜欢玩扮演父母的游戏;3 岁时人际交往更广泛,与人同玩游戏,能遵守游戏规则;而后随接触面不断扩大,对周围人和环境的反应能力更加完善。

知识链接

儿童气质类型

现代儿童气质理论将儿童气质分为 4 种类型。①易养型:容易接受新鲜事物和陌生人,情绪多积极,反应中等,适应快,比例为 40%。②难养型:生物功能不规律,适应慢,经常出现消极情绪,比例为 10%。③启动缓慢型:对新鲜事物和陌生人最初反应是退缩,适应慢,比例为 15%。④中间型:是以上几种类型的混合,比例为 30%。

(五) 神经心理发育的评估

儿童神经心理发育的水平表现在感知、运动、语言和心理过程的各种能力及性格方面,对这些能力和特征的检查称为心理测验。目前国内外采用的心理测验方法,主要包括筛查性测验和诊断性测验两类。

1. 能力测验

1)筛查性测验

(1)丹佛发育筛查试验　主要用于 6 岁以下小儿的智能筛查,共 104 个项目,分为应人能、细动作-应物能、语言能、粗动作能四个发育方面。最后评定结果为正常、可疑、异常及无法判断。初测结果为后 3 项者,2～3 周后复试,可疑或异常者应进一步做诊断性测验。

(2)图片词汇试验　适用于 4～9 岁个人与集体的一般智能筛查。共有 120 张图片,每张有 4 幅图,测试者讲一个词汇,要求小儿指出其中相应的一幅画,用此评估其智力水平。此法适用于言语或运动有障碍者。

(3)绘人试验　适用于 5～9 岁儿童。要求小儿根据自己的想象,在一张白纸上用铅笔画一全身人像，然后根据身体及各部比例和表述方式等进行评分。此法不需语言交往，可用于不同语言地区。

2)诊断性测验　这种测验范围广，内容详细，所需时间较长，可得出发育商或智商。常用的测验方法如下。

(1)Gesell 发育量表　适用于 4 周至 3 岁的婴幼儿。从大运动、细动作、个人-社会、语言和适应性行为五个方面测试，结果以发育商(DQ)表示。

(2)Bayley 婴儿发育量表　适用于 2～30 个月婴幼儿，内容包括精神发育量表(163 项)、运动量表(81 项)和婴儿行为记录等。

(3)Standford-Binet 智能量表　适用于 2～18 岁儿童。测试内容包括幼儿的具体智能(感觉、认知、记忆)和年长儿的抽象智能(思维、逻辑、数量、词汇)，用以评价儿童学习能力和对智能发育迟滞者进行诊断及程度分类，结果以智商(IQ)表示。

(4)Wechsler 学前及初小智能量表(WPPSI)　适用于 4～6.5 岁儿童，测试内容包括词语类及操作类两大部分，得分综合后可提示儿童的全面智力才能，客观地反映学前儿童的智能水平。

2. 适应性行为评定　智力低下的诊断和分级必须结合适应性行为评定结果。国内目前采用日本 S-M 社会生活能力检查，Wechsler 儿童智能量表修订版和婴儿-初中学生社会生活能力量表，(适用于 6 个月至 15 岁儿童社会生活能力的评定)。

四、儿童发育中常见特殊问题

(一) 自闭症

自闭症又称孤独症(autism)是一种广泛发育障碍，以男孩多见，原因至今尚未明确，有人提出与遗传因素或脑器质性损伤有关。据流行病学调查证明，其发生率与家庭条件及父母的受教育程度无关。其表现主要以社交障碍、语言和沟通缺陷、兴趣和行为局限或刻板为特点。自闭症的表现差异很大，轻者常被认为是性格问题，重者常有以下五种表现。

1. 社交障碍　与人缺乏深交反应，婴儿期即缺乏情感联系。平时对父母也不依恋，对家人的亲情表现淡漠，很难有满足的表现，不会对亲人笑；到幼儿期对语言及非语言表达的理解能力仍有障碍，不能理解别人的感情，不会表达自己的情感，即使自己遭到打击也不会寻求别人的帮助；学龄期的孩子喜欢独处，缺乏同情心，不帮助别人也不让别人帮助，随年龄增长，自闭症儿童几乎没有社交行为，对他人的感受没有反应，对机械性事物的兴趣远大于对人的兴趣。

2. 语言沟通障碍　自闭症儿童语言发育落后，或正常发育后有倒退现象，对语言表达的理解能力低下，沉默不语或较少使用语言，常有模仿性的言语，如问患儿“你喝水么?”患儿回答“你喝水么?”代名词使用错误，如问患儿“你叫什么名字?”他会回答“你叫大宝贝”；或有患儿自己能懂得意义，但发音不正，怪腔怪调，有言语能力者也不会与人交谈，语调呆板，语速节奏不当，说话像个机器人。在语音、语法、语义三个方面中语义的发育更差，因此患儿很难理解稍微复杂一点的句子，出现沟通困难。对非语言性交流理解表达有障碍，患儿经常用手势、姿态表达感受和需求，如当想要自己够不到的玩具时，只是拉着母亲到玩具旁边，既无言语表达，也无手势表达。

3. 不寻常的行为模式　自闭症儿童行为范围局限、狭窄，游戏方面，常出现刻板的重复性活动，如反复给玩具排队、反复转动汽车轮子等，缺乏想象力和社会性、模拟性的游戏，如做饭、开火车等；日常生活模式化，如发怒、恐慌；患儿常有刺激性行为，如摇摆、旋转、拍手、注视亮光、在眼前弹弄手指、摩擦皮肤、旋转桌上物品等，有些可有自伤行为，如咬手、撞头等；有非正常依赖，即对某一物品产生强烈的依赖，每时每刻都带着它，如果被拿走就大发脾气。

4. 感觉-知觉障碍　自闭症儿童多表现为对某一刺激反应过弱或过强，如听觉方面表现得像个聋子，有时对某些声音感觉过敏，表现为眼耳闭缩，有时用大声尖叫来回应；也有对别人的抚摸感觉为疼痛而表现不愉快；有时会出现刺激高度选择性的感觉-知觉缺陷，对环境中有限部分选择性关注，而忽略其他重要部分，使他们的视觉或听觉范围变得狭窄，在认识世界方面出现极大困难。

5. 智力异常　多数患儿智力落后，但有些自闭症儿童在某些方面智力超常，如在音乐、绘画、算数、日期计算等方面具有较强的能力，尤其是机械记忆较好。自闭症患儿可有其他表现，如注意力分散、活动过度、用脚尖走路、情绪不稳、攻击等。本症的预后与智力水平有关，智力正常者年长后能适应社会生活，智力障碍严重者大多数预后不良，不能独立生活。因此，对自闭症患儿应早期给予干预，采取教育和行为治疗，加强对患儿的个性化培训，可取得较好的效果。

（二）多动症

多动症（hyperactivity disorder）又称注意缺陷多动障碍，可由生物因素、环境因素、社会心理因素等多种因素引起，是儿童时期常见的一种行为障碍。主要表现为持续的与年龄不符的注意障碍及多动或冲动的一组临床综合征。多出现在七岁以前，可发生在各种场合，男童多于女童，常伴有学习困难、品行障碍及情绪障碍等心理问题。多动症主要有以下三个表现。

1. 注意障碍　主要是注意力集中困难及注意时间短暂，其特点是主动注意明显减弱而被动注意亢进。患儿在主动注意的选择和维持上有缺陷，往往对无关的刺激给予过多的注意，具体表现为学习时容易分心，周围有一点动静都要探望，常东张西望或发呆走神，即使从事自己喜欢的活动时专注的时间也短；做作业时常马马虎虎、差错百出；做事常有始无终，不能很好地完成父母及老师分配的任务。

2. 活动过度　无论什么场合都处于不停活动状态中，越是在需要保持安静和遵守纪律的环境中，多动症患儿表现越突出。具体表现为喜欢在户外活动，到处乱跑、跳跃，过马路时不怕危险，快速奔跑；在家里不能安静地坐下来，爬上爬下，跳来跳去，翻箱倒柜，常弄坏物品；在幼儿园或学校上课时不安静，做小动作，玩弄文具书本，撩拨邻座的同学，弄出噪声，下课时总是在教室里追追打打，高声喊叫，小动作明显增多，坐着时扭来扭去，做作业时双手不停地把书的边卷来卷去，手中没有东西时就咬手指和手指甲，咬铅笔，或摸摸这，动动那儿，常常离开座位，一会儿喝水，一会儿上厕所，语言过多，好争吵，爱插嘴，上课爱说话，好出风头。

3. 冲动控制力差　主要是耐心差，不能等待，对挫折的耐受力差，常常是对别人的话没听完就插话，在集体游戏或能力比赛中不能遵守游戏规则，轮流活动时迫不及待，经常与同学发生冲突，不受欢迎，做事凭一时冲动，不考虑后果，尤其是在情绪冲动时出现不良行为，如说谎、偷窃、斗殴等，难以接受社会性规范的约束，经常违反校规校纪，而且这些错误经常重复发生，难以纠正。由于多动症儿童出现上述表现，常造成学习困难，成绩较差，生活中常出现挫折和失败，遭到周围人的反感和歧视，因此变得缺乏自信和自尊，自我意识水平降低，自暴自弃，经常打架、逃学、外出不归、纵火、违抗、虐待动物及有破坏性行为等，同时他们的行为不能符合大人的要求，而外界的环境给他们过高的压力与批评指责，从而产生情绪问题，出现烦躁不安、发脾气等，甚至出现对抗、攻击他人的行为。由于多动症严重影响儿童的健康成长，故应尽早的干预，对待患儿要避免家庭、学校或社会的歧视、惩罚和责骂，应实施教育引导、心理治疗、行为治疗及药物治疗。

（三）感觉统合失调

感觉统合是指人大脑的各种感觉刺激信息（如视觉、触觉、本体感觉、平衡觉等），在中枢神经形成有效组合的过程，即大脑对身体内外的感、知觉进行组合分析，综合处理，最后形成有意识的协调行动。大脑不同部位必须经过统一协调的工作才能完成人类高级、复杂的认知活动，包括注意力、组织能力、自我控制力、学习能力、概括和理解能力等，综合正确，身体的不同部位就能一起和谐、有效的运作，使人得以顺利完成学习和活动，手眼配合完成写字、绘画，耳眼配合完成看书、听讲等。当大脑对感觉信息的综合发生问题时，就会使机体不能有效运作，称为感觉统合失调。一般感觉统合失调表现：①对自己身体的感觉能力差，对自己身体各部分的位置和动作把握不准，对自己及物品间的关系判断错误，如虽看到了却常常碰到桌椅、旁人，或手脚笨拙，容易跌倒等。②身体双侧协调能力差，一只手配合另一只手做附属动作时不协调，如吃饭、敲鼓、画画时双手协调不良。③精细运动协调差，手的准确性差，如扣扣子、系鞋带等动作笨拙。④构音、语言器官协调差，语言不清，发音不佳，上学后常出现阅读掉字，抄写漏字、漏行，写字笔画倒错等。⑤视觉-空间知觉障碍，不能用视觉直接判断距离和高低，手眼协调能力差，常将水注入杯子外，将文字写入方格外等。⑥前庭功能障碍，手脚笨拙，平衡反应过强或迟钝。反应过强者对任何高度都害怕，旋转、摇晃易头晕；反应迟钝者，强烈旋转或摇晃也不头晕、不害怕，喜欢爬高。⑦触觉防御障碍，即触觉神经和外界环境协调不足，触觉敏感者，讨厌或者怕别人接触，喜欢熟悉的事物和感觉，排斥新信息；触觉迟钝者动作不灵活，小肌肉运动笨拙，自我意识差，缺乏自信，学习能力很难发展。感觉统合失调的儿童智力一般在平均水平以上，但由于上述现象的存在，他们的智力水平没有得到充分的发展，出现“智商高，低成就”的现象。感觉统合明显异常，不仅影响儿童学习，而且易出现一系列心理问题乃至社会问题，甚至影响到一辈子的生活，所以应加强感觉统合训练。由于儿童大脑正在发育的过程中，可塑性强，通过训练可获得比较好的效果。

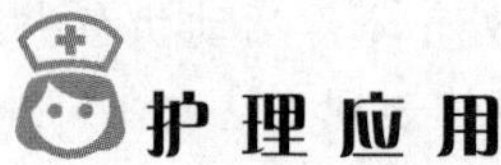

小儿体格测量方法

（一）实训目的

(1)能熟练掌握小儿体重、身高（长）、头围、胸围、腹围的测量方法。

(2)通过分析测量结果，能正确评价小儿的体格生长和营养状况。

(3)实习时表现出严谨认真的态度，关爱小儿，动作轻柔。

（二）实训地点

选择儿科模拟示教室、医院儿科病房或幼儿园。

（三）实训内容

(1)小儿体重、身高（长）、头围、胸围、腹围、前囟的测量方法。

(2)评价小儿的体格生长和营养状况。

（四）实训用物

新生儿护理模型、婴幼儿护理模型、婴儿秤、标准量床、立位身高标尺、体重测量磅秤、软尺、清洁布、尿布、衣服或毛毯、记录本等。

（五）实训方法

(1)集中由带教老师讲解并演示体重、身高(长)、头围、胸围、腹围的测量方法(图 1-2-5、图 1-2-6、图 1-2-7、图 1-2-8)。

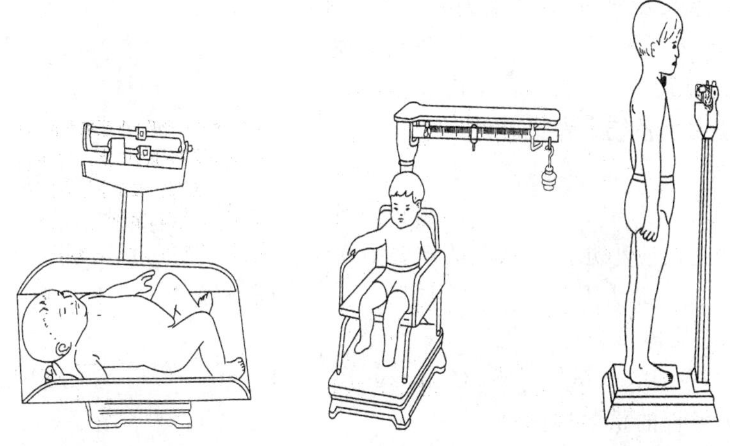

图 1-2-5　体重的测量

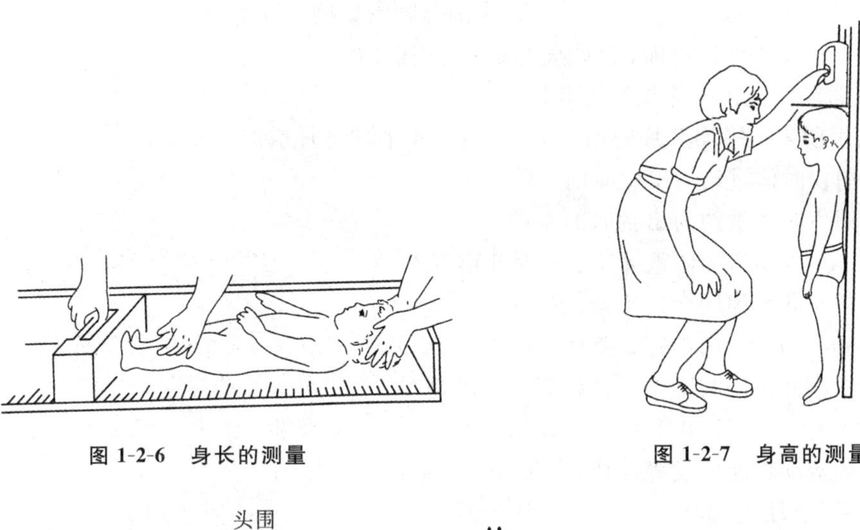

图 1-2-6　身长的测量

图 1-2-7　身高的测量

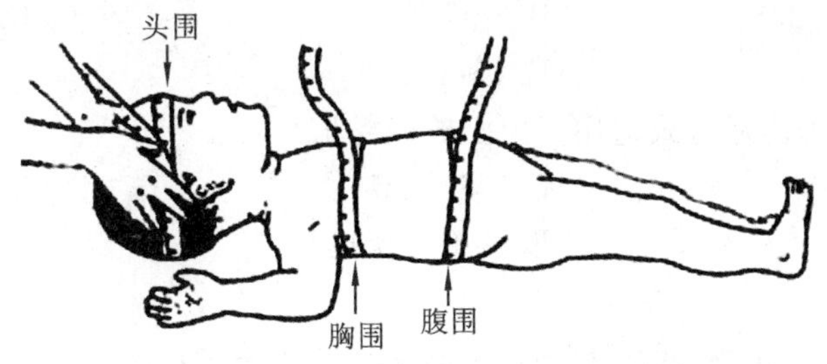

图 1-2-8　头围、胸围、腹围的测量

(2)将实习学生分组,每 5～8 人为一组。学生们以小组为单位,每组对 1～2 名小儿或模型进行测量,并记录。

(3)由带教老师总结,学生们分析测量结果,评价小儿的体格生长和营养状况,写出实训报告。

直通护考

A$_1$型题

1. 关于小儿生长发育的规律，下列哪项不正确？（　　）

A. 先下后上　　B. 先快后慢　　C. 由粗到细
D. 由简单到复杂　　E. 由近及远

2. 儿童时期哪个系统发育最晚？（　　）

A. 呼吸系统　　B. 生殖系统　　C. 神经系统
D. 循环系统　　E. 淋巴系统

3. 以下哪个是反应小儿营养状况的重要指标？（　　）

A. 身高　　B. 头围　　C. 胸围　　D. 体重　　E. 皮下脂肪厚度

4. 5 岁小儿平均体重为（　　）。

A. 14 kg　　B. 16 kg　　C. 18 kg　　D. 20 kg　　E. 22 kg

5. 反应骨骼发育的重要指标是（　　）。

A. 身长　　B. 体重　　C. 囟门闭合情况
D. 出牙时间　　E. 头围与胸围比例

6. 关于小儿体重的指标，下列陈述哪项是错误的？（　　）

A. 正常新生儿出生体重约为 3 kg
B. 出生前半年平均每月增加 0.7 kg，后半年平均每月增加 0.4 kg
C. 1 周岁时体重约为出生时的 2 倍
D. 2 周岁时体重约为出生时的 4 倍
E. 2～12 岁期间的体重计算公式是年龄×2＋8

7. 正常小儿前囟闭合的年龄是（　　）。

A. 2～6 个月　　B. 6～12 个月　　C. 12～18 个月　　D. 18～24 个月　　E. 24～30 个月

8. 正常小儿头围与胸围大致相等的年龄是（　　）。

A. 4 个月　　B. 8 个月　　C. 1 岁　　D. 2 岁　　E. 3 岁

9. 按照运动功能的发育规律，小儿起坐的年龄一般为（　　）。

A. 1～3 个月　　B. 3～5 个月　　C. 5～7 个月
D. 7～9 个月　　E. 1～1.5 岁

10. 下列哪项心理沟通方式适用于护士护理婴儿？（　　）

A. 适时鼓励　　B. 因势利导　　C. 多做游戏
D. 社会交流　　E. 搂抱与抚摸

A$_2$型题

11. 患儿，男，10 个月，因畏食来院就诊，护士应首先为其检查（　　）。

A. 身高　　B. 坐高　　C. 体重　　D. 乳牙　　E. 骨骼发育

12. 一健康男孩，体重 18 kg，身长 100 cm，其年龄约为（　　）。

A. 2 岁　　B. 3 岁　　C. 4 岁　　D. 5 岁　　E. 6 岁

13. 患儿，男，3 岁，经常向家长表达自己的需要，其心理发展的特征是（　　）。

A. 能克服自卑感　　B. 集体意识很强　　C. 个性已经形成

D. 有明显的自主性　　E. 具有独立解决问题的能力

14. 患儿，女，4 个月，来儿科门诊检查，可认为其发育异常的情况是（　　）。

A. 乳牙未萌出　　B. 头尚不能抬起　　C. 拥抱反射消失

D. 不能伸手取物　　E. 前囟 1.5 cm×2 cm

A_3型题

（15～17 题共用题干）

患儿，男，1 岁 2 个月，到医院体检，体重 9.2 kg，身高 78 cm，头围 46 cm，囟门尚未闭合。

15. 家长十分着急，询问护士小儿囟门闭合最迟的时间，回答是（　　）。

A. 12 个月　　B. 14 个月　　C. 16 个月　　D. 18 个月　　E. 20 个月

16. 小儿囟门关闭延迟常见的原因是（　　）。

A. 脑萎缩　　B. 头小畸形　　C. 脑发育不良

D. 胆红素脑病　　E. 维生素 D 缺乏性佝偻病

17. 护士给予的正确指导是（　　）。

A. 暂停户外活动　　B. 增加脂肪供给　　C. 增加蛋白质供给

D. 增加户外活动　　E. 预防交叉感染

（18～20 题共用题干）

患儿，男，8 岁，参加学校的体能训练，为了了解其身体发育情况，对其进行相关指标测量。

18. 按照生长发育公式计算，此年龄儿童的体重为（　　）。

A. 18 kg　　B. 20 kg　　C. 24 kg　　D. 28 kg　　E. 30 kg

19. 按照生长发育公式计算，此年龄儿童的身长为（　　）。

A. 100 cm　　B. 126 cm　　C. 140 cm　　D. 150 cm　　E. 155 cm

20. 此阶段儿童应注意保护视力，书本和眼睛的距离正确的是（　　）。

A. 33 cm 左右　　B. 50 cm 左右　　C. 60 cm 左右　　D. 67 cm 左右　　E. 83 cm 左右

（孙琳琳）

任务三　小儿营养和喂养

学习目标

1. 能力目标：注重培养学生在学习小儿营养和喂养方面独立思考与实践的能力，加强学生实践操作技能的培养。

2. 知识目标：掌握小儿能量与营养素的需要及母乳喂养的特点，熟悉各种婴儿喂养方法的优缺点、辅助食品添加的原则与顺序，了解小儿膳食特点及小儿营养状况评估。

3. 素质目标：培养学生在儿科工作中认真负责的态度，热爱儿童，同情、爱护与关心患儿。

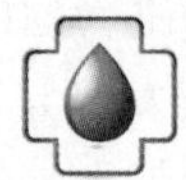

任务实施

营养是小儿健康成长的重要条件，它不仅是维持小儿机体功能和能量的需要，也是预防疾病、恢复健康、促进小儿生理和智力发育必不可少的因素之一。小儿营养是供给小儿增生新组织、修补旧组织、产生能量和维持生理活动所需的合理食物。小儿的营养需要量在很大程度上受生长发育速度、身体组成成分及新生长组织成分的影响，而这些因素随年龄增长而发生改变。由于小儿生长发育迅速，代谢旺盛，对各种营养和能量的需求量相对较大，但自身的消化功能尚未完全发育成熟，故容易发生营养紊乱。因此，根据小儿的生理特点，进行合理的喂养，供给适应小儿特点的营养素品种和数量才能促进小儿健康成长。

一、小儿能量与营养素

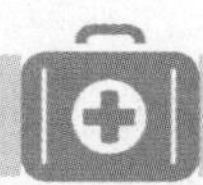

案例引入

一位年轻的母亲怀抱5个月大的婴儿来儿科门诊询问婴儿的营养情况及其喂养问题，通过询问病史了解到母亲在喂完母乳后婴儿容易吐乳，体检该婴儿体重5.5 kg，一般情况可，检查未发现消化道有器质性病变。那么作为儿科护理人员应如何指导这位母亲进行母乳喂养？关于该婴儿的饮食问题，除继续母乳喂养外还应添加何种辅助食品？如果该婴儿需要进行牛乳喂养，每日的牛乳量是多少？在进行牛乳喂养时注意事项有哪些？应指导母亲何时断奶？

（一）能量的需要

能量是维持机体新陈代谢所必需的，适宜能量的供应是维持小儿健康的必要前提，能够供给人体能量的物质主要是通过氧化食物中的碳水化合物、脂肪和蛋白质取得，这三大营养素在体内实际产能为蛋白质4 kcal/g (16.8 kJ/g)，脂肪9 kcal(37.8 kJ/g)，碳水化合物4 kcal/g (16.8 kJ/g)。小儿如果长期摄入过多的能量，多余的部分则会以脂肪形式储存于体内，而造成小儿体内一系列生理功能的改变，甚至导致疾病的发生。反之，若能量供给不足，小儿则会出现精神淡漠，反应迟钝，活动减少，长期不足就会影响小儿的生长发育。小儿机体对能量的需要包括五个方面的总和：基础代谢所需，食物的热效应，活动所需，生长发育所需，排泄的消耗。

1.基础代谢 指在清醒、安静、适宜的状况下，机体维持基本生理活动所需的最低能量，包括维持体温、呼吸、循环、胃肠蠕动、肌肉张力等的代谢所需，小儿对基础代谢能量的需要依年龄不同而发生变化。婴幼儿时期，其基础代谢所需能量占总能量的50%～60%，1岁以内小儿每日每千克体重约需55 kcal(230 kJ)，以后随年龄增长而逐渐减少，7岁小儿每日每千克体重需44 kcal(184 kJ)，到12岁每日每千克体重需30 kcal(126 kJ)，接近成人。此外，由于年龄不同，各器官代谢在基础代谢中所占比例也存在差异。如脑代谢在婴幼儿时期占全部基础代谢的比例较成人要高；婴儿期肌肉消耗的能量比例较成人低。由于小儿处于不断生长发育中，体格的增长和各组织器官逐渐成熟均需要能量，若能量供给不足，可使生长发育缓慢或停止。第1生长发育高峰和青春期生长进入第2高峰时，能量需要量都大大增加。而婴儿期的生长发育速度比生命中任何其他时期都要快，甚至要快于青春期，因此在这些时期要注意加强能量的供给。

2. 食物的热效应　摄入和吸收利用食物时，可使机体的代谢增加超过基础代谢而多消耗的能量。如摄入蛋白质、脂肪和碳水化合物，可分别使代谢增加30%、4%和6%。因蛋白质食物热效应作用最高，故婴儿此项能量消耗占总能量7%～8%，而采用混合膳食的年长儿约占5%。

3. 活动　活动所需能量与身体大小，活动类别、强度和持续时间有关，个体差异较大。小婴儿除啼哭、哺食外，活动较少且活动时间短，故消耗能量相对较少；爱哭闹、醒觉时间长、活动多的小儿与同年龄安静小儿相比，此项能量需要可比安静者高出3～4倍。初生婴儿睡眠时间能量消耗较少，婴儿每日需15～20 kcal/kg (63～84 kJ/kg)。随着年龄增大，活动量逐渐增多，此项能量需要也大大高出婴儿，12～13岁时约需30 kcal/kg (126 kJ/kg)。

4. 生长发育　生长发育所需的能量是处在不断生长发育过程中的小儿所特别需要的能量，与小儿的生长速度成正比。1岁以内婴儿，体格发育速度最快，这项能量的需要量相对较多，占总能量的25%～30%；6个月以内的婴儿，每日需要的能量可达40～50 kcal/kg (167～209 kJ/kg)；6个月～1岁的婴儿每日需15～20 kcal/kg(63～84 kJ/kg)；1岁以后小儿生长速度趋于平稳，能量需要随之减少，每日需5 kcal/kg(20 kJ/kg)；至青春期体格发育再次加速，能量的需要量亦随之增加。

5. 排泄　每日摄入的食物中不能完全消化吸收而排出体外的部分，通过排泄消耗的能量不超过摄入量的10%；当有腹泻或肠道功能紊乱时排泄消耗的能量可成倍增加。

以上五方面能量的总和构成小儿总需要能量。一般根据小儿年龄、体重及生长速度估计每天所需能量，初生第1周的新生儿约为60 kcal/kg (250 kJ/kg)，第2至3周约需100 kcal/kg(418 kJ/kg)。为方便起见，一般常用下列方法估算：1岁以内婴儿每天约需能量110 kcal/kg (460 kJ/kg)，以后每增加3岁约减去10 kcal/kg (42 kJ/kg)，15岁时为60 kcal/kg (250 kJ/kg)。总能量的需求存在个体差异，如体重相同的健康儿，瘦长体型者因体内代谢活跃组织较肥胖儿多，故对能量的需要量更大。

(二) 营养素的需要

人体必需的营养素包括蛋白质、脂肪、碳水化合物、水、维生素、矿物质、膳食纤维等，其中蛋白质、脂肪、碳水化合物供给人体热量，为产能营养素；水、维生素、矿物质、膳食纤维不供给人体热量，但可调节人体的生理功能，为非产能营养素。快速成长的婴儿、儿童及青少年对产能营养素和非产能营养素都有特定但不固定的需求。

1. 产能营养素

(1)蛋白质　蛋白质在构成人体的化学组成中含量仅次于水，约占成人体重的20%，其中氨基酸是组成原生质的必需营养素。蛋白质是构成人体细胞和组织的基本成分，也是保证各种生理功能的物质基础，具有参与调节人体的生理活动、构成身体组织、更新和修复组织、供给能量、输送各种小分子物质、促进生化反应、防御病原体侵入等多种功能。对小儿来说，蛋白质的需要量相对较多，因为小儿不仅需要蛋白质补充损耗，而且还需要蛋白质构成和生长新的组织、维持正常的生长发育。母乳喂养的婴儿，每日需供给蛋白质2 g/kg。由于牛乳中蛋白质的利用率略低于人乳，故牛乳喂养者每日约需 3.5 g/kg。植物蛋白质的利用率更低，婴儿若全靠植物蛋白质供给营养，则所需蛋白质的量比人乳或牛乳要高，每日需要 4 g/kg。1 岁以后供给量逐渐减少，至青春期又开始增加。成人每日 1.1 g/kg，呈氮总平衡状态。而小儿食入的氮量较大而且比大小便排出的氮量多，呈正氮平衡，蛋白质所供能量占每日总能量的 10%～15%。

蛋白质来源于动、植物食品，蛋白质的“生物学价值”表示其被利用的效率，乳类、蛋、肉、鱼、坚果和豆类中含有的必需氨基酸高，其生物学价值比谷类中的蛋白质高。采用几种谷类食物混合喂养可以做到氨基酸互补，提高生物学价值，如富含赖氨酸的豆类，可补充谷类、玉米等蛋白质中赖氨酸的不足。蛋白质缺乏时，会出现肌肉萎缩、机体防御机能降低、创伤不易愈合、生长迟缓、智力发育障碍。长期缺乏蛋白质可发生营养不良、生长发育缓慢、贫血、感染及水肿，严重者可导致死亡。而蛋白质摄入过量时，又可造成便秘、食欲不振等。婴幼儿和儿童的健康成长有赖于蛋白质的充分摄入，任何蛋白质的丢失都能导致体内有关组织功能的下降。

(2)脂肪　脂肪是供给能量的重要营养素，是组织和细胞的组成成分，同时还具有提供必需脂肪酸、促进脂溶性维生素的吸收和利用、防止散热及保护作用，烹调时使用脂肪可以改善食物香味，增加食欲。脂肪占婴儿体重的 1/8，脂肪所提供的能量占每日总能量的比例随年龄增长逐渐下降，如婴儿期脂肪所提供的能量占每日总能量的 35%～50%，而年长儿占总能量的 25%～30%。

根据脂肪的化学构造可分为单纯脂肪和复合脂肪，而单纯脂肪中的真脂肪在营养上最重要。

脂肪来源于食物中的植物油、肉类、乳类或由体内糖类和蛋白质转化而来。食物中的脂肪有两种来源：一种为动物脂肪，主要来源于肉类和肉制品、禽蛋类、乳制品(牛奶、黄油、奶油等)；另一种为植物脂肪，主要来源于植物种子(如葵花子、油菜子)和坚果(如花生)等。食物所含脂肪的大部分为真脂肪，游离脂肪酸、卵磷脂及胆固醇等仅占其一部分。构成真脂肪的脂肪酸有饱和与不饱和两种，脂肪所含的几种不饱和脂肪酸与人体营养有着重要的关系。不饱和脂肪酸如亚麻二烯酸、亚麻三烯酸、花生四烯酸，不能在人体内由碳水化合物及蛋白质合成，称必需脂肪酸。必需脂肪酸必须由食物供给，它是人体不可缺少的，并参与体内许多代谢作用，所以脂肪为营养素中不可缺乏的一种，尤以不饱和脂肪酸更为重要。长期缺乏脂肪，会导致小儿体重不增，并可发生营养不良及脂溶性维生素缺乏等。脂肪过多则可影响食欲，甚至发生消化不良等。

(3)碳水化合物　碳水化合物是食物的重要成分之一，为人体最主要的供能物质，在构成细胞和组织中不可缺少并参与生命活动。碳水化合物在提供膳食体积的同时也提供大部分身体所需能量，由碳水化合物所产生的能量应占总能量的 50%～60%，碳水化合物主要以糖原的形式储存在肝脏和肌肉中，在组织中的存储量只有 1%。婴儿对碳水化合物的需要量相对较多，每天需 12 g/kg。碳水化合物包括淀粉、蔗糖、麦芽糖、乳糖、葡萄糖、果糖等。碳水化合物主要来源于米、面、薯类。碳水化合物供应不足时，可发生小儿消瘦、体重不增或下降、生长迟缓、营养不良、水肿、酸中毒等；碳水化合物供应过多时，体重增长快，但会出现脸色苍白、虚胖，这往往也与蛋白质的摄入量不足有关；过多进食糖果、甜食等碳水化合物会影响食欲，并容易发生龋齿。

三大产能营养素蛋白质、脂肪、碳水化合物的作用和来源见表 1-3-1。

表 1-3-1 蛋白质、脂肪、碳水化合物的作用和来源

产能营养素的种类	作 用	来 源
蛋白质	形成血红蛋白、核蛋白、糖蛋白及脂蛋白；形成酶、抗体；为生长及组织细胞修复提供氨基酸；形成指甲和毛发	乳类、蛋类、肉类、鱼类、豆类、坚果
脂肪	是供给能量的重要营养素；作为脂溶性维生素吸收载体；提供必需氨基酸；对血管、神经、器官起保护作用；防止散热；增加饱腹感	肉类、坚果、黄油、乳类、植物油
碳水化合物	最主要的供能物质；合成氨基酸；构成细胞结构的主要成分；储备能量	谷类、水果、乳类、蔬菜

2. 非产能营养素

(1)维生素　维生素是维持人体正常生活所必需的一大营养素，是人体不能产生而必须由食物供给的有机化合物。维生素的种类很多，按其溶解性可分为脂溶性维生素(fat-soluble vitamins)和水溶性维生素(water-soluble vitamins)两种。维生素虽不能供给能量，但却是维持正常生长及生理功能所必需的营养素，参与和调节代谢过程，并可构成某些辅酶成分。人体对维生素的需要量有限，但因体内不能合成或合成的数量不足，而必须由食物供给。

维生素中的脂溶性维生素(维生素 A、维生素 D、维生素 E、维生素 K)由于不溶于水，需要在饮食中的脂肪帮助下消化和吸收，在进行循环时其运输也需要载体系统。此外脂溶性维生素可以储存在肝脏和脂肪内，不需要每天供应，而且其消耗要比水溶性维生素慢得多，缺乏时症状出现较迟，因此需保持脂溶性维生素摄入与消耗的平衡，以免摄入过多导致中毒。水溶性维生素(B 族和 C 族)不同于脂溶性维生素，因其溶于水(除了维生素 B_{12})，其多余部分可迅速从尿中排泄，不易在体内储存，所以中毒的危险性不大，但水溶性维生素缺乏的发生要比脂溶性维生素快。水溶性维生素需要每天在饮食中获取，故注意对含有水溶性维生素食物进行正确的储存及准备，可以减低维生素的损失。

各种维生素的作用和来源见表 1-3-2。

表 1-3-2 各种维生素的作用和来源

维生素种类	作 用	来 源
脂溶性维生素		
维生素 A	促进生长发育和维持上皮细胞的完整性，增加皮肤黏膜的抵抗力，为形成视紫质所必需的成分，用于暗光下视物，维持正常视力，促进免疫功能，参与骨骼、牙齿的发育	肝、牛乳、鱼肝油、胡萝卜等
维生素 D	调节钙、磷代谢，促进肠道对钙、磷的吸收，维持血液钙、磷浓度，以及骨骼、牙齿的正常发育	肝、鱼肝油、蛋黄类、紫外线照射皮肤
维生素 K	由肝脏利用、合成凝血酶原	肝、蛋类、豆类、青菜、肠内细菌合成
维生素 E	促进细胞成熟与分化，是一种有效的抗氧化剂及细胞膜的稳定剂	麦胚油、豆类、蔬菜

续表

维生素种类	作　用	来　源
水溶性维生素		
维生素 B_1	构成脱羧酶的主要成分，为糖代谢所必需，维持神经、心肌的活动机能，调节胃肠蠕动，促进生长发育	米糠、麦麸、豆类、花生、酵母
维生素 B_2	组成蛋白酶，有助于机体氧化过程及氨基酸、脂肪代谢，为辅黄酶主要成分，为糖代谢所必需，维持皮肤、口腔和眼的健康	肝、蛋类、乳类、蔬菜、酵母、谷类、鱼
维生素 B_6	为转氨酶和氧基酸脱羧酶的组成成分，参与神经、氨基酸及脂肪代谢	各种食物中，亦可在肠道内由细菌合成
叶酸	生成和维持新的细胞所必需的物质，参与 DNA 和 RNA 的合成，其活性形式四氢叶酸参与核酸的合成，有生血作用	各种食物、绿色蔬菜、肝、肾、酵母
维生素 B_{12}	参与核酸的合成，促进四氢叶酸的形成，促进细胞及细胞核的成熟，对造血和神经组织代谢有重要作用	肝、肾、肉、鱼、蛋等动物食品
维生素 C	为强还原剂，参与人体的羟化和还原过程，对胶原蛋白、神经递质的合成与类固醇的羟化、氨基酸代谢、抗体及红细胞的生成等均有重要作用。促进铁的吸收、叶酸转变为四氢叶酸及氨基酸的代谢；有白细胞的功能，产生干扰素，增加抵抗力，并有解毒作用	柑橘类水果、番茄、新鲜蔬菜

(2)矿物质(minerals)　矿物质不供给能量，人体对矿物质的需要量不多，但矿物质是维持正常生长发育所必需的营养素。其主要功能是参与机体的构成(如参与激素的合成)，强化神经系统的传递作用，具有维持体液渗透压、调节酸碱平衡的作用。矿物质可分为常量元素(major minerals)和微量元素(trace minerals)。在体内含量相对较高的元素为常量元素，又称宏量元素，体内除氢、氧、氮、碳四种基本元素外，钙、磷、镁、钠、钾、氯、硫亦为常量元素。微量元素在体内含量很少，如铁、铜、锌、碘、氟等均为微量元素，是酶、维生素必需的活性因子，参与激素的作用及核酸代谢。小儿可因缺乏必需微量元素或其配比不合理而发生营养缺乏病，如碘与人体的新陈代谢、体格生长和智能发育关系密切，一旦缺乏可引起甲状腺肿，影响小儿身高、体重、骨骼、肌肉的增长。

各种矿物质的作用和来源见表 1-3-3。

表 1-3-3　矿物质的作用和来源

矿物质种类	作　用	来　源
钙	为凝血因子，参与凝血功能及心脏的活动，能降低神经肌肉的兴奋性，促进肌肉的收缩，是构成骨骼、牙齿的主要成分	绿色蔬菜、乳类、蛋类
磷	是骨骼、牙齿、各种细胞核蛋白、各种酶的主要成分，协助糖、脂肪、蛋白质的代谢，参与缓冲系统，维持酸碱平衡	肉类、豆类、谷类、乳类
铁	参与血红蛋白、肌蛋白的构成，是各类酶系统及细胞色素等的主要成分，帮助氧的运输	肝、蛋黄类、血、豆类、肉类、绿色蔬菜

续表

矿物质种类	作　用	来　源
铜	对参与制造红细胞、合成血红蛋白的铁的吸收起很大作用，与细胞色素酶、氧化酶的活性作用关系密切，储存于人体红细胞、脑、肝等组织内，缺乏时引起贫血	肝、肉类、鱼类、豆类、全谷
锌	为不少酶的组成部分，参与维护免疫系统，协助维持正常的味觉，参与能量代谢有关的碳酸酐酶及与核酸代谢有关的酶的组成，调节DNA的复制、转录，促进蛋白质的合成，还参与和免疫有关酶的作用，支持儿童及青少年的正常生长发育，可在肝脏、肌肉、骨骼、红细胞、白细胞中发现	鱼类、蛋类、肉类、禽、麦胚、全谷
镁	为机体内所有细胞的生成所必需，构成骨骼及牙齿的成分，激活糖代谢酶，与神经、肌肉兴奋性有关，为细胞内的阳离子，对所有细胞代谢过程都很重要，维持正常神经、肌肉的功能，维持心律的稳定，常与钙同时缺乏，导致手足搐搦症	谷类、豆类、干果、肉类、乳类
碘	为甲状腺素T_3、T_4的主要成分，缺乏时引起单纯性甲状腺肿及地方性呆小病	海带、紫菜、海鱼等
钾	构成细胞质的要素，调节细胞内外渗透压，调节神经冲动的传导，参与心脏节律的活动，调节酸碱平衡，维持神经、肌肉活动	果汁、蔬菜、乳类、肉类

(3)水　水是维持生命的必要物质，它的重要性仅次于空气。水是机体重要的营养素，它不仅是机体的重要组成部分，而且在调节体温、促进体内各系统新陈代谢、维持生理平衡方面起重要作用。水的来源不仅限于摄入的液体，还来源于固体中的水分及食物氧化和组织细胞所产生的水分。水的排泄主要经过肾脏，其次是肺和皮肤，由消化道排出的量较少。小儿年龄越小，体内含水量越多，婴儿体内水分占体重的比例较成人高。机体内新陈代谢和能量的需要量决定水的需要量，小儿新陈代谢旺盛，能量需要量大，因此对水的需要量大，婴儿每日需水150 mL/kg，以后每增加3岁减少25 mL/kg，9岁时每日约为75 mL/kg，至成人则每日需45～50 mL/kg。一般来说，水的供应不会缺乏。但是，在小儿腹泻时，大量失去水分和电解质，极易发生脱水，及时补充足够的水分和适量的电解质是挽救小儿生命的关键。

(4)膳食纤维　膳食纤维对人体无营养功能，但它对肠道排便有重要调节作用，可以增加粪便体积，使粪便变软、肠蠕动加快，不仅减少便秘，而且可以减少肠道中各种有害物质的吸收等。膳食纤维可分为两种：一种是不溶性纤维，包括纤维素、半纤维素、木碳素，可吸收水分，使粪便体积增加，促进排便；另一种为可溶性纤维，如果胶等，果胶可结合胆酸，减少脂肪酸和胆固醇的吸收。高度精制的食品含纤维少，可导致便秘，但摄入纤维太多也可减少营养素的吸收。

二、小儿喂养与膳食安排

小儿出生后是以乳类食品喂养为主，随着年龄的增长，固体食物逐渐代替乳类，成为小儿的主要饮食。

(一) 婴儿喂养

婴儿喂养的方式有母乳喂养、混合喂养及人工喂养3种。

1. 母乳喂养 母乳是婴儿最适宜的天然食品，母乳喂养是全球提倡的婴儿健康饮食的重要方式。母乳中富含蛋白质、脂肪、碳水化合物、矿物质、酶、免疫因子、维生素，而且所含蛋白质、脂肪、碳水化合物及其比例适合小儿的消化系统。尽管配方奶在不断改进且越来越接近母乳，但它不可能与母乳的营养及免疫功能相媲美。在选择喂养方法时，应首先可开始按需哺喂母乳。一般健康母亲的乳汁分泌量可满足4～6个月内婴儿营养的需要。

1)乳汁的成分　乳汁的成分有近百种，且在一定程度上有个体差异。

(1)蛋白质　母乳中蛋白质含量相对较低，但极适宜于正常婴儿。母乳含有较多的白蛋白和球蛋白，遇胃酸时凝块较小，而凝块较大的酪蛋白含量较少，这样有利于婴儿消化；含有较多的必需氨基酸，如由半胱氨酸转化来的牛磺酸的含量达425 mg/L，是牛乳的10～30倍，能促进婴儿神经系统和视网膜发育。

(2)脂肪　母乳脂肪颗粒小，含有脂肪酶，易于消化、吸收；母乳中主要含12个以上碳原子的长链脂肪酸，对胃肠道的刺激小；母乳所含脂肪多为不饱和脂肪酸，可在婴儿髓鞘形成及中枢神经系统的发育中发挥作用。此外乳汁中脂肪的性质与哺乳母亲的膳食有关。如果哺乳母亲食入的碳水化合物或动物性脂肪过多，则会引起乳汁中饱和脂肪酸的含量的增加。

(3)碳水化合物　在母乳中占碳水化合物总量90%的乙型乳糖是乳汁内碳水化合物的主要成分。乙型乳糖不仅可促进双歧杆菌和乳酸杆菌的生长，抑制大肠杆菌繁殖，预防肠道内有害物质的生长，使婴儿很少发生腹泻，还有利于小儿脑的发育。

(4)矿物质　含量较低，这样减轻了婴儿的肾脏负担，且吸收率远高于牛乳，如母乳铁的吸收率为50%，牛乳仅为10%。由于铁吸收较好，能满足婴儿的需求，在出生后的前4个月，胎儿期储备的铁可代偿母乳中的不足。与牛乳相比，母乳中钙的含量虽较低，但由于钙、磷比例合理，为2∶1，适合于钙、磷的吸收。肠道内，母乳中丰富的乳糖可部分转变成乳酸，而降低肠液的pH值，使钙盐易于吸收。此外母乳中锌的吸收率也较高。

(5)酶　母乳中含有较多的淀粉酶、乳脂酶等消化酶，有助于婴儿消化、吸收。

(6)免疫因子　母乳中含有较多的免疫因子。如母乳尤其是初乳中含有分泌型IgA(SIgA)，能有效抵抗病原微生物的侵袭，保护呼吸道及消化道，使婴儿能安全度过抗体低下阶段；初乳中的乳铁蛋白是重要的非特异性防御因子，可通过夺取大肠杆菌、多数厌氧菌及白色念珠菌赖以生存的铁，而抑制它们的生长；溶菌酶则可将革兰阳性细菌胞壁中的乙酰基多糖水解、破坏，使抗体的杀菌效能增强；而双歧因子能促进双歧杆菌的生长，对大肠杆菌起抑制作用；另外巨噬细胞具有抗白色念珠菌和大肠杆菌的能力，还可合成补体、溶菌酶等。

2)不同时期的乳汁成分　母乳的成分受产后的不同时间及每次哺乳时泌乳先后的影响。世界卫生组织规定，产后4天以内的乳汁称为初乳。初乳量少，呈柠檬黄色，碱性，内含脂肪和糖较少，而以免疫球蛋白为主的蛋白质多，故加热后易发生凝固；维生素、牛磺酸和矿物质的含量较丰富，有利于新生儿的生长及抗感染。产后5～10天的乳汁为过渡乳，过渡乳的总量增多，脂肪含量高，蛋白质及矿物质逐渐减少。产后11天至9个月的乳汁为成熟乳，成熟乳的总量达高峰。产后10个月以后的乳汁为晚乳，晚乳在量和成分方面都不能满足小儿的需要。在每次哺乳时，先分泌的乳汁蛋白质含量高于脂肪，以后则脂肪含量越来越高于蛋白质。

不同时期母乳的主要成分见表1-3-4。

表 1-3-4　不同时期母乳的主要成分　(单位:g/L)

	初乳 (产后 4 天以内)	过渡乳 (产后 5～10 天)	成熟乳 (产后 11 天至 9 个月)	晚乳 (产后 10 个月以后)
蛋白质	22.5	15.6	11.5	10.7
脂肪	28.5	43.7	32.6	31.6
糖	75.9	77.4	75.0	74.7
矿物质	3.1	2.4	2.1	2.0

3)母乳喂养的优点

(1)提供必需的营养素,满足婴儿的需求:母乳中不仅含有适合婴儿消化、吸收的各种营养物质,而且比例合适。随着婴儿生长发育和需要的变化,母乳的质和量会有相应的改变,以满足婴儿的需求,减少了发生营养不良的可能性。

(2)增强免疫:通过母乳喂养,婴儿可获得免疫因子和来自母亲的抗体,增加自身抵御能力,减少疾病的发生。因此,母乳喂养的婴儿很少患腹泻、呼吸道感染等儿科常见感染性疾病。

(3)喂哺简便:母乳的温度适宜,不易污染,不需准备,有省时、方便、新鲜、经济等优点。

(4)增进母婴的情感交流:通过母乳喂养可以建立母婴之间早期的情感互动。母乳喂养使婴儿能频繁地与母亲皮肤接触,母亲的抚摸、温柔的话语,都使婴儿可以感受到母亲的存在和温暖而获得安全感;母婴目光的对视,增加了互相的了解及信任,这些都有利于促进婴儿心理与社会适应性的发育。成功的母乳喂养可以使母婴双方均感到满足,母亲也因亲自养育自己的婴儿而感到自身的重要及从中获得乐趣,并与婴儿建立亲密的母婴关系。

(5)母亲哺乳时可产生催乳素,促进子宫收缩,加速子宫和身体的复原;可抑制排卵,减少受孕的机会和乳腺癌及卵巢癌的发病率。

4)母乳喂养的护理

(1)鼓励母乳喂养　要积极宣传母乳喂养的优点,排除各种干扰因素,从妊娠期开始到整个哺乳期,都应不断地鼓励母亲以增加哺乳的信心,帮助母亲提高喂养能力。

(2)增进哺乳母亲健康　保证正在哺乳的母亲营养合理,活动适量,睡眠充足,精神愉快,思想放松,避免劳累。室内空气新鲜,哺乳室内清洁卫生,避免各种有害的理化因素影响,使哺乳母亲保持良好的身心状态,分泌充足的乳汁。

(3)指导正确哺乳技术

①建立母乳喂养:正常新生儿出生后即可给予哺乳,通过其有力的吸吮乳头,可以促使产妇乳汁早分泌、多分泌。产后 2 周容易建立催产素分泌的条件反射,是建立母乳喂养的关键时期。

②指导喂哺方法:在喂哺前先做好清洁准备,包括给婴儿更换尿布,母亲洗手,用温水、毛巾清洁乳头,轻轻按摩乳房以刺激泌乳反射。喂哺时可采取不同姿势,主要使母亲体位舒适,全身肌肉松弛,以利于乳汁排出和便于婴儿吸吮。一般宜采取坐位,一手怀抱婴儿,使其头、肩部枕于母亲哺乳侧肘弯部,使婴儿口含住乳头及大部分乳晕而不致堵鼻,母亲另一手的拇指和四指分别放在乳房上、下方,喂哺时将整个乳房托起,并注意小儿吸吮及吞咽情况;当奶流过急,婴儿有呛、溢乳时,可采取食、中指轻夹乳晕两旁的“剪刀式”哺喂姿势。每次尽量使一侧乳房排空后,再喂另一侧,下次哺乳时则先吃未排空的一侧。每次哺喂后要将婴儿抱直,头部靠在母亲肩上,轻拍其背部,促进空气排出,然后保持右侧卧位,以防呕吐。

③喂哺时间：在婴儿满月前，提倡按需哺乳，以促进乳汁分泌。随着婴儿的成长，吸奶量逐渐增多，可开始采取定时喂养，1～2个月时一般每2～3 h哺喂一次，昼夜7～8次；3～4个月时每日约6次，随月龄增长添加辅食而逐渐减少哺乳次数，以后每次哺乳时间为15～20 min。

④哺乳母亲患急慢性传染病，如肝炎、结核等，或重症心、肝、肾疾病时均不宜喂乳。

5)评估喂养情况

(1)向哺乳母亲了解哺喂的时间情况，如是否按需哺乳，24 h内哺乳的次数，每次持续的时间，夜间是否哺乳，两次哺喂之间是否给婴儿添加水及其他乳制品等。

(2)观察在哺喂时母婴体位是否舒适、正确。

(3)了解母婴双方的一般情况。如母亲膳食安排和液体摄入量，婴儿体重、睡眠及排泄情况等。婴儿乳量充足表现为每次哺乳时能听到咽乳声，哺喂后安静入睡；每天有1次量多或少量多次的软便，10余次小便；生后最初2个月每周测体重1次，以后延长至每2周及每个月1次，小儿体重均能按正常速度增加。

6)防治乳房、乳头疾病　如有乳头凹陷，应按摩乳头，或用吸奶器吸出乳头，也可用吸奶器吸出乳汁，适当加温后再用奶瓶哺喂；如有乳头裂伤，用温水洗净，并予暴露、干燥，然后涂少量羊毛脂，用乳头罩喂哺；若患乳腺炎则暂不哺患侧，但仍要定时将乳汁排空，并积极治疗。

7)指导断奶　断奶是一个从完全依靠乳类喂养逐渐过渡到多元化食物喂养的过程。随着婴儿的成长，母乳已不能满足小儿生长发育的需要，同时婴儿的各项生理机能也逐步适应于非流质食物，因此一般生后4～6个月应开始添加辅助食品，为完全断奶做准备。断奶的时间一般在生后10～12个月，应逐渐减少哺乳次数、增加辅助食品。如遇夏季炎热或婴儿患病时宜延迟断奶，但一般不超过1岁半。

2. 混合喂养　指母乳与牛乳或其他代乳品混合使用的一种喂养方法，添加量和方法取决于婴儿的需要量及母乳缺乏的程度，分补授法和代授法两种。

(1)补授法　指的是补足母乳量不足的一种方法。当母乳分泌量确实不足而无法改善，或其他原因不能完全由母乳喂养时，先喂母乳，将乳房吸空，再补充代乳品，以帮助刺激母乳分泌，称之为补授法。补充量根据小儿需要或母乳量多少而定。

(2)代授法　指的是乳汁足够，但因特殊原因不能完全承担哺喂，不得不实行部分母乳喂养时，用代乳品1次或数次代替母乳的方法，称为代授法。每日母乳哺喂的次数最好不少于3次。

3. 人工喂养　婴儿以其他代乳品完全代替母乳喂养，称为人工喂养。由于代乳品所含营养与母乳差异较大，缺乏一些母乳特有的营养素、酶、免疫球蛋白以及良好的消化和抗感染等优点，且操作程序繁杂，易被污染，价格昂贵，因此人工喂养是不得已才采用的方法。牛乳、羊乳、马乳等均为代乳品，在选用时应注意代乳品所含营养成分与人乳越接近越好，牛乳是最常用的代乳品。

(1)鲜牛乳　牛乳中蛋白质含量高，其中酪蛋白占总蛋白的80%(而人乳中仅占20%)，酪蛋白中肌氨酸含量少，且在胃中形成的凝块较大，不易被消化；脂肪含量与人乳相似，但所含的不饱和脂肪酸较少，仅为2%(人乳含8%)；含乳糖较少，其中主要是甲型乳糖，容易造成大肠杆菌生长；矿物质较多，可降低胃酸浓度，不利于消化，并可加重肾脏的溶质负荷；缺乏各种免疫因子，容易被细菌污染。为了纠正上述不足可将鲜牛乳经过物理和化学加工，现在已研发出的配方奶即在牛乳中强化某些营养物质，模拟人乳的热量、蛋白质、脂肪与碳水化合物的比例，改变白蛋白与酪蛋白的比例，用不饱和脂肪酸代替饱和脂肪酸，加入乳糖提高糖含量到人乳水平，降低矿物质的含量，调整钙、磷比例，加入缺乏的维生素等，以保证婴儿生长发育的需要。

牛乳与人乳主要成分比较见表 1-3-5。

表 1-3-5　牛乳与人乳主要成分比较　（单位：g/L）

	蛋白质	酪蛋白	白蛋白	脂肪	糖	盐类
牛乳	35	30	5	37	46	7.5
人乳	12	24	96	38	68	2.0

鲜牛乳的配制：鲜牛乳经过稀释、加糖、煮沸而改变性质，适宜于婴儿。

稀释：为了避免鲜牛乳中蛋白质大凝块的形成，应根据婴儿月龄给予不同程度的稀释。

加糖：由于牛乳中糖含量较低，故可以通过另外加糖，使三大供能物质达到正常比例，易于吸收，一般每 100 mL 牛乳中加 5～8 g。

煮沸：经过煮沸后的牛乳既达到灭菌目的，又可使蛋白质变性，在胃中的凝块变小。除了煮沸外，还可用巴氏灭菌法，即将牛乳加热至 65～68 ℃，持续 30 min。蒸汽消毒法，即经 115～120 ℃高压高温蒸 10 min。在家庭中可采用的方法是将牛乳置于奶瓶中隔水蒸，煮沸不超过 5 min 后立即冷却，这样对营养物质的破坏较少，称为水浴法。

婴儿牛乳量的计算：在用鲜牛乳喂养婴儿时，其配制方法是以每日所需总能量和总液量计算，婴儿每日所需总能量为 110 kcal/kg(460 kJ/kg)，需水量为 150 mL/kg。

例如：某婴儿体重为 7 千克，其所需 5％牛乳总量如下。

每日需要总能量：110 kcal/kg×7 kg＝770 kcal

每 100 mL 牛乳中所含能量：4×3.5＋9.3×3.7＋4×4.6≈66 kcal

100 mL 牛乳加 5 g 糖后共得能量：66＋4×5＝86 kcal

每日需用 5％牛乳总量(Y)：100∶86＝Y∶770

Y＝100×770/86≈900 mL

每日需水量：150×7＝1050 mL

除牛乳以外的需水量：1050－900＝150 mL

将全日牛乳及水量平均分次哺喂。若按每日 6 次喂哺，每次需喂牛乳 150 mL，水 25 mL。

(2)全脂奶粉　由鲜牛乳经加工浓缩处理后，制成干粉，较鲜牛乳易消化，并可减少过敏的可能性，而且便于储存。按重量 1∶8(1 份奶粉加 8 份水)或按容量 1∶4(1 勺奶粉加 4 勺水)配成牛奶，其成分与鲜牛乳相似。

(3)蒸发乳　鲜牛乳加热蒸发浓缩至 50％容量，常用于胃容量小而营养素需要量大的低体重新生儿及体弱儿。

(4)酸牛乳　酸牛乳的凝块细小，使胃酸消耗减少，易于消化，并有一定的抑菌功能。不仅适用于健康小儿，更有利于消化不良者。每 100 mL 灭菌鲜牛乳中加入 5％～8％乳酸 0.5～0.8 mL 即可。其配制方法是用滴管吸入适量乳酸后缓缓滴入鲜牛乳中，边滴入边缓慢、均匀搅拌，凝块便可逐渐形成。

(5)婴儿配方奶粉　用全脂奶粉经加工处理，调整白蛋白与酪蛋白的比例，除去大量饱和脂肪酸及矿物质，使之适用于婴儿消化能力和肾功能；再加入不饱和脂肪酸和乳糖，并强化婴儿生长时所需的微量营养素，使其成分更加接近母乳。婴儿配方奶粉可直接加水食用，根据配方不同，可供应不同月龄的婴儿。

(6)羊乳　其成分与牛乳相仿，但维生素 B_{12} 含量比较少，叶酸含量极低，长期哺喂羊乳容易导致巨幼细胞贫血。

(7)其他代乳品　如豆浆、豆浆粉等，这些代乳品适用于奶类制品获得困难的地区或对牛乳蛋白过敏的婴儿。

4. 辅助食品的添加　随着婴儿不断生长发育，消化、吸收功能逐渐成熟，单纯母乳喂养已不能满足其生长发育的需要。过渡时期添加的食品称为婴儿的辅助食品(简称辅食)。一般 4 个月以上的婴儿，单纯母乳喂养已不能满足其生长发育需要。在每天哺乳量达 1000 mL 或每次哺乳量超过 200 mL 时，应添加辅食，以保证婴儿的健康成长。

1)添加目的

(1)补充乳类营养的不足　对于牙齿尚未萌出、消化功能不成熟的新生儿来说，乳类是最好的流质食品。而随着小儿消化系统酶分泌功能的逐渐成熟、胃容量的增加、牙齿的萌出，小儿对食物的质和量的需求不断增加。母乳中所含的铁、维生素等均不能满足小儿生长发育需要，也需另外予以补充。

(2)改变食物的性质，为断奶做好准备　食物从流质、半流质逐渐到固体食物的过渡有利于训练小儿的咀嚼功能，满足小儿摄入量增加的需要。在增添辅食的过程中，可使小儿对各种食物的味道逐渐适应并产生兴趣，也为断乳打下良好的基础。

(3)逐步培养婴儿良好的饮食习惯，促进小儿的生长发育　在增加辅食时，食具由奶瓶改为匙、碗，这样不仅锻炼了小儿进食的自理能力，而且在喂食过程中父母与婴儿的相互影响促进小儿智力的发展。

2)添加原则

(1)添加方式　根据小儿营养需要及消化能力，适应一种食品后再增加另一种，循序渐进，从少到多，从稀到稠，从细到粗，逐步过渡到固体食物。

(2)添加时机　辅食的添加应在小儿身体健康时进行，天气炎热或患病期间，应减少辅食或暂时不添加，以免造成消化不良。

(3)食物质量　添加的食物应单独制作，不要以成人食物代替辅食，以保证质量。

(4)注意观察　每次添加新辅食后，要密切观察小儿的大便情况，掌握其消化情况以决定添加辅食的情况。

3)添加顺序　辅食的质量和品种通常根据婴儿的接受度逐步转换，表 1-3-6 为较常见的添加辅食顺序。

表 1-3-6　添加辅食顺序

月　龄	添加辅食	供给的营养素
1～3 个月	水果汁，菜汤	维生素 A、C 和矿物质
	鱼肝油制剂	维生素 A、D
4～6 个月	米汤、米糊、稀粥等	补充能量
	蛋黄、鱼、豆腐、动物血	动物及植物蛋白质、铁、维生素
	水果泥、菜泥	维生素、纤维素、矿物质
7～9 个月	粥、烂面、饼干	补充能量
	蛋、鱼、肉末、肝泥	动物蛋白质、铁、锌、维生素
10～12 个月	稠粥、软饭、挂面、馒头、面包、碎肉、豆制品、油	供给能量、维生素、蛋白质、矿物质、纤维素

4)添加辅食的注意事项

(1)勿将食物放入奶瓶中哺喂。

(2)任何食物开始添加时,应是一天一次且量要小(1～2 匙)。每一种新增加的辅食口味应清淡,新添加的食物若较稀、淡的话,婴儿较容易接受。

(3)如果婴儿有食物过敏的家族史,应推迟添加牛奶、鸡蛋,这些食物容易导致儿童的过敏反应。

(4)应给婴儿提供普通的纯果汁,不要添加有甜味剂的果汁。不要在烹制食物时加盐,不要使用罐头水果,不要使用口味重或高脂肪的食物。

(5)避免炎热的夏季或患病时变换食物种类。

(6)一些可能导致窒息的食物,如果仁、葡萄、果冻、有籽的西瓜等,禁止小儿边玩边吃,小儿每次进食均要有人在旁,以避免窒息。

(二)小儿的膳食安排

小儿的膳食安排应符合下列原则:满足生理需要,合理烹调制作,适合消化功能,保持良好食欲。

1. 幼儿膳食　幼儿生长发育快,乳牙逐渐出齐,咀嚼及消化能力渐渐成熟,食物由液体逐渐变成固体,以乳类为主逐渐变成以肉类、乳类、蔬菜水果、谷类、豆类及其制成品五大类基本食品为主;但蛋白质应以优质蛋白为主,能量、维生素、矿物质供给也要充足,食物制作要细、软、碎,易于咀嚼、便于消化,渐渐增加食物品种。注意养成孩子的良好习惯,定时进餐、不挑食、不吃零食等。饮食次数以每日 3 餐加 2～3 次点心或乳类为宜,如果点心影响下一餐的食欲,则应避免餐间吃点心。在这一年龄阶段还应注意避免食用易导致吸入性窒息的食物,如果冻、葡萄、花生等。

2. 学龄前小儿膳食　学龄前小儿已开始主动参与到家庭活动中,其饮食与成人逐渐接近,但必须做到粗、细粮交替,荤、素食搭配,避免坚硬、油腻、辛辣食品,以保证小儿正常的生长发育需要。食品制作尽量多样化,食谱要经常更换,以促进小儿食欲。培养小儿良好的饮食习惯,注意避免挑食、偏食。

3. 学龄儿童膳食　这一年龄阶段的小儿生长发育较平稳,食物种类同成人,有足够蛋白质供给,主要应为动物蛋白质,以增强理解力和记忆力,还有足够的能量、蔬菜及水果供给,但可能会有铁、钙、维生素 D 供给不足,因此要注重这方面营养的补充。学龄期小儿早餐要保证高营养价值,以满足上午集中学习精力、脑力消耗多及体力活动量大的需求,提倡课间加餐以补充能量和营养。

4. 青春期少年膳食　青春期少年体格发育进入第二高峰时期,尤其肌肉、骨骼的增长突出,各种营养素如蛋白质、维生素及总能量的需要量增加。在这个时期每个人对营养的需求是不同的,钙、铁等营养素缺乏较常见,如女孩因月经来潮,在饮食中应供给足够的铁剂。青青期少年的饮食特点与其他年龄段小儿有些不同,如挑食、节食、喜欢小吃、过多食用快餐等以及注重形体的变化、希望体现自身的独立、寻求自身的特性等。了解青少年的这些特征有助于对他们提供合理饮食的建议。

（三）小儿营养状况评估

营养状况是影响小儿生长发育的重要因素，而且与多种疾病的发生有着密切的关系。因此定期评估小儿的营养状况，可以及早发现问题并寻找原因而及时地加以处理，以保证小儿正常生长发育。小儿营养状况评估就是衡量小儿每日平均所摄取的营养素与其生理所需之间是否相称。通过评估，我们可以及时了解和发现儿童群体或个体存在的营养问题，便于及时采取有效的预防和治疗措施，避免或减少营养性疾病的发生和发展。常用的评估方法包括健康史询问和营养调查，营养调查的内容包括膳食调查、体格检查、体格发育评估及实验室检查。

1. 健康史询问　健康史询问包括详细询问小儿进食情况，如每日进餐的种类（或乳品种类）及数量情况，母乳喂养儿需要询问母乳喂养次数及哺乳后小儿情况；人工喂养儿则应了解乳品的种类、喂养时调配的浓度、每日所喂的量和次数。询问添加辅食的情况，辅食添加的种类及数量。小儿有无偏食习惯，有无便秘及腹泻等。此外还需了解有无营养缺乏症状，如消瘦、出汗、面色苍白、夜惊、夜盲等。通过详细询问健康史和观察小儿身体情况，可以大致估计小儿能量和营养素情况及身体健康状况。

2. 营养调查

1）膳食调查　通过对小儿群体或个体每日摄入食物的种类和数量的调查称为膳食调查。计算小儿每日摄入的各类食物中所含营养素的数量，参照国家规定的各年龄儿童营养素供给量标准进行分析，以了解膳食是否达到平衡，是否满足小儿生长发育的需要。

（1）调查方法　包括称重法、记账法及询问法 3 种，每种方法各具特点，可根据调查的需要分别选用。

①称重法：对调查对象在一日内各餐所摄取各类食物的生重、熟重、未吃完的剩余食物重量进行称重，依据食物的生熟比例，计算出实际食物摄入量。然后利用食物成分表计算出该日所摄入各种食物中主要营养素的量，依据调查当日就餐人数，便可得出每人一日内实际摄入的能量及各种营养素的量。此法准确但比较复杂，多用于科研调查。

②记账法：根据每日各类食物及每餐用餐人数，计算每人每日进食各类食物的量，并换算成各类营养素和能量，再计算各类营养素平均供给量。该方法需要准确账目，即食物实际消耗量等于调查开始时食物结存量与调查期间新购入食物量之和，再减去调查末该食物剩余的量。记录每日各餐实际就餐人数，如人数相同，则根据食物实际消耗量计算出人均摄入量；如每餐人数不同，则按早餐 25%、午餐 35%、点心 10%、晚餐 30%的能量分布比折算，得出人均摄入量。营养素计算方法同称重法。该方法简便易行，但不够准确，适用于集体机构的调查。

③询问法：通过问答的方法，调查近 3 日来的饮食情况，按每日固定食物、辅助食品依次询问，尽量使资料完整。同时应掌握小儿餐具的容量规格，估计小儿的食物摄入量。营养素计算方法同前。这种向被调查对象了解饮食情况的方法比较简单，但不十分准确，常常用于散居儿童的调查。

（2）调查结果评价　无论采取何种调查方法，调查时限都不可过短，在集体托幼机构中每次受检率应达 95%以上，然后将膳食调查的结果与推荐供给量进行比较，全面分析小儿的营养情况。

①能量及营养素摄入量：如果每日摄入总能量达到推荐供给量的 90%以上则为正常，如

果低于80%为不足。此外蛋白质、维生素、矿物质摄入量均应达到各自推荐供给量的80%以上，若低于70%为摄入不足。

②产能物质的比例：一般要求三大产能物质比例适当，三大产能物质比例应为蛋白质占10%～15%，脂肪占25%～30%，碳水化合物占50%～60%。

③膳食能量分配：要求一日三餐的能量供给比例应合适，其中早餐占一日总能量的25%～30%，午餐占35%～45%，晚餐占25%～30%。

(3)注意事项

①结果分析：以上方法均通过食物所含成分计算出结果，并没有排除一些影响因素，如在烹调加工过程中的损失、小儿机体吸收率等，使计算值常较小儿实际摄入高，故在评估时应综合分析、判断。

②调查期限：因每日膳食内容不同，需要调查一段时间，而不能单凭某一日的调查就做出评价。称重法常用的时间为1周，至少3～4天；记账法时间更长，需要1个月左右的时间。

③调查前准备：向家长、炊事员、保育员等有关人员详细讲解调查目的、内容和方法，以取得密切配合；备好食物成分表、计数器及各种表格；称重量所用餐具做好重量标记等，使调查有条不紊地进行，结果清楚准确，便于分析、评估。

2)体格检查及体格发育评估　常通过体格指标的测量来评价小儿营养状况，如体重、身高(长)、头围、胸围、皮下脂肪厚度等所测数据与正常参照值进行比较，也可连续动态测量以评价小儿营养状况的动态变化。通常采用的指标为身高(长)及体重，身高(长)是一项稳定的有价值的生长测量指标，重复性好。暂时的营养不足不会对身高(长)产生明显的影响，只有较长期的营养不足才能使骨骼生长停滞而影响身高(长)的增长。体重是身体各部重量的总和，是反映营养状况最易获得的指标。

(1)体格检查　对小儿进行全面体检，注意检查有无营养素缺乏的早期体征。如维生素A缺乏，常表现为眼干燥、不适，小儿经常眨眼；维生素D缺乏的小儿有枕秃、方颅、肋串珠、肋缘外翻、鸡胸等。

(2)体格发育状况的评价　体格发育指标是反映小儿营养状况及健康水平的重要指标，当小儿发生营养失调时，往往首先使体重发生变化。因此，通过对小儿体重、身高(长)、头围、胸围、皮下脂肪厚度等体格指标的测量，可以掌握其生长发育的状况，而间接评估小儿的营养水平。

3)实验室检查　通过运用各种实验方法和实验室检查，对小儿体内各种营养素及其代谢产物或有关的化学成分进行测定，可了解食物中营养素的吸收、利用情况，从而对疾病做出早期诊断。如测量血液中营养成分的浓度，测定尿液中营养素的排泄量及代谢产物含量等，将获得的结果与正常参照值相比较，并结合膳食调查、体格检查等即可进行综合分析，得出结论。在一般情况下，体内某种营养素的缺乏，首先消耗组织中的储存部分，如未得到及时补充，则进一步影响生理功能，直至缺乏到一定程度，才会出现典型的症状与体征。而实验室检查能在出现临床症状和体征之前，通过相关检验方法，及时发现异常情况，从而对小儿营养状况的监测、评估以及干预都能起到较重要的作用。

护理应用

喂 乳 法

一、实训目的

掌握奶瓶喂乳法。

二、实训内容

奶瓶喂乳法。

三、用物准备

喂乳用物：无菌奶嘴、奶瓶、乳液、婴儿标本、饭巾、托盘、镊子、记录单。

四、实训地点

儿科护理实训室或儿科病房。

五、实训方法

(1)温好乳液，核对床号、姓名、乳液种类和乳量，检查乳液是否变质。

(2)用镊子选择大小合适的无菌奶嘴，按无菌操作原则套在瓶口上。

(3)带用物至床旁，为患儿更换尿布。

(4)抱小儿成哺喂姿势，使其头部枕在护理人员左臂上成半卧位，不能抱起者应把头垫高并取侧卧位，围好饭巾。

(5)右手将奶瓶倒转，使无菌奶嘴充满，先滴1～2滴于手背测试温度。

(6)将无菌奶嘴放在患儿口内舌的上面，使小儿含住无菌奶嘴吸吮，并注意观察吸吮情况。

(7)喂毕将小儿抱起，伏于肩上轻拍背部，排出咽下的空气后，放入小儿床内，取右侧卧位约半小时。

(8)清洗并消毒奶瓶，整理用物，记录喂乳量及喂乳情况。

六、人工喂养的注意事项

(1)应选择适宜的奶瓶和奶嘴，奶嘴的软硬度与奶嘴孔的大小应适宜，奶嘴孔的大小应以奶瓶盛水倒置时液体呈滴状连续滴出为宜。

(2)奶温应与体温相似，哺喂前先将乳液滴在成人手腕腹面测试温度，若无过热感，则表明温度适宜。

(3)若无冷藏条件，应分次配制，确保安全。每次配乳所用食具、用具等均应洗净、消毒。

(4)喂乳时应将婴儿抱起，斜卧于喂哺者怀中，将适宜温度的乳液置于奶瓶中，奶瓶置于斜位，使奶嘴充满乳液，以避免小儿在吸奶同时吸入空气。哺喂完毕轻拍小儿后背，促使其将吞咽的空气排出。

(5)人工喂养应定时、定量。一般牛奶喂养3.5～4 h 1次，每日喂6～7次，随月龄增加，应增加牛奶量，减少喂奶次数。

（6）婴儿的食量个体差异很大，初次配乳后，要观察小儿食欲、体重以及粪便的性状，随时调整乳量。正确的喂养应该使小儿发育良好，大便正常，进奶后安静或入睡。

（7）乳液的准备：必须安全、清洁，包括洗手、奶瓶及奶嘴的消毒，稀释用水必须干净、无污染，具体要注意以下几个方面。

①奶瓶消毒后仅供一次喂奶。

②配乳前要洗手。

③奶瓶、奶嘴需在哺喂之前清洗、消毒干净。

④按标准方法取奶粉，配乳。

⑤要现配现用。

⑥奶温应与体温相似，不能过高。

不具备实训条件者，可组织学生观看视频。

直通护考

A_1型题

1. 为防止腹泻，下述哪一项是错误的？（　　）

A. 提倡母乳喂养　B. 避免受凉　C. 注意饮食卫生

D. 断奶不限季节　E. 科学添加辅食

2. 牛乳喂养的婴儿粪便颜色呈（　　）。

A. 金黄色　B. 浅黄色　C. 浅绿色　D. 黄绿色　E. 深黄色

3. 下列哪种辅食可于小儿 7 个月时添加？（　　）

A. 富含维生素 C 的液体　B. 新鲜水果泥　C. 碎菜叶，蛋黄

D. 瘦肉，馒头片　E. 挂面

4. 婴儿每日需水量是（　　）。

A. 170 mL/kg　B. 150 mL/kg　C. 110 mL/kg　D. 100 mL/kg　E. 90 mL/kg

5. 足月儿补充铁剂的时间是（　　）。

A. 15 天　B. 1 个月　C. 2 个月　D. 3 个月　E. 4 个月

6. 出生 6 个月的婴儿最好的喂养方法是（　　）。

A. 混合喂养　B. 纯母乳喂养　C. 奶粉喂养　D. 牛奶喂养　E. 羊奶喂养

7. 全脂奶粉配成全牛奶按重量计算，奶粉与水的比例为（　　）。

A. 1∶2　B. 1∶4　C. 1∶6　D. 1∶8　E. 1∶10

8. 哺乳母亲患何种疾病时不能进行母乳喂养？（　　）

A. 上呼吸道感染　B. 腹泻病　C. 支气管炎

D. 活动性肺结核　E. 轻度缺铁性贫血

9. 正常婴儿开始添加辅食及完全断奶的时间为（　　）。

A. 1～2 个月添加辅食，10～12 个月断奶

B. 1～2 个月添加辅食，18 个月断奶

C. 3～4 个月添加辅食，2 岁断奶

D. 4～6 个月添加辅食，1 岁断奶

E. 6 个月添加辅食，2.5 岁断奶

10. 应在饮食中添加米汤及稀粥的婴儿月龄是(　　)。

A. 1～3 个月　B. 4～6 个月　C. 7～9 个月　D. 10～12 个月　E. 14 个月

11. 纯母乳喂养多长时间最好？(　　)

A. 2 个月　B. 4 个月　C. 6 个月　D. 9 个月　E. 12 个月

12. 患儿，女，9 个月，母乳喂养，腹泻两天，稀水便，每日 5～6 次，正确的饮食指导是(　　)。

A. 禁食 4～6 h　B. 继续母乳喂养　C. 继续添加辅食

D. 给予高营养、富有热量的饮食　E. 口服补液期间患儿不能饮水

13. 开始给小儿添加鱼肝油的时间应为(　　)。

A. 出生后 24 h　B. 有个体差异　C. 出生后 2～4 周

D. 出生后 1～3 个月　E. 出生后 6 个月

14. 预防缺铁性贫血的关键是(　　)。

A. 母乳喂养　B. 人工喂养　C. 经常口服铁制剂

D. 及时添加蔬菜、果汁　E. 及时添加鸡蛋黄、肉类

15. 关于新生儿胃对牛乳的排空时间，以下正确的是(　　)。

A. 0.5 h　B. 1～1.5 h　C. 1.5～2 h　D. 2.5 h　E. 3 h

(钟文娟)

任务四　小儿保健与疾病预防

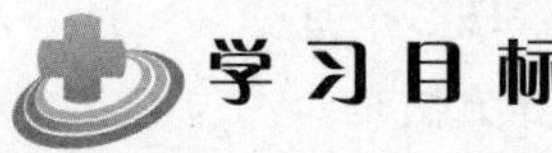

1. 能力目标：掌握小儿计划免疫和意外伤害的预防。

2. 知识目标：学习各年龄期小儿保健重点。

3. 素质目标：培养预防性护理观念。

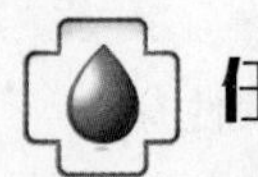

任务实施

一、各年龄期小儿的健康指导

小儿保健是研究儿童生长发育规律和影响因素，采取有效的预防疾病和促进健康的措施，保证和促进小儿健康成长的一门综合性预防医学。

（一）胎儿期

胎儿的发育与孕母的身心健康、营养状况和生活环境等密切相关，胎儿期保健的重点是孕母的保健，尤其是产前保健。

1. 预防遗传性疾病与先天畸形　加强孕期保健，采取有效措施，做好疾病风险预测和产前检查，预防和减少遗传性疾病和先天畸形。

2. 保证充足营养　妊娠后期应加强钙、铁、锌、维生素 D 等重要营养素的补充，但也应防止营养摄入过多而导致胎儿体重过重，影响分娩。

3. 给予孕母良好的生活环境　注意劳逸结合，避免环境污染，高危孕妇应加强随访，及早发现问题。

（二）新生儿期

这一时期小儿脱离母体开始独立生活，内外环境发生巨大变化，但其生理调节和适应能力不够成熟，易发生体温不升、体重下降、各种疾病（如窒息、感染等），不仅发病率高，死亡率也高，在发达国家约占婴儿死亡率的 2/3，尤以第一周为高，故生后一周内新生儿的保健是重中之重。根据这些特点，新生儿期保健应特别强调护理，如保温、清洁卫生、消毒隔离等，应定期进行家庭访视，初次访视于出院后 1～2 天内，随后每周一次。坚持母乳喂养，促进亲子间的情感连接。做好疾病的预防和治疗，以降低新生儿的发病率和死亡率。

（三）婴儿期

此期是生长发育最快的时期，所需的能量和蛋白质比成人相对高，因此提倡母乳喂养和合理的营养指导十分重要，提倡纯母乳喂养至 4～6 个月，4～6 个月以上应添加辅食，根据具体情况指导断奶。婴儿期抗病能力较弱，易患传染性和感染性疾病，需要有计划地接受预防接种，完成基础免疫程序，并应重视卫生习惯的培养和注意消毒隔离。定期（3 个月）进行一次体格检查。

（四）幼儿期

此期是小儿语言、思维、动作、神经精神发育较快的时期，要根据其特点有目的、有计划地进行早期教育，培养幼儿良好的卫生习惯。加强断奶后的营养指导，注意小儿口腔卫生，继续做好计划免疫接种和常见病、多发病、传染病的防治工作。定期（半年）进行体格检查一次。

（五）学龄前期

此期体格生长较以前缓慢，达到稳步增长，而智力发育更趋完善，求知欲强，能做较复杂的动作，学会照顾自己，语言和思维进一步发展。应根据这个时期具有高度可塑性的特点，从小培养优良的品质，养成良好的卫生、学习和劳动习惯，为入学做好准备。此期儿童所接受的教育属于儿童启蒙教育，对他们一生中的学习及获得知识的能力、劳动技能的水平都极为重要。因此有条件的家庭都应该把孩子送进幼儿园去接受系统的启蒙教育，并使其由家庭或托儿生活转入集体生活，该期是人的一生中最重要的受教育时期。学龄前期小儿与外界环境的接触日益加多，故意外伤害较多，应根据这些特点做好预防保健工作，每年进行体格检查一次。

（六）学龄期

此期小儿体格仍稳步增长，大脑皮层功能更加发达，对一些事物具有一定的理解能力。儿童进入学龄期的重大变化是把以游戏活动为主的生活方式转变为以学习为主，从家庭或幼儿园进入学校对儿童是一个重大的转折。因此要做好其衔接工作，即要做好儿童适应学习生活的心理准备，否则将会发生对学校环境、学习生活环境适应不良等心理障碍。这个时期发病率较前为低，但要注意预防近视眼和龋齿，矫治慢性病灶，端正坐、立、行姿势，安排有规律的生活、学习和锻炼，保证充足的营养和休息，注意情绪和行为变化，避免思想过度紧张，每 2 年进行体格检查一次。

（七）青春期

这一时期个体差异较大，可相差 2～4 岁。此期特点为生长发育在性激素作用下明显加快，体重、身高增长幅度加大，第二性征逐渐明显，生殖器官迅速发育，趋向成熟，女孩出现月经，男孩出现遗精。此时，一方面由于神经内分泌调节不够稳定，常引起心理、行为、精神方面的不稳定；另一方面由于接触社会增多，遇到不少新问题，外界影响越来越大。在保健工作上，除了要保证供给足够营养以满足生长发育加速所需，加强体格锻炼和注意充分休息以外，还应根据其心理、精神上的特点加强教育和引导，使之树立正确的人生观和培养优良的道德品质，保证青少年的身心健康，每 2 年进行体格检查一次。

二、儿童计划免疫

（一）相关概念

1. 预防接种　把生物制品（用人工培育并经过处理的病菌、病毒等）接种在健康人的身体内，使人在不发病的情况下产生抗体，获得特异性免疫。预防接种又称人工免疫，是预防、控制和消灭相应传染病的关键措施。

2. 儿童计划免疫　是根据免疫学原理、儿童的免疫特点和传染病疫情的监测情况制订的免疫程序，有计划、有目的地将生物制品接种到婴幼儿体内，以确保儿童获得可靠的抵抗疾病的能力。科学地规划和严格实施对所有婴幼儿进行的基础免疫（即全程足量的初种）及随后适时的加强免疫（即复种），从而达到预防、控制乃至消灭相应传染病的目的。

（二）计划免疫程序

2007 年我国原卫生部颁布了《扩大国家免疫规划实施方案》，要求婴儿 1 岁以内必须完成卡介苗、脊髓灰质炎疫苗、百白破疫苗、麻疹疫苗、乙肝疫苗的接种。此外，还可根据流行地区和季节或家长的意愿，选择性地接种其他疫苗。儿童计划免疫接种程序见表 1-4-1。

表 1-4-1　儿童计划免疫接种程序

适合接种年龄	接种疫苗种类	预防疾病名称	针次
出生后 24 h 内	卡介苗（基础）	结核病	—
	乙肝疫苗	乙型肝炎	第一针
1 月龄	乙肝疫苗	乙型肝炎	第二针
2 月龄	脊髓灰质炎疫苗	小儿麻痹症	第一剂
3 月龄	脊髓灰质炎疫苗	小儿麻痹症	第二剂
	百白破疫苗	百日咳、白喉、破伤风	第一针
4 月龄	脊髓灰质炎疫苗	小儿麻痹症	第三剂
	百白破疫苗	百日咳、白喉、破伤风	第二针
5 月龄	百白破疫苗	百日咳、白喉、破伤风	第三针

续表

适合接种年龄	接种疫苗种类	预防疾病名称	针次
6 月龄	乙肝疫苗	乙型肝炎	第三针
	流脑疫苗(选用)	流行性脑膜炎	—
	流感病毒疫苗（选用）	流行性感冒	—
8 月龄	麻疹疫苗(基础)	麻疹	—
	风疹疫苗(选用)	风疹	—
	腮腺炎疫苗（选用）	腮腺炎	—
	麻腮疫苗(选用)	麻疹、腮腺炎	—
1 岁	乙脑疫苗(基础)	乙型脑炎	—
	水痘疫苗(选用)	水痘	—
	麻腮风疫苗(选用)	麻疹、腮腺炎、风疹	—
1.5～2 岁	甲肝疫苗(选用)	甲型肝炎	—
	麻疹疫苗(加强)	麻疹	—
	百白破疫苗(加强)	百日咳、白喉、破伤风	—
2 岁	乙脑疫苗(加强)	乙型脑炎	—
	肺炎疫苗（选用）	肺炎	—
4 岁	脊髓灰质炎疫苗（加强）	脊髓灰质炎	—
7 岁	白破疫苗（加强）	白喉、破伤风	—

注:选用是指非计划内接种的疫苗,家长可根据需要选择接种。

1. 乙肝疫苗　接种 3 剂次,儿童出生时、1 月龄、6 月龄各接种 1 剂次,第 1 剂在出生后 24 h 内尽早接种。

2. 卡介苗　接种 1 剂次,儿童出生后 24 h 内接种。

3. 脊髓灰质炎疫苗　接种 4 剂次,儿童 2 月龄、3 月龄、4 月龄和 4 周岁各接种 1 剂次。

4. 百白破疫苗　接种 4 剂次,儿童 3 月龄、4 月龄、5 月龄和 18～24 月龄各接种 1 剂次。无细胞百白破疫苗免疫程序与百白破疫苗程序相同。无细胞百白破疫苗供应不足阶段,按照第 4 剂次至第 1 剂次的顺序,用无细胞百白破疫苗,不足部分继续使用百白破疫苗。

5. 白破疫苗　接种 1 剂次,儿童 6 周岁时接种。

6. 麻腮风疫苗(麻风、麻腮、麻疹疫苗)　目前,麻腮风疫苗供应不足阶段,使用含麻疹成分疫苗的过渡期免疫程序。8 月龄接种 1 剂次麻风疫苗,麻风疫苗不足部分继续使用麻疹疫苗。18～24 月龄接种 1 剂次麻腮风疫苗,麻腮风疫苗不足部分使用麻腮疫苗替代,麻腮疫苗不足部分继续使用麻疹疫苗。

7. 流脑疫苗　接种 4 剂次,儿童 6～18 月龄接种 2 剂次 A 群流脑疫苗,3 周岁、6 周岁各接种 1 剂次 A+C 群流脑疫苗。

8. 乙脑疫苗　乙脑减毒活疫苗接种 2 剂次,儿童 8 月龄和 2 周岁各接种 1 剂次。乙脑灭活疫苗接种 4 剂次，儿童 8 月龄接种 2 剂次，2 周岁和 6 周岁各接种 1 剂次。

9. 甲肝疫苗　甲肝减毒活疫苗接种 1 剂次，儿童 18 月龄接种。甲肝灭活疫苗接种 2 剂次，儿童 18 月龄和 24～30 月龄各接种 1 剂次。

10. 出血热疫苗　出血热疫苗接种 3 剂次，受种者接种第 1 剂次后 14 天接种第 2 剂次，第 3 剂次在第 1 剂次接种后 6 个月接种。

11. 炭疽疫苗　炭疽疫苗接种 1 剂次，在发生炭疽疫情时接种，病例或病畜的直接接触者和病人不能接种。

12. 钩体疫苗　钩体疫苗接种 2 剂次，受种者接种第 1 剂次后 7～10 天接种第 2 剂次。

知识链接

山东疫苗事件是指 2016 年 3 月，山东警方破获案值 5.7 亿元非法疫苗案，疫苗未经严格冷链存储、运输，销往 24 个省市。疫苗含 25 种儿童、成人用二类疫苗。

国务院总理李克强对非法经营疫苗系列案件做出重要批示。批示指出，此次疫苗安全事件引发社会高度关注，暴露出监管方面存在诸多漏洞。各部门要切实加强协同配合，彻查“问题疫苗”的流向和使用情况，及时回应社会关切，依法严厉打击违法犯罪行为，对相关失职、渎职行为严肃问责，绝不姑息。同时，抓紧完善监管制度，落实疫苗生产、流通、接种等各环节监管责任，堵塞漏洞，保障人民群众生命健康。

世界卫生组织认为，中国扩大免疫规划使用的疫苗是安全有效的，且通过接种疫苗已经消灭了脊髓灰质炎和新生儿破伤风，并使中国疫苗可预防疾病的发病率处于较低的水平。世界卫生组织鼓励中国的父母继续通过常规的预防接种来保护儿童免受疫苗可预防疾病的伤害。

（三）家长须知

(1)请家长认真填写儿童计划免疫接种证首页内容。

(2)接种时须携带接种通知单和接种证以便做好接种册、证的登记。入保的儿童还须携带计划免疫保偿合同书。

(3)凡正在发热，患急性传染病、哮喘、荨麻疹(俗称风团)、湿疹及患有严重的心、肝、肾疾病或其恢复期的儿童，暂缓接种。

(4)接种按下列程序进行：候诊 — 登记入册 — 开具处方、发疫苗牌 — 收费 — 凭牌与收费凭证接种。

(5)接种完成后观察 15～20 min 无异常，方可离开。

(6)接种后，服脊髓灰质炎糖丸(脊髓灰质炎减毒活疫苗)者半小时内不能进奶和热食，接种其他疫苗者不要做激烈的运动，不要吃辣椒等刺激性食物，暂时不要洗澡。

(7)有时发生接种反应，如低热、疲倦、食欲不振等，一般不需特殊处理可自行消退，极个别可出现高热等较严重的反应，须及时诊治。

（四）预防接种注意事项

1. 接种禁忌证

(1)一般禁忌证　急性传染病的潜伏期、前驱期、发病期或恢复期若接种疫苗，有可能诱发或加重原有病情。慢性疾病的急性发作期也需推迟接种，待好转后补种。重症慢性病患儿应暂缓接种或慎用疫苗。

(2)特殊禁忌证　免疫缺陷症，白血病、淋巴瘤以及其他恶性肿瘤，因药物引起的免疫抑制等疾病的患儿不能接种活病毒疫苗。结核病低发地区不推荐接种卡介苗，有症状的阳性者也不要接种卡介苗。患有神经系统疾病的人不能接种乙脑、流脑和含百日咳成分的疫苗。

2. 预防接种的反应及处理　接种后在医院或防疫站观察 15～30 min；注射疫苗当天不要洗澡；疫苗都有抗原性，要预防小儿发热，给小儿多喝白开水；一些加入吸附剂的疫苗容易导致红肿、发热、疼痛等症状。家长可用热毛巾对红肿的地方进行热敷；接种脊髓灰质炎糖丸后半小时内不能吃奶、喝热水。具体分述如下。

1)局部反应　可表现为红肿、疼痛和硬结，一般不需特殊处理，大多数儿童经适当休息即可恢复正常。较重者可用干净的毛巾热敷，每日数次，每次 10～15 min，能帮助消肿和减轻疼痛。个别严重的红肿、疼痛反应可酌情给小剂量解热镇痛药。

卡介苗的局部反应因其性质特殊，一般严禁热敷或冷敷，以防带入细菌而发生感染。要加强护理，勤换衣衫，防止注射部位破溃、化脓。如局部破溃可涂龙胆紫，严重时也可外用消炎药，预防感染。

2)全身反应　包括发热及其他反应，如烦躁不安、身体不适、精神不佳和食欲减退等。单纯发热而体温升高不明显者，只要加强观察，一般不需任何处理。必要时应适当休息，多喝水，注意保暖，防止继发其他疾病。高热、头痛可给解热镇痛药，出现其他全身反应时，应加强观察，防止继发感染。对全身反应严重者，做好对症治疗。退热剂除可退热外，对头痛、头昏、全身倦怠和烦躁不安也有效果。恶心、呕吐应用止吐剂，或给予 B 族维生素；胃痛、腹痛者可服颠茄合剂；腹泻者一般不使用抗生素，可服用吸附剂与收敛药。

3)异常反应　较少数儿童可能会出现晕针、过敏性休克、皮疹、血管神经性水肿。

(1)晕针　在疫苗接种后即刻或几分钟内发生。患儿可以突然丧失意识，呼吸减慢，多见于体弱儿童，常在空腹、疲劳、室内空气不好、精神紧张时发生。应立即将患儿平卧、头放低，保持安静和空气流通，并喂一些糖水或热茶，一般均可很快恢复。

(2)过敏性休克　如果患儿发生面色苍白、心跳加快、脉搏微弱或摸不到、手足发凉、口唇发绀、抽搐、昏迷等症状，要立即将患儿平卧，给予 0.1%肾上腺素(皮下)每次 0.01 mL/kg，并尽快呼叫医生救治。

3. 预防接种的操作要点

(1)准备：接种场所应光线明亮，空气流通，温度适宜。接种物品和急救用品要摆放有序。严格遵守消毒制度，要做到一人一套注射器、一个针头，避免交叉感染。做好解释、宣传工作，争取家长和小儿的配合。

(2)严格查对：仔细核对儿童姓名和年龄；严格按照规定的接种剂量接种；注意预防接种的次数，按使用说明完成全程免疫。一般接种活疫苗后需隔 4 周，接种灭活疫苗需隔 2 周，才能再接种其他活或灭活疫苗。

(3)检查生物制品标签并做好登记，检查药液有无发霉、异物、变色等；按照规定使用严格无菌操作。

(4)接种活疫苗、菌苗时，只用 70%～75%酒精消毒，因活疫苗、菌苗易被碘酊杀死，影响接种效果。抽吸后如有剩余药液放置不能超过 2 h，接种后剩余的活疫苗、菌苗应烧毁。

(5)观察预防接种的反应并及时处理。

(6)注意提高预防接种的完成率。

三、小儿意外伤害的预防

（一）概述

意外伤害是指由某种非计划的、意料之外的事件所导致的人体已确认的组织损伤或功能损伤。小儿意外伤害的主要威胁有死亡、损伤及永久性伤残。

预防对策：

(1)建立意外伤害监测系统，掌握儿童意外伤害的流行病学特点及发展趋势，为伤害预防提供决策依据。

(2)开展健康教育，提高儿童本人及儿童父母、专业工作者、公众对意外伤害预防和自我保护的意识及技能。

(3)制定有关的法律和法规，借助法律消除和避免某些可能发生意外伤害的危险因素。

(4)发展有关技术对策，研究完善意外伤害的自动报警设施、急救护理措施等，减少意外伤害所致的不良后果。

（二）小儿气管异物及眼、耳异物的应急处理方法

(1)因异物吸入气管导致机械性窒息是1岁以内小儿意外死亡的主要原因。鱼刺、碎骨卡在喉咙里，不要强吞饭菜把它咽下，可以张大嘴，用镊子夹出。如果看不见或夹不出，应尽快请医生诊治。

(2)如果花生米、豆粒等误入气管，可以使劲咳出。如果咳不出，可以弯腰，头向下，使劲拍打背部。如果仍咳不出，应尽快送医院，并在送医院途中继续弯腰、拍打背部。

注意预防幼儿气管异物的发生尤为重要。看护小儿时，对易发生的意外情况应有预见性：小儿与母亲分床睡，床上无杂物；婴幼儿应防止食物、果核、果冻、纽扣、硬币等异物吸入气管；要避免幼儿在吃东西时哭闹、嬉戏、跑跳；培养良好的饮食习惯，吃饭要细嚼慢咽；不要给婴幼儿吃炒豆子、花生、瓜子及带刺、带骨等不易咀嚼的食物，更不要强迫喂药；应避免在幼儿的活动范围内存放小物品，如图钉、纽扣、棋子等。

(3)眼睛里落进东西时千万不要揉，可以用打呵欠等方法使眼泪流出，让泪水把落进眼里的东西冲掉。如果这一方法没有效果，可以翻开眼皮(或拉开眼皮)，用蘸上凉开水的干净手帕或纱布，把落进眼里的东西轻轻擦掉。擦的方向以向眼皮外缘或大眼角为宜。如果擦不掉，或是硬物扎进眼球，应当尽快到医院处理。如果农药、油等溅到眼里，应尽快用清水冲洗，并到医院诊治。

(4)耳朵里飞进小虫时，可以用手电筒照射耳孔，用光引出小虫。如果引不出来，也可在耳孔里滴几滴白酒（或酒精），把虫杀死后取出。耳朵里进了水，可以用棉签擦干，也可以把头歪向进水的耳朵一侧，并用这一侧的腿跳跃，水即可流出。

（三）外伤

1. 交通伤害 交通伤害包括机动车乘员伤害、骑车人伤害和行人伤害。在发达国家，由于汽车的普及，学龄前与学龄儿童车祸死亡约占整个伤害死亡的1/2，青少年车祸死亡占伤害死亡的3/4。我国0～14岁儿童交通伤害列为伤害死亡的第2位。

预防措施：①使用头盔和安全带：带幼小儿童骑车或青少年自己骑车，需佩戴头盔，避免头

部严重受伤而死亡或留下严重的后遗症；乘坐汽车，系好安全带，安装儿童专用座椅，防止汽车碰撞或急刹车因惯性前冲造成的伤害。②教育儿童遵守交通规则：父母从小让儿童识别交通标志，以身作则，不闯红灯，走人行天桥，不乱穿马路。教育儿童及少年不骑飞车，不骑车带人。

2. 跌落与摔倒　跌落虽多为非致死性伤害，但在家庭、幼儿园、学校及公共设施中发生率高。儿童严重的跌落事件，往往坠落高度在 30 cm 以上。

预防措施：①家庭中安装防护设备：父母应经常检查家庭门窗是否关闭严密；好动、易冲动、好奇心强的儿童，特别是有注意缺陷伴多动症的儿童家庭，窗户和阳台应安装防盗网，防止儿童从高层跌落。②减少儿童可能爬高及摔倒的因素：父母除了不把儿童独自置于餐桌、床和椅子上等可能导致跌落的高处外，还要减少家庭环境中的危险因素，如卫生间铺设防滑地砖，保证卫生间、厨房和楼道有充足的照明，及时收拾地面上的杂物。③监护儿童娱乐活动：滑板、溜冰等运动性强、跌伤危险性高的活动，父母要指导、看护，儿童应佩戴手、膝防护用品。

3. 烧/烫伤　家庭内发生的烫伤多于烧伤，但由火灾引起的烧伤结果最严重。预防和处理措施如下所列。

(1)厨房用品和电热用品的管理　厨房是儿童烧伤和烫伤发生的主要场所，在烧饭、烧水时，留心身边的儿童；火炉旁加防护罩；热水瓶放置在儿童不易拿到的地方，尤其不能放在儿童手可够着的桌子上；刚使用过的电熨斗应拿离儿童的视线范围，防止电熨斗底面的光亮吸引儿童用手触摸。煤气用后立即关掉总阀，火柴、打火机也应保管好。

(2)家庭烧/烫伤处理　小面积的烧/烫伤，用冷水冲洗或用冰冷敷 15～20 min，如果皮肤只有轻度红肿或只有小水疱，可以在烫伤或烧伤处涂擦烫伤膏或清凉油。如果皮肤水疱较大，可以用消毒过的针把水疱刺破，待疱液流出后，涂上龙胆紫（紫药水），不用包扎，使伤处干燥、结痂。

严重烫伤、烧伤，可按以下步骤救治：①尽快脱去伤者被烧或浸有热油等液体的衣服，在脱下烧/烫伤患者的衣服时，要注意保护患者的皮肤。遇到衣物和皮肤粘在一起不易分开时，不要强行拉扯，可等医生处理。②迅速用冷水冲洗伤处，在冲洗时，应注意水流不能过急，以免造成新的伤害；如果是被生石灰烧伤，应先清除石灰粒，再冲洗。③迅速送医院治疗。

（四）中毒

中毒是 5 岁以内小儿意外死亡的主要原因，常见的中毒包括食物、有毒动植物、药物、化学制品等。注意预防小儿中毒，保证小儿食物的清洁卫生，防止食物在制作、储备、运输、出售过程中处理不当所致的细菌性食物中毒；教育小儿避免食用有毒的食物，如毒蘑菇、含氰果仁(苦杏仁、桃仁、李仁等)、白果仁、河豚、鱼苦胆等。药物、灭蚊、灭虫、灭鼠等剧毒物品应放置在小儿拿不到的地方；家长给小儿喂药前要认真核对，防止误服药物造成伤害；冬季室内使用煤炉应注意通风，以防一氧化碳中毒。

最后，教会孩子自救：如家中发生火灾拨打 119，遭到外来人的侵犯拨打 110，意外伤害急救拨打 120。预防小儿意外事故首先应考虑相关环境中存在的潜在危险，以做出相应的预防。大部分意外事故发生在家里，因此应严格强调安全防范。

护理应用

实训一　预防接种技术操作要点

一、实训场所

儿护示教室或预防接种门诊。

二、实训方式

示教或视频教学。

三、实训内容

1. 皮内接种法

(1)适用疫苗　卡介苗。

(2)注射部位　上臂三角肌外下缘皮内。

(3)操作方法　①家长抱紧儿童,露出儿童胳膊;②用 1 mL 一次性注射器或一次性蓝芯注射器配 4.5 号针头吸取 1 人份疫苗,皮肤常规消毒,待酒精干后,左手绷紧注射部位皮肤,右手持注射器,食指固定针管,针头斜面向上,与皮肤呈 10°～15°角刺入皮内。再用左手拇指固定针管,但不要接触针头部分,然后注入疫苗,使注射部位形成一个圆形皮丘,针管顺时针方向旋转达 180°后,拔出针头,勿按压注射部位。

2. 皮下接种法

(1)适用疫苗　麻疹疫苗、乙脑疫苗、流脑疫苗、风疹疫苗。

(2)接种部位　上臂外侧三角肌下附着处皮肤。

(3)操作方法　①如在儿童左上臂接种,家长取坐位,儿童应坐于家长腿上;家长左臂抱紧儿童使儿童头部靠在家长左肩部,将儿童右臂置于家长身后,家长用右臂固定儿童双腿,右手握住儿童左手,防止其在接种过程中乱动;②接种人员用 1 mL 注射器配上 5.5 号针头,吸取 1 人份疫苗后,皮肤常规消毒,绷紧皮肤,右手持注射器,食指固定针柄,针斜面向上,与皮肤成 30°～40°角,快速刺入针头长度的 1/3～2/3,放松皮肤,左手固定针头,回抽无血,注入疫苗,快速拔出针头,用消毒干棉签稍加按压针眼部位。若有回血,应更换注射部位,重新注射。

3. 肌内接种法

(1)适合疫苗　百白破疫苗、白破疫苗、乙肝疫苗。

(2)接种部位　上臂外侧三角肌中部。

(3)操作方法　①家长取坐位,儿童应坐于家长腿上;家长左手紧抱儿童,使儿童头部靠在家长肩部,将儿童右臂置于家长身后,家长右臂固定儿童双腿,右手握住儿童左手,防止其在接种过程中乱动,大年龄儿童可取坐位或立位,注射侧的手叉腰;②使用时充分摇匀,注射第二针应更换部位;③用适当规格的注射器吸取 1 人份疫苗,皮肤常规消毒,左手将三角肌绷紧,右手持注射器(以执毛笔式),与皮肤呈 90°,快速刺入针头长度的 2/3,固定针管,放松皮肤,回抽无血，注入疫苗后快速拔出针头，用消毒干棉球稍按压针眼部位。

4. 口服法

(1)用于口服脊髓灰质炎糖丸的接种。

(2)用消毒的药匙将脊髓灰质炎糖丸送入儿童口中，用凉开水送服并咽下。

(3)口服疫苗时要看服下肚，如儿童服后吐出，应先饮少量凉开水，休息片刻后再服。

实训二　溺水的救治方法

发现有人溺水，可以把竹竿、扁担等长的东西伸向溺水者，或把绳子、布带等扔给溺水者，拉他上岸。也可把泡沫塑料、充气的轮胎等能在水上漂浮的东西扔给溺水者，帮助其自救。

会游泳的应立即下水救人。下水救人时，应当从溺水者的身后抓住他的头发或托住溺水者的腋下将他救上岸。

溺水者被救上岸后，如果呼吸、心跳停止，应当对其进行胸外按压和口对口人工呼吸。如果溺水者的呼吸、心跳没有停止，可以用半蹲姿势帮助溺水者"控水"。方法：救人者取半蹲位，把溺水者的腹部放在自己的膝盖上，让其头向下，并轻轻按压其背部，帮助其排出胃里、肺里和气管里的水。"控水"以后，要清除溺水者嘴里、鼻子里的泥土、杂草、痰液等，使其呼吸通畅。溺水严重，现场救治困难的，应迅速送到离现场最近的医院抢救。

直通护考

A_1型题

1. 小儿青春期应主要加强哪方面的护理？(　　)

A. 饮食护理　B. 用药护理　C. 健康保健　D. 心理护理　E. 环境护理

2. 基础免疫要求在(　　)内完成。

A. 7 岁　B. 1 岁半　C. 2 岁　D. 1 岁　E. 3 岁

3. 疫苗在保存、运输和使用的各个环节需要持续保冷，这一保冷系统称为(　　)。

A. 计划免疫　B. 冷链工程　C. 扩大免疫规划

D. 冷链系统　E. 冷却系统

4. 疫苗接种后，儿童不要离开接种现场，须观察多长时间，以发现异常反应并及时处理？(　　)

A. 5～10 min　B. 10～15 min　C. 30～40 min　D. 1 h　E. 2 h

5. 卡介苗的接种途径为(　　)上臂外侧三角肌中部附着处。

A. 皮下注射　B. 皮内注射　C. 肌内注射　D. 口服　E. 静脉注射

6. 预防接种卡(簿)的保管期限应在儿童满 7 周岁后再保存不少于(　　)年。

A. 3　B. 5　C. 7　D. 15　E. 10

7. 下列哪种疫苗接种途径为皮下注射？(　　)

A. 百白破疫苗　B. 卡介苗　C. 乙肝疫苗　D. 麻疹疫苗　E. 脊髓灰质炎疫苗

(李军华)

项目二　新生儿及患病新生儿的护理

任务一　认识新生儿

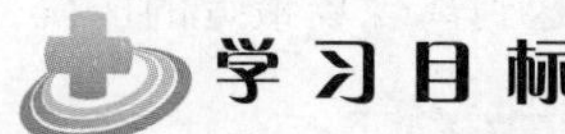

1. 能力目标：运用护理程序对新生儿及早产儿实施整体护理。

2. 知识目标：掌握新生儿分类及各种新生儿的定义。熟悉正常新生儿、早产儿的特点和护理。掌握中性温度的概念、大于胎龄儿及小于胎龄儿的概念。掌握新生儿常见的几种特殊生理状态。

3. 素质目标：具有强烈的责任感、耐心、细心和慈母心；具有细致的观察力及敏锐的分析能力。

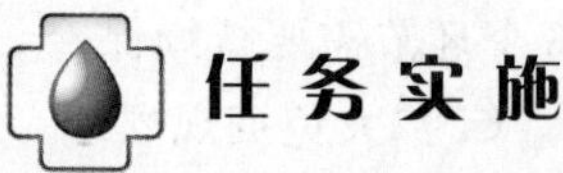

新生儿(newborn)是指从脐带结扎到出生后满 28 天的婴儿。新生儿时期是一生中最重要的发展阶段之一，是胎儿的延续，又是人类发育的基础阶段，既与产科密切相关，又是围生医学的一部分。新生儿由于经历了从宫内到宫外环境的转换，生活方式和环境均发生了巨大变化，故医护人员应充分认识到新生儿的特点，并及时进行正确的治疗和护理。

围生期是指产前、产时和产后的一个特定时期。目前国际上对于围生期的定义有多种：①自妊娠 28 周至出生后 7 天；②自妊娠 20 周至出生后 28 天；③自妊娠 22 周至出生后 7 天。我国目前采用第一种定义，期间的胎儿和新生儿称为围生儿。国际上常以新生儿死亡率和围生期死亡率作为衡量一个国家卫生保健水平的标准之一。

一、新生儿分类

(一) 根据胎龄分类

1. 足月儿　指胎龄满 37 周至未满 42 周(259～293 天)的新生儿。

2. 早产儿　指胎龄＜37 周(＜259 天)的新生儿，其中＜28 周者称为极早早产儿或超未成熟儿。

3. 过期产儿　指胎龄≥42 周(≥294 天)的新生儿。

(二) 根据体重分类

1. 正常出生体重儿　指出生体重为 2500～4000 g 的新生儿。

2. 低出生体重儿　指出生体重<2500 g 者。其中体重<1500 g 者称极低出生体重儿，体重<1000 g 者称超低出生体重儿。低出生体重儿多为早产儿和小于胎龄儿。

3. 巨大儿　指出生体重>4000 g 者，包括正常和有疾病者。

(三) 根据体重和胎龄关系分类

1. 适于胎龄儿　指出生体重在同胎龄儿平均体重的第 10～90 百分位者。

2. 小于胎龄儿　指出生体重在同胎龄儿平均体重的第 10 百分位以下的婴儿。我国习惯上将胎龄已足月，而体重在 2500 g 以下的婴儿称足月小样儿，是小于胎龄儿中最常见的一种。

3. 大于胎龄儿　指出生体重在同胎龄儿平均体重的第 90 百分位以上的婴儿。

新生儿命名与胎龄及出生体重的关系见图 2-1-1。

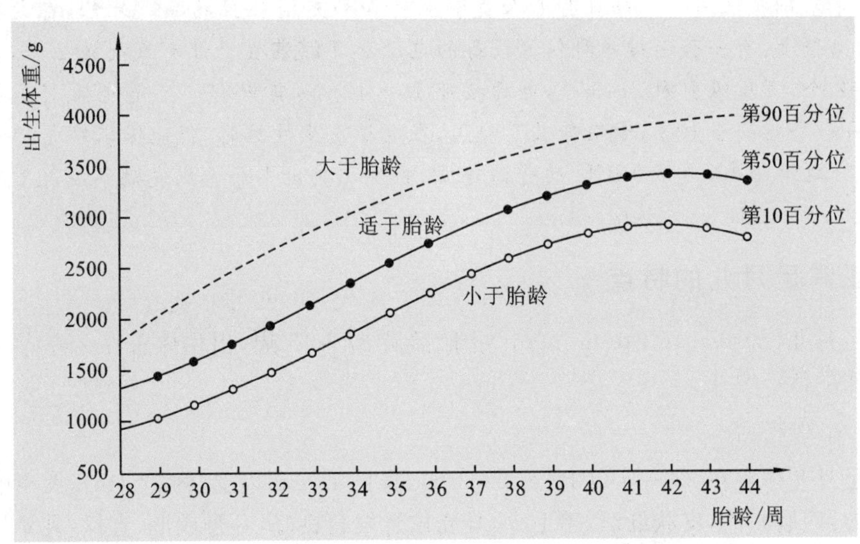

图 2-1-1　新生儿命名与胎龄及出生体重的关系

(四) 高危儿

高危儿(high risk neonate)是指已发生或有可能发生危重情况而需要监护的新生儿，有以下几种情况。

1. 异常妊娠史　如母亲有糖尿病病史，孕期阴道流血、感染、妊娠期高血压综合征、先兆子痫、子痫、吸烟、吸毒、酗酒史及母亲为 Rh 阴性血型，过去有死胎、死产史等。

2. 异常分娩史　如各种难产，手术产，如高位产钳、臀位娩出、胎头吸引，分娩过程中使用镇静和(或)止痛药物史等。

3. 出生时有异常的新生儿　如脐带绕颈、出生时 Apgar 评分低于 7 分者，早产儿、小于胎龄儿、巨大儿、各种先天性畸形及疾病的新生儿。

二、新生儿病房分级

根据医护水平及设备条件将新生儿病房分为三级。

1. Ⅰ级新生儿病房 即普通婴儿室，适于健康新生儿，主要任务是指导父母护理技能和方法及对常见遗传代谢疾病进行筛查。

2. Ⅱ级新生儿病房 即普通新生儿病房，适于胎龄＞32 周、出生体重≥1500 g（发达国家胎龄＞30 周、出生体重≥1000 g）的早产儿，有各种疾病（如呼吸窘迫）而又无需循环或呼吸支持的新生儿。

3. Ⅲ级新生儿病房 即新生儿重症监护室（neonatal intensive care unit，NICU），负责接受Ⅰ、Ⅱ级新生儿病房转来的患儿。

知识链接

1. NICU 应具备高水平的新生儿急救医护人员及新生儿转运系统，并配备完善的监护设备，如生命岛、心电监护、呼吸监护、血压监护、体温监测、血气监测。

2. 生命岛是指患儿所需物品全部集中并定点、定位存放的柜子，计有各种监护仪器及各种护理用品，如一次性注射器等处置用品，病程记录单、笔、体温计、尿布、盥洗用具等基础护理用品。每日有专人负责检查和补充消耗性物品。此外，在大柜子中部的墙壁上，有一套连接各种仪器设备的电源和气源装置。计有氧气源 2 个，压缩空气源 2 个，负压吸引源 2～3 个，电源插座 10～12 个，其中有一个是能插 X 线机的插座，另一个接安全电源，专供呼吸器使用，在电源发生故障时，仍能保证供电。

3. 近十年来，由于 NICU 的普遍建立，新生儿病死率和远期发病率显著下降。

三、正常足月儿的特点

正常足月儿（normal full-term infant）指胎龄满 37～42 周，出生体重在 2500～4000 g，无畸形或疾病的活产婴儿。

（一）外观特点

正常足月儿体重在 2500 g 以上（约 3000 g），身长 47 cm 以上（约 50 cm），哭声响亮，肌肉有一定张力，四肢屈曲，皮肤红润，胎毛少，耳壳软骨发育良好，耳舟成形、直挺，乳晕清楚，乳头突起，乳房可扪到结节，指（趾）甲达到或超过指（趾）端，整个足底有较深的足纹，男婴睾丸下降，女婴大阴唇覆盖小阴唇。

（二）生理特点

1. 呼吸系统 胎儿在宫内不需要肺的呼吸，但有微弱的呼吸运动。胎儿肺内充满液体，出生时经产道挤压，约 1/3 肺液由口鼻排出，其余由肺间质毛细血管和淋巴管吸收，如吸收延迟，则出现湿肺症状。分娩后新生儿在第 1 次吸气后紧接着啼哭，肺泡张开。其呼吸较浅快，频率为 40 次/分左右，常以腹式呼吸为主。

2. 循环系统 胎儿出生后血液循环发生巨大变化：①出生后脐带结扎，胎盘-脐血循环终止；②呼吸建立，肺脏进行有效的气体交换，肺血流量增加；③肺循环阻力下降，从右心房经肺动脉入肺的血液增多，左心房压力增高，卵圆孔发生功能性关闭；④由于肺循环压力的降低与体循环压力的上升，流经动脉导管的血流量逐渐减少，逐渐形成功能上的关闭，从而完成了胎儿循环向成人循环的转变。新生儿心率波动较大，为 100～150 次/分，平均 120～140 次/分，血压平均为 70/50 mmHg。

3. 消化系统　足月儿消化道面积相对较大，有利于吸收，而胃呈水平位，食管下部括约肌发育较差，幽门括约肌发育较好，易发生溢乳和呕吐。新生儿肠壁较薄，通透性高，有利于吸收母乳中免疫球蛋白，也易使肠腔内毒素及消化不全产物通过肠壁而进入血液循环，引起中毒症状。足月儿除胰淀粉酶不足外，其余消化酶均已能满足生理需要。胎粪呈墨绿色，由肠黏膜脱落上皮细胞、羊水及消化液组成。出生后 12 h 内开始排泄，3～4 天内排完，若超过 24 h 还未见胎粪排出，应检查是否为肛门闭锁或其他疾病。新生儿肝葡萄糖醛酸基转移酶的活力较低，是出现生理性黄疸及对某些药物解毒能力低下的原因之一。

4. 血液系统　由于胎儿期处于相对缺氧状态，故足月儿出生时血液中红细胞数和血红蛋白含量较高，血红蛋白中胎儿血红蛋白约占 70%，后渐被成人血红蛋白替代。由于胎儿血红蛋白对氧有较强亲和力，氧离曲线左移，不易将氧释放到组织，所以新生儿缺氧时发绀不明显。足月儿刚出生时白细胞数较高，第 3 天开始下降。足月儿血容量为 85～100 mL/kg。胎儿肝脏中维生素 K 储存量少，凝血因子活性较低，故出生后常规注射维生素 K。足月儿血小板数与成人相似。

5. 泌尿系统　足月儿一般出生后 24 h 内排尿，如出生后 48 h 无尿，需要检查原因。新生儿尿稀释功能尚可，但肾小球滤过率低，浓缩功能较差，因此排出同样量的溶质需比成人多2～3 倍的水；排磷功能较差，因此牛奶喂养儿易导致低钙血症。

6. 神经系统　新生儿脑相对较大，重 300～400 g，占体重 10%～20%（成人仅 2%）。脊髓相对较长，其末端在第 3、4 腰椎间隙，故腰椎穿刺时应在第 4、5 腰椎间隙进针。新生儿大脑皮质兴奋性低，睡眠时间长。新生儿期间视觉、听觉、味觉、触觉、温觉发育良好，痛觉、嗅觉（除对母乳外）相对差些。足月儿出生时已具有原始的神经反射如觅食反射、吸吮反射、握持反射、拥抱反射和交叉伸腿反射。新生儿巴氏征、克氏征、佛斯特征阳性属正常现象。

7. 免疫系统　胎儿可从母体通过胎盘得到免疫球蛋白 IgG，因此不易感染一些传染病，如麻疹；而免疫球蛋白 SIgA 和 IgM 则不能通过胎盘传给新生儿，因此新生儿易患呼吸道、消化道感染和败血症。新生儿白细胞的吞噬作用较弱，对真菌的杀灭能力也较弱，血清补体水平比成人低，这是新生儿易患感染的另一个原因。人乳的初乳中含较高免疫球蛋白 SIgA，应提倡母乳喂养，增强抵抗力。

8. 体温调节　新生儿体温调节功能差，皮下脂肪较薄，体表面积相对较大，容易散热；寒冷时无寒战反应，依靠棕色脂肪代谢产热。新生儿居室的环境温度要适宜，室温过高时足月儿能通过皮肤蒸发和出汗散热，但如体内水分不足，血液浓缩而发热称脱水热；室温过低时则可引起新生儿寒冷综合征。

中性温度（neutral environment temperature，NET），也称适中温度，是指机体维持体温正常所需的代谢率和耗氧量最低时的最适宜环境温度。出生体重、出生后日龄不同，中性温度也不同。出生体重越低、日龄越小，所需中性温度越高。

9. 能量、水和电解质需要量　新生儿总能量需要为出生后第 1 周每天 209.2～313.8 kJ/kg（50～75 kcal/kg），以后增至每天 418.4～502.1 kJ/kg（100～120 kcal/kg）。其体液总量占体重的 70%～80%，每天液体需要量为第 1 天 60～80 mL/kg，第 2 天 80～100 mL/kg，第 3 天以后 100～140 mL/kg；钠、钾每日需要量为 1～2 mmol/kg，新生儿患病时易发生酸碱失衡，其碳酸氢盐的肾阈值低，肾处理酸的负荷能力不足，故特别易发生代谢性酸中毒，应及时纠正。

10. 常见几种特殊生理状态

(1)生理性体重下降　新生儿出生数日内，因摄入不足、丢失水分较多、排泄，出现暂时性体重下降，于出生后第 3～4 日达最低点，但一般不超过 10%，出生后 7～10 日，恢复到出生时体重。

(2)生理性黄疸　参见本项目任务二。

(3)乳腺肿大　出生后第 3～5 日，男、女新生儿均可发生乳腺肿大，如蚕豆到鸽蛋大小，这是由于母体的孕酮和催乳素经胎盘至胎儿，出生后母体雌激素影响中断所致。一般不需处理，切勿强烈挤压，以免继发感染。一般出生后 2～3 周内消退。

(4)口腔内改变　新生儿上腭中线和齿龈切缘上常有黄白色小斑点，分别俗称为“上皮珠”和“板牙”，系上皮细胞堆积或黏液腺分泌物积留所致，于出生后数周至数月自行消失。其两颊部的脂肪垫，俗称“螳螂嘴”，对吸乳有利，不应挑割，以免发生感染。

(5)假月经　有些女婴出生后 5～7 天阴道可见带血性或大量非脓性分泌物，持续 2～3 天，称假月经。系因妊娠后期母亲雌激素进入胎儿体内，出生后雌激素突然中断，而形成类似月经的出血，一般不必处理。

(6)粟粒疹　新生儿出生 3 周内，在鼻尖、鼻翼、面部长出细小的米粒大小黄白色皮疹，系皮脂腺堆积所致，多自行消退，一般不进行处理。

四、正常足月儿护理

(一) 护理诊断

1. 有窒息的危险　与溢奶和呕吐有关。

2. 有体温失调的危险　与体温调节功能不完善有关。

3. 有感染的危险　与新生儿免疫功能不足有关。

4. 有受伤的危险　与没有自我防卫能力有关。

(二) 护理措施

1. 新生儿室条件　有条件的医院应设立新生儿病区或在病区中设立新生儿病室，并应安置在阳光充足、空气流通的朝南区域。病室内最好备有空调和空气净化设备，保持室温在22～24 ℃、相对湿度在 55%～65%。每张病床占地面积为 2.5 m^2，床间距离为 60 cm 以上。规模较大的病区应设入院观察室、危重监护室、足月儿室及早产儿室，另配 1～2 间空房间，供临时隔离或空气消毒时轮换使用。若条件许可还应设置血气分析等检查室。

2. 保持呼吸道通畅

(1)在新生儿娩出后、开始呼吸前，应迅速清除口、鼻部的黏液及羊水，保持呼吸道通畅，以免引起吸入性肺炎。

(2)经常检查鼻孔是否通畅，清除鼻孔内的分泌物。

(3)保持新生儿适宜的体位，一般取右侧卧位，仰卧时避免颈部前屈或过度后仰；给予俯卧时，应专人看护防止窒息。

(4)避免随意将物品阻挡新生儿口、鼻腔或按压其胸部。

3. 维持体温稳定　新生儿体温调节功能尚不完善，因此应有足够的保暖措施，保暖方法有头戴帽、母体胸前怀抱、母亲“袋鼠”怀抱、热水袋、婴儿培养箱和远红外辐射床等。使用时因人而异，最好使婴儿处于中性温度的环境。此外，值得引起注意的是接触婴儿的手、仪器、物品等均应预热，以免传导散热。

4. 预防感染

(1)建立消毒隔离制度和完善的清洗设施　要求人人严格遵守，入室更衣换鞋，接触新生儿前后勤洗手，避免交叉感染。每季度对工作人员做 1 次咽拭子培养，对带菌者及患感染性疾病者应暂时调离新生儿室。病室应该使用湿式法进行日常清洁，每天用紫外线行空气消毒 30 min 以上，并要定期进行全面的清洁消毒。

(2)脐部的处理　一般在新生儿分娩后立即结扎脐带，消毒并处理好脐带残端。应每天检查脐部，涂以 95%乙醇，使其干燥。如有感染可用 3%过氧化氢洗净后，再用碘伏消毒。如有肉芽组织，可用硝酸银消毒局部。

(3)皮肤的护理　新生儿出生后，初步处理皮肤皱褶处的血迹，擦干皮肤后给予包裹。每天沐浴 1 次，达到清洁皮肤和促进血液循环的目的，并防止尿布疹，同时检查皮肤黏膜完整性及有无肛周脓肿等情况。

5. 合理喂养

(1)提倡早哺乳　一般出生后半小时左右母亲即可进行哺乳，鼓励按需哺乳。确实无法母乳喂养者先试喂 5%～10%葡萄糖水，无消化道畸形及吸吮、吞咽功能良好者可给予配方奶。人工喂养者，奶具专用并消毒，流速以能连续滴出为宜。奶量根据所需能量计算，以吃奶后安静、无腹胀、理想的体重增长为标准(生理性体重下降期除外)。

(2)监测体重　定时、定磅秤测量，每次测定前均要调节磅秤零位点，确保测得体重的精确度，为了解营养状况提供准确依据。

6. 确保新生儿安全　避免新生儿处于危险的环境，如高空台面及热源、电源、尖锐物品附近，工作人员的指甲要短而钝，避免划伤新生儿。

7. 健康教育

(1)促进母婴感情建立　提倡母婴同室和母乳喂养。因此，在母婴的情况允许下，婴儿出生后，应尽早(30 min 内)将新生儿安放在母亲身旁，进行皮肤接触、鼓励早吸吮，促进亲子交流，有利于婴儿身心发育。

(2)宣传育儿保健常识　向家长介绍喂养(包括添加辅食)、保暖、防感染、预防接种等有关知识。

(3)新生儿筛查　护理人员应了解对新生儿进行筛查的单位及项目，如先天性甲状腺功能减退症、苯丙酮尿症和半乳糖症等，以早期诊断、早期治疗。

五、早产儿的特点

(一) 外观特点

体重大多在 2500 g 以下，身长不到 47 cm，哭声轻，颈肌软弱，四肢肌张力低下，皮肤绛红、水肿，胎毛多，耳壳软，缺乏软骨，耳舟不清楚，乳晕不清，指(趾)甲未达到指(趾)端，足底纹少，男婴睾丸未降或未全降，女婴大阴唇不能盖住小阴唇。

(二) 生理特点

1. 呼吸系统　呼吸中枢相对更不成熟，呼吸不规则，常发生呼吸暂停。呼吸暂停(apnea)指呼吸停止时间达 15～20 s，或虽不到 15 s，但伴有心率减慢(<100 次/分)和出现发绀。由

于早产儿肺泡表面活性物质少，易发生呼吸窘迫综合征。有宫内窘迫史的早产儿，易发生吸入性肺炎。

2. 循环系统 早产儿心率偏快，血压较低，部分早产儿可有动脉导管未闭。

3. 消化系统 吞咽反射弱，容易呛乳而发生乳汁吸入。胃贲门括约肌松弛、容量小，易溢乳。早产儿以母乳喂养为宜，但需及时增加蛋白质。在缺血缺氧、喂养不当、炎性损伤等情况下，早产儿易发生坏死性小肠炎。早产儿肝脏发育不成熟，肝葡萄糖醛酸基转移酶不足，生理性黄疸较重，持续时间长，易引起胆红素脑病。

4. 血液系统 早产儿白细胞、血小板水平稍低于足月儿，肝内维生素 K 合成少，易发生出血、贫血症。

5. 泌尿系统 早产儿酸碱调节功能差，易发生水、电解质紊乱。早产儿糖原储存少，又由于肾小管重吸收葡萄糖能力低下，易发生尿糖。在用普通牛奶喂养时，易发生代谢性酸中毒，应及早采用早产儿配方奶粉。

6. 神经系统 神经系统的功能和胎龄有密切关系，胎龄越小，反射越差。早产儿易发生缺血缺氧性脑病。早产儿脑室管膜下存在发达的胚胎生发基质，因而易导致颅内出血。

7. 免疫系统 早产儿屏障功能弱，体液、细胞免疫功能均不足，抗体和补体水平更低，更易发生感染。

8. 体温调节 体温调节功能更差，基础代谢水平低，产热少，皮下脂肪少，而体表面积相对大，易散热，汗腺发育不成熟，缺乏棕色脂肪及寒战反应。因此，早产儿的体温易随环境温度变化而变化。

六、早产儿护理

（一）护理诊断

1. 体温过低 与体温调节功能差有关。

2. 营养失调：低于机体需要量 与摄入不足及消化、吸收功能差有关。

3. 不能维持自主呼吸 与呼吸中枢、器官发育不成熟有关。

4. 有感染的危险 与免疫功能不足有关。

（二）护理措施

1. 早产儿室条件 有条件应与足月儿分开，除具备足月儿室条件外，还应配备婴儿培养箱、远红外保暖床、微量输液泵、吸引器和复苏囊等设备。工作人员相对固定，为加强早产儿的护理管理，最好开展系统化整体护理。

2. 维持体温稳定 早产儿体温中枢发育不完善，体温升降不定，多为体温低下。因此早产儿室的温度应保持在 24～26 ℃，晨间护理时提高到 27～28 ℃，相对湿度 55%～65%。应根据早产儿的体重、成熟度及病情，给予不同的保暖措施，加强体温监测，每日 2～4 次。一般体重小于 2000 g 者，应尽早置于婴儿培养箱保暖。体重大于 2000 g 在箱外保暖者，还应给予戴绒布帽，以降低耗氧量和散热量；暴露操作如腹股沟采血等须解包时，应在远红外保暖床保暖下进行，没有条件者，则因地制宜，采取简易保暖方法，并尽量缩短操作时间。

3. 合理喂养 早产儿各种消化酶不足，消化、吸收能力差，但生长发育所需营养物质多。因此早产儿应尽早开奶，最好母乳喂养，无法母乳喂养者以早产儿配方奶为宜。喂乳量根据早产儿耐受力而定，以不发生胃潴留及呕吐为原则（表 2-1-1）。吸吮能力差者可用滴管、胃管喂养和补充静脉高营养液。

表 2-1-1　早产儿喂乳量与间隔时间

出生体重/g	<1000	1000～1499	1500～1999	2000～2499
开始量/mL	1～2	3～4	5～10	10～15
每天隔次增加量/mL	1	2	5～10	10～15
哺乳间隔时间/h	1	2	2～3	3

每天详细记录出入量、准确称体重，以便分析、调整、补充营养。早产儿易缺乏维生素 K，出生后应补充维生素 K_1，预防出血症。除此之外，还应补充维生素 A、C、D、E 和铁剂等物质。

4. 维持有效呼吸　早产儿易发生缺氧和呼吸暂停。有缺氧症状者给予氧气吸入，吸入氧浓度及时间根据缺氧程度及用氧方法而定。若持续吸氧，最好不超过 3 天，或在血气监测下指导用氧，预防氧疗并发症。呼吸暂停者给予弹足底、托背、吸氧处理，条件允许时放置水囊床垫，利用水的振动减少呼吸暂停发生。

5. 预防感染　早产儿抵抗力比足月儿更低，消毒隔离要求更高。更应加强口腔、皮肤及脐部的护理，发现微小病灶都应及时处理。制订严密的消毒隔离制度，严禁非专室人员入内，严格控制参观和示教人数，超常人流量后应及时进行空气及有关用品消毒，确保空气及仪器、物品洁净，防止交叉感染。

6. 密切观察病情　由于早产儿各系统器官发育不成熟，其功能不完善，护理人员应具备高度的责任感与娴熟的业务技能，加强巡视，密切观察病情变化。如发现异常情况，应及时报告医师，并协助查找原因，迅速处理。

7. 健康教育　早产儿住院时间较长，应鼓励父母探视并参与照顾患儿，指导父母喂养、沐浴、预防接种等相关事项，增强照顾患儿的信心。

8. 提供发展性照护　尽可能地减少对早产儿的不良刺激和轻轻接触患儿对于保存早产儿的体力是非常重要的，还需要给予早产儿尽可能多的关注。轻轻摇动婴儿，给他们唱歌，和他们讲话以及温柔的拥抱都是帮助发展患儿对人的信任感的有效手段。这种信任感能使患儿以后与人们建立满意的人际关系。为了密切亲子关系，父母亲与婴儿需要以尽可能自然的方式建立互动。

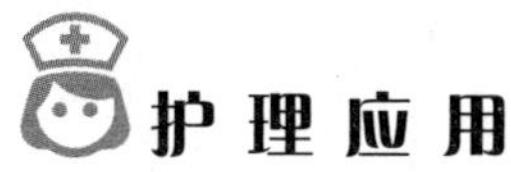

实训一　婴儿沐浴法

一、实训目标

（1）保持小儿皮肤清洁舒适，协助皮肤排泄，促进血液循环。

（2）能说出婴儿沐浴法的注意事项；能进行基本操作。

二、实训地点

医院或儿童护理示教室。

三、实训学时

2 学时。

四、评估和准备

1. 评估 婴儿意识状态、体温情况；婴儿全身皮肤状况；婴儿沐浴法的适应证。

2. 准备

(1)物品准备 婴儿模型、婴儿尿布及衣服、大毛巾、毛巾被及包布、系带、面巾 1 块、浴巾 2 块、梳子、指甲剪、棉签、液体石蜡、酒精、滑石粉、婴儿浴液、浴盆、温热水及容器、水温计，必要时备床单、被套、枕套、体重秤等。

(2)婴儿准备 处于喂奶前或喂奶后 1 h。

(3)环境准备 关闭门窗，调节室温在 27 ℃左右。

(4)操作者准备 操作前洗手，戴口罩。

五、实训方法及操作步骤

1. 实训方法 在医院先集中由带教老师讲解并演示婴儿沐浴法的操作及注意事项，然后学生分组，以每 6～10 人为一组进行见习。在学校示教室可用模拟娃娃练习。

2. 操作步骤

(1)操作台上按使用顺序备好用物，抱婴儿至沐浴处。

(2)浴盆内备热水，水温冬季为 38～39 ℃，夏季为 37～38 ℃，备水时水温稍高 2～3 ℃。

(3)抱婴儿于操作台上，脱衣，用大毛巾包裹婴儿全身，测体重并记录。

(4)擦洗面部：用面巾从内眦向外眦擦拭眼睛，然后擦耳，最后擦面部；用棉签清洁鼻孔。

(5)擦洗头部：抱起婴儿，用左手托住其头颈部，拇指与中指分别将婴儿双耳廓折向前方，轻轻按住，堵住外耳道口；左臂及腋下夹住小儿臀部及下肢；右手用婴儿浴液洗头，用清水冲洗干净，用大毛巾擦干头部(图 2-1-2)。

(6)左手握住婴儿左肩及腋窝处，使其头颈部枕于操作者前臂；用右手握住婴儿左腿靠近腹股沟处，使其臀部位于操作者手掌上，轻放婴儿于水中(图 2-1-3)。

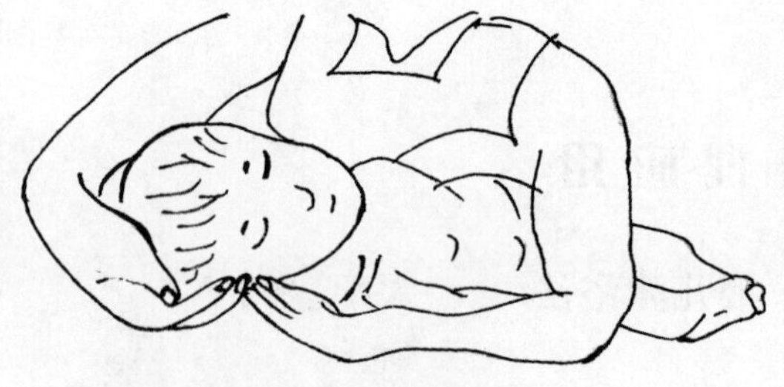

图 2-1-2 婴儿洗头法

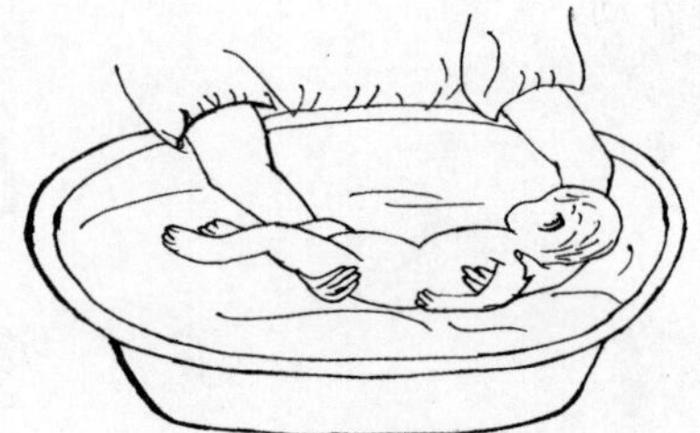

图 2-1-3 婴儿入浴盆法

(7)松开右手，用浴巾淋湿婴儿全身，涂抹浴液，按顺序依次洗颈下、胸、腹、腋下、臂、手、会阴、臀部、腿、足，边洗边冲净。

(8)以右手从婴儿前方握住其左肩及腋窝处，使其头颈部俯于操作者右前臂，左手涂抹浴液清洗婴儿后颈及背部，以水冲净。

(9)洗毕，迅速将婴儿依照入水方法抱出，用大毛巾包裹全身并将水分吸干(必要时用棉签蘸水擦净女婴大阴唇及男婴包皮处污垢)。

(10)为婴儿穿衣、垫尿布,脐带未脱落者需进行脐带护理,臀部擦护臀霜或鞣酸软膏,必要时修剪指甲。

(11)核对手腕带和床号,放回婴儿床。

(12)清理用物,洗手。

六、注意事项

(1)为婴儿洗面部时不用浴液。

(2)洗浴时观察全身皮肤情况。

(3)洗浴时抱法正确,牢靠。

(4)动作轻快,暴露适宜。

(5)水及浴液勿入眼或耳内。

(6)头顶部皮脂结痂处理方法正确(涂液体石蜡,次日清洗),不可用力去除。

最后由带教老师总结、点评及考查。

实训二　更换尿布法

一、实训目标

(1)保持臀部皮肤清洁、干燥、舒适,防止尿液、粪便对皮肤的刺激而形成尿布疹。

(2)能说出更换尿布法的注意事项,能演示更换尿布法的基本操作。

二、实训地点

医院或儿童护理示教室。

三、实训学时

1 学时。

四、评估和准备

1. 评估　评估婴儿情况,观察臀部皮肤状况。

2. 准备

(1)物品准备及备药　婴儿模型、尿布、尿布桶、鞣酸软膏或护臀霜、小毛巾或湿纸巾、温水。

(2)环境准备　调整明亮环境。

(3)操作者准备　操作前洗手,戴口罩。

五、实训方法及操作步骤

1. 实训方法　在医院先集中由带教老师讲解并演示更换尿布法的方法及注意事项,然后学生分组,以每 6～10 人为一组进行见习。在学校示教室可用婴儿模型练习。

2. 操作步骤

(1)将用物携带至床旁,放下床栏,揭开盖被,解开尿布带,拉高婴儿上衣,避免打湿。露出臀部,以原尿布上端两角洁净处轻拭会阴部及臀部,并以此盖上污湿部分垫于臀部下面。

(2)用湿纸巾或蘸温水的小毛巾轻柔擦净臀部，注意皱褶部位的清洁。

(3)将鞣酸软膏或护臀霜涂抹于臀部或接触排泄物的发红部位。

(4)用一手轻轻提起双足，使臀部略抬高，另一手取下污湿尿布，再将清洁尿布垫于腰下，放下双足，尿布的底边两角折到腹部并向下反折，保持脐带残端处于暴露状态。

(5)拉平衣服，盖好被子，整理床单位。

(6)观察排泄物性状，根据需要称量尿布并记录。

(7)清理用物，洗手。

六、注意事项

(1)用物携带齐全，操作中避免离开婴儿，始终确保一只手与婴儿接触，以防婴儿坠落。

(2)尿布应吸水性强、透气性好，可选择一次性尿布或棉质尿布。

(3)注意保暖、减少暴露。

(4)注意观察尿布包裹松紧是否合适，过松会造成排泄物外溢，亦不可过紧。

最后由带教老师总结、评价或考核。

实训三 婴儿抚触

一、实训目标

(1)婴儿抚触能促进父母与婴儿间的交流，促进神经系统的发育，改善消化功能，促进睡眠，增强抵抗力。

(2)能说出婴儿抚触的注意事项；能演示婴儿抚触的基本操作。

二、实训地点

医院或儿童护理示教室。

三、实训学时

1 学时。

四、评估和准备

1. 评估 评估婴儿情况。

2. 准备

(1)物品准备及备药 婴儿模型、操作台、温度计、润肤油、尿布、衣物、包被。

(2)环境准备 调整房间内温度(26～28 ℃)及环境。

(3)操作者准备 操作前洗手，操作者取下戒指和手表，修剪指甲。

五、实训方法及操作步骤

1. 实习方法 在医院先集中由带教老师讲解并演示婴儿抚触的方法及注意事项，然后学生分组，以每 6～10 人为一组进行见习。在学校示教室可用婴儿模型练习。

2. 操作步骤

(1)解开婴儿包被和衣服。

(2)将润肤油倒在掌心,摩擦发热后再进行抚触。

(3)头面部抚触:用两手拇指从前额中央滑向两侧至发际;用两手拇指从下颌中央向两侧外上方向滑动,呈微笑状;两手掌从前额发际抚向枕后,避开囟门,两手中指分别停在耳后的乳突部,按压一下。

(4)胸部抚触:双手放在胸部两侧外下方肋缘,右手向上滑向宝宝右肩,复原,左手以同样方法滑向对侧,交替进行,注意避开乳头。

(5)腹部抚触:双手指分别按顺时针方向,右手从婴儿右下腹按摩到左下腹,左手从婴儿左下腹按摩到右下腹。避开脐部和膀胱,在脐带未脱落前不要按摩该区域。

(6)四肢抚触:将婴儿上肢抬起,两手呈半圆形交替握住婴儿上臂,从上臂到手腕部轻轻挤捏;用拇指从手掌心按摩到手指,并轻轻提拉每个手指。并用同样方法按摩对侧上肢及双下肢。

(7)背部抚触:婴儿俯卧,头偏向一侧,两手臂朝上。双手平放在婴儿背部,由背部上端至臀部,两手掌分别于脊柱两侧由中央向两侧滑动。

(8)穿好尿布、衣服。

(9)清理用物,洗手。

六、注意事项

(1)选择适当的时候进行,婴儿不宜太饱或太饿。可在沐浴后立即进行或睡前进行,每次10～15 min,每日2～3次。

(2)留心婴儿的反应,婴儿显得疲惫、烦躁、哭闹时,应暂停抚触。

(3)开始时应轻轻按摩,逐渐增加压力,不宜过重。

(4)抚触时保持环境安静,可播放轻柔音乐,注意与婴儿进行语言和目光的交流。

(5)不要让婴儿的眼睛接触润肤油。

最后由带教老师总结、评价或考核。

直通护考

A_1型题

1. 低出生体重儿是指出生1 h内体重不足(　　)。

A. 1.0 kg　　B. 1.5 kg　　C. 2.0 kg　　D. 2.5 kg　　E. 4.0 kg

2. 新生儿生理性体重下降一般不超过(　　)。

A. 5%　　B. 10%　　C. 15%　　D. 20%　　E. 25%

3. 我国围生期是指(　　)。

A. 自胎儿娩出、脐带结扎到生后满28天　　B. 出生后7天以内

C. 妊娠28周至出生后7日　　D. 自出生到满1岁

E. 自出生到满3岁

4. 关于预防新生儿臀红的护理措施,错误的是(　　)。

A. 每次大小便后用温水洗净　　B. 适当暴露臀部,用烤灯疗法

C. 勤换尿布　　D. 用氧化锌软膏涂抹患部

E. 垫塑料布以防止弄湿床单

A_2型题

5. 某健康女婴，足月顺产后5天，因出现阴道血性分泌物被父母送来医院，该现象可能是（ ）。

A. 假月经　　B. 阴道直肠瘘　　C. 尿道阴道瘘
D. 会阴损伤　　E. 血友病

6. 健康足月新生儿出生后第2天，对其脐部的护理，错误的是（ ）。

A. 勤换尿布，衣物柔软　　B. 脐部保持清洁、干燥
C. 接触新生儿前后要洗手　　D. 严格执行无菌操作技术
E. 用3%过氧化氢液清洗脐部

7. 某新生儿，日龄5天，出生体重3 kg，目前体重2.8 kg，其母亲很担心孩子的体重会继续下降，护士向其母亲解释孩子的体重将会恢复正常，下列解释正确的是（ ）。

A. 1天内恢复正常　　B. 7天内恢复正常　　C. 10天内恢复正常
D. 2周内恢复正常　　E. 3周内恢复正常

8. 新生儿，女，日龄4天，出生后第3天发现乳腺肿大。目前应采取的护理措施为（ ）。

A. 立即报告医生，及时诊疗　　B. 将内容物挤出，以免病情变化
C. 预防性使用抗生素　　D. 无需处理，并告知家长正确的认识
E. 对患儿乳房进行常规消毒

9. 患儿，男，其母亲孕32周早产，体重1450 g，体温不升，呼吸50次/分，血氧饱和度95%，胎脂较多，护士首先应采取的措施是（ ）。

A. 将患儿置于暖箱中　　B. 给予鼻导管低流量给氧
C. 立即擦净胎脂　　D. 接种卡介苗
E. 立即对患儿家长进行入院宣教

（曹梦娟）

任务二　患病新生儿的护理

学习目标

1. 能力目标：能与患儿及其家属进行有效的沟通，指导家属正确的护理。

2. 知识目标：认识新生儿重症监护及气道护理，掌握新生儿窒息、新生儿黄疸、新生儿败血症、新生儿低血糖等的临床表现、护理诊断、护理措施。

3. 素质目标：学会判断正常新生儿与患病新生儿，培养热爱新生儿、对患病新生儿能实施整体护理的护理理念。

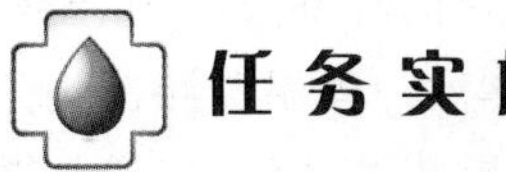

任务实施

新生儿期是胎儿从母亲宫内到宫外，适应外界生活的窗口期，需要经历一系列重要的调整和复杂变化，才能适应新环境，维持其生存和健康发展。本章主要介绍新生儿重症监护及气道护理，新生儿窒息、新生儿黄疸、新生儿败血症、新生儿低血糖等的护理，重点阐述上述各病的病因、发病机制、评估及护理要点。由于新生儿各系统脏器功能发育尚未成熟，调节功能差，免疫功能低下，体温调节功能较差，易感染，因此新生儿（尤其是患病新生儿）护理必须细心、科学、合理。

一、新生儿重症监护

新生儿重症监护室（NICU）是治疗新生儿危重疾病的集中病室，是为了应对高危新生儿疾病而进行的连续监护和及时有效的抢救及护理而建立的，可以减少新生儿的病死率，促进新生儿的健康生长与发育。

【监护对象】

明确新生儿危重症的特点，根据其特点明确所需要监护的对象，具体如下。

(1)需要进行呼吸管理的新生儿，如进行性呼吸衰竭、需要氧疗、应用辅助通气及拔管后24 h内的患儿。

(2)病情不稳定、需要急救的新生儿，如重症休克、反复惊厥、重度窒息者。

(3)胎龄＜30周、生后48 h内，或胎龄＜28周、出生体重＜1500 g的所有新生儿。

(4)大手术后，尤其是术后24 h内的患儿，如先天性心脏病、食管气管瘘、膈疝等。

(5)严重器官功能衰竭及需要全胃肠外营养、换血者。

【监护内容】

明确危重症新生儿的监护内容。危重症新生儿随时都有生命危险，除需认真、细致观察病情外，还应利用各种监护仪器微量、快速的检测手段，进行连续不断的监护，以便及早发现病情变化，给予及时处理。

1. 心脏监护　持续监测危重儿的心电活动，发现心率、心律及波形改变，如心率急剧上升或下降、各种心律紊乱等。

2. 呼吸监护

(1)呼吸运动监护　常用阻抗法监测呼吸频率和呼吸波形，发出呼吸暂停报警等。某些呼吸暂停监护仪带有唤醒装置，在发生呼吸暂停报警的同时冲击婴儿足底，刺激呼吸。

(2)通气量和呼吸力量监护　应用双向流量和压力传感器连接于呼吸机管道，持续监测机械通气患儿的气体流速、气道压力，以便指导通气参数的调节，并减少并发症的发生。

(3)经皮氧饱和度、心率、呼吸描记仪　同步记瞬时心率、呼吸、经皮氧分压曲线，并以数字显示心率和呼吸，带有报警系统。

3. 血压监护　包括直接测压法和间接测压法。

(1)直接测压法　是经动脉（脐动脉）插入导管，并接通传感器，由传感器将压力转换成电信号，经处理在荧光屏上连续显示压力波及电压平均值。

(2)间接测压法　用传统的气囊袖带束缚上臂，接传感器，经处理显示收缩压；或使用Dinamap血压测定仪，以特制袖带束缚上臂，测出收缩压、舒张压、平均压和心率。

4. 体温监护 将新生儿置于已预热的红外线辐射台或温箱内，以维持患儿的皮肤温度在设定范围内，用体温监测仪监测患儿体温。体温监测探头务必妥善固定，以防发生烫伤。

5. 经皮血气监护 是将氧电极紧贴皮肤加温，使局部微循环血管扩张，用微型电极直接测出通过半透膜进入电极内的 O_2 和 CO_2。当周围循环灌注正常时，经皮氧分压（$TcPO_2$）能基本反应血中的动脉血氧分压（PaO_2）水平。

6. 微量血液生化检查 包括电解质、胆红素、血糖、肌酐等。

7. 影像学检查 X 线机、超声仪随时监测心、胸、腹、脑部情况，为治疗方案的制订提供准确信息。

二、新生儿气道护理

加强新生儿气道护理目的在于改善机体供氧，保证生理需要的氧气吸入，减少院内交叉感染，促进患儿康复。

（一）环境要求

理想的室内温度为 22～24 ℃，相对湿度为 55%～65%。空气过于干燥可引起呼吸道分泌物干稠，不易排出，黏膜纤毛功能受损易导致呼吸道不畅。

（二）体位

患儿头部应后仰，如头部过度后仰或前倾，压迫腭下部的软组织，或在进行操作时随意将物品遮盖于患儿头部或置于其胸部，均可造成患儿气道受压或通气不良。

（三）胸部物理治疗

1. 翻身 适用于有新生儿呼吸系统疾病的患儿，如新生儿肺炎等。其目的是预防或治疗肺内分泌物坠积，促进受压部位的肺扩张或者分泌物排出，一般要求每隔 2 h 翻身 1 次。

2. 拍击胸背 适用于新生儿肺炎、肺局部膨胀不全、气管插管及拔管后患儿，但颅内出血、心力衰竭及早产儿不主张进行。其目的是通过胸壁的震动，促进肺循环，促使小气道内的分泌物松动及向上排出，容易进入较大气道，更加便于吸痰。拍击胸背方法：半握空拳或使用拍击器，从外周向肺门轮流、反复拍击，使胸部产生相应的震动。拍击的速度与强度视患儿具体情况而定，一般新生儿的拍击速度为 100 次/分。

（四）气道吸痰

1. 鼻咽部吸引

(1)目的 清除口腔及鼻咽部的分泌物，保持呼吸道畅通；刺激咳嗽反射引起患儿咳嗽，促使气道分泌物松动，有利于痰液排出。

(2)适应证 口腔或鼻咽部有奶块或呕吐物积聚；胸部物理治疗或雾化后；喉部或肺部听诊有痰鸣音者。

(3)操作注意点

①操作前操作者需要洗手、戴手套，患儿取侧卧位或头转向一侧。

②选择合适的吸引器，调节好吸引器的压力，一般新生儿压力＜100 mmHg (13.3 kPa)，以能够吸出分泌物的负压为合适，不宜过高或过低，以免损伤黏膜及痰液不能吸出。

③先吸引口腔，换管后再吸引鼻腔，以免患儿在喘息和哭闹时，将分泌物吸入肺部。

④吸引时不要将吸引管的端孔或侧孔粘于口腔黏膜或舌面上，不要将吸引管强行插入鼻孔，待吸引管放置在正确位置后方可开始吸引。每次从吸引管放入，吸引至退出鼻或口腔的总

时间<15 s。

⑤吸引时应观察患儿有无发生哽咽、喘息、呼吸暂停、心率过缓和发绀等。如发生上述情况应立即停止吸引，给予吸氧等处理。

⑥观察吸引出的分泌物的量、色泽、黏稠度及吸引时发生的病情变化，并记录在护理记录单上。

2. 气管插管内吸引

(1)目的　清除气道内的分泌物，保障气道通畅及有效通气的进行。

(2)适应证　有气管插管和气管切开者。

(3)操作注意点

①以两人协同操作为宜，一人负责吸引，一人负责吸引前后的加压操作及病情观察，以减少呼吸道感染的机会。操作前洗手，戴手套。

②选择表面光滑、通过人工气道阻力小、长度足够、柔韧度适宜的无菌导管，调节好吸引器的压力，连接好复苏囊。

③吸引前先提高患儿的吸氧浓度10%～20%，以提高肺泡储备，预防吸痰时低氧血症的发生；再脱开呼吸机接口，于患儿吸气的同时在气管内滴入0.5～1 mL的生理盐水，然后接复苏囊，纯氧通气5～8次。

④插入吸痰管至气管插管内(相当于气管插管的深度)，开始边吸引边螺旋式退出吸痰管，时间不超过15 s，吸引后再接复苏囊加压供氧5～8个呼吸周期，并根据病情决定是否需要重复吸引。

⑤吸引的同时进行心电监护，如有心电图改变、心律失常及发绀等，立即停止操作，给予复苏囊加压供氧或接回机械通气，并严密观察和积极处理。

⑥更换吸痰管，吸引口、鼻、咽部分泌物。

⑦有条件者可以使用密闭式吸痰系统，吸痰过程中不需中断机械通气，且在操作中不会污染吸痰管，保证整个吸痰系统处于无菌状态，值得在临床推广。

⑧在护理记录单上记录分泌物的量、色泽、黏稠度及操作时的病情变化。

⑨每次吸痰前需评估患儿的气道及痰液情况，按需吸痰。

知识链接

循证护理方式可以有效延长患儿吸痰的间隔时间，提高吸痰效果，减少因护理方式不当对患儿产生的不良刺激，有效提高机械通气新生儿气道管理的临床疗效。

吸痰滴注湿化液可以导致血氧饱和度下降并增加许多感染的机会；气管冲洗过多也有丢失肺表面活性物质的弊端。

三、新生儿窒息

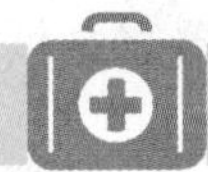

案例引入

患儿，因“全身青紫，呻吟，吐沫10 min”入院。患儿系第1胎，第1产，胎龄32周，因“胎位LOP、胎儿宫内窘迫、脐带绕颈”以剖宫产娩出。患儿出生后哭声低弱，全身苍白，1 min Apgar 评分 3 分，立即给予清理呼吸道吸入物、复苏囊辅助呼吸、肾上腺素滴鼻等处理。患儿面色渐转红润，5 min Apgar 评分 6 分，患儿仍呻吟、吐沫。其羊水清亮无污染，胎盘正常，出生体重 1400 g，身长 50 cm。患儿出生后未曾吃奶，胎便、小便未排。其母亲 35 岁，第一次怀孕。查体：T35℃，P 108 次/分，R 45 次/分，W 1400 g，精神反应差，弹足 5 次无哭声，面色灰白，皮下脂肪层中等厚度，余为早产儿体貌。请分析：该新生儿主要护理诊断有哪些？主要的护理措施是什么？出现上述病情发展与哪些因素有关？

新生儿窒息（asphyxia）是指由于产前、产时或产后的各种病因，使胎儿缺氧而发生宫内窘迫或娩出过程中发生呼吸、循环障碍，导致出生后 1 min 内无自主呼吸或未能建立规律呼吸，以低氧血症、高碳酸血症和酸中毒为主要病理生理改变的疾病。新生儿窒息是出生后最常见的紧急情况，必须积极抢救和正确处理，以降低新生儿死亡率及预防远期后遗症。

【病因及发病机制】

1. 病因

(1)出生前的原因

①母体疾病，如妊娠期高血压疾病、先兆子痫、子痫、急性失血、严重贫血、心脏病、急性传染病、肺结核等。

②子宫因素，如子宫过度膨胀、痉挛和出血，影响胎盘血液循环。

③胎盘因素，如胎盘功能不全、前置胎盘、胎盘早剥等。

④脐带因素，如脐带扭转、打结、绕颈、脱垂等。

(2)难产　如骨盆狭窄、头盆不称、胎位异常、胎膜早破、助产术不顺利或处理不当以及应用麻醉、镇痛、催产药物不妥等。

(3)胎儿因素　如新生儿呼吸道阻塞、颅内出血、肺发育不成熟以及严重的中枢神经系统、心血管系统畸形和膈疝等。

2. 发病机制

(1)呼吸系统的改变　主要为呼吸障碍，往往先有代偿性呼吸加快以及过度呼吸，经过代偿至一定程度后，随之迅速呼吸减慢，甚至出现原发性呼吸暂停，但受感官刺激仍可出现节律性喘息状呼吸，频率和强度逐渐减退，最后进入继发性呼吸暂停，如不予积极抢救则死亡。

(2)循环系统的改变　在窒息出现后心血输出量开始时正常，心率先有短暂增快，动脉压暂时升高，随着动脉血二氧化碳分压（$PaCO_2$）上升，PaO_2 和 pH 迅速下降，血液分布改变，机体代偿性发挥作用，减少非生命器官如肠、肾、肌肉、皮肤的血供，促使其血管收缩，而保持脑、心肌、肾上腺等生命器官的供血、供氧，故皮色由青紫转成网状花纹而后苍白，体温下降；这也是引起肺出血、坏死性小肠炎、急性肾小管坏死的因素。当机体失代偿时，出现心率转慢、心血输出量减少、血压下降、中心静脉压上升、心脏扩大、肺毛细血管收缩、阻力增加、肺血流量减少，动脉导管重新开放，恢复胎儿型循环，致使缺氧再次加重而心力衰竭。在生命器官血氧供应不足时，脑损害加重，可留有后遗症或死亡。

(3)神经系统（脑细胞功能）的改变　缺氧后各脏器都可发生退行性变，脑在不同发育时期的缺氧易感区不同，因而病变好发部位和形态也有所不同。脑的主要病变有脑水肿、脑组织坏死和颅内出血三类。坏死后可出现空洞脑、多囊脑和皮质层状坏死。早产儿体重越小，血管壁越脆弱，越易引起脑部出血，出血可分散于脑室、脑实质、蛛网膜下腔和室管膜下。全身血液循环障碍导致静脉淤血，右心扩大、血管扩张、血管壁渗透性增加而出血。在脑损伤进行性加重的情况下，可出现不可逆性脑细胞死亡、脑疝，甚至危及生命。

【临床表现】

1. 宫内窒息(胎儿缺氧)

(1)兴奋期(早期)　胎动增加，胎心率增快(大于 160 次/分)。

(2)抑制期　如缺氧持续则进入抑制期，胎心率变慢(小于 100 次/分)，胎动减少甚至消失，最后肛门括约肌松弛，排出胎便，羊水被污染而呈黄色或墨绿色。

2. Apgar 评分　以往把 Apgar 评分作为对新生儿窒息的评判标准(表 2-2-1)，即总分数 0～3 分者为重度窒息，4～7 分者为轻度窒息，8～10 分者为正常。但近年来，国内外许多学者认为单独的 Apgar 评分不应作为评估低氧或产时窒息以及神经系统预后的唯一指标，尤其是早产儿或存在其他严重疾病时。

表 2-2-1　新生儿 Apgar 评分标准

体征	评分标准			评分	
	0	1	2	1 min	5 min
皮肤颜色	发绀或苍白	躯干红，四肢发绀	全身红		
心跳次数/min	无	≤100	>100		
弹足底反应或导管插鼻反应	无反应	有些动作，皱眉	哭，打喷嚏		
肌张力	松弛	四肢略屈曲	四肢活动		
呼吸	无	慢，不规则	正常，哭声响		

3. 各器官受损表现

(1)心血管系统　轻症时有传导系统和心肌受损；严重者出现心源性休克和心力衰竭。

(2)呼吸系统　易发生羊水或胎粪吸入综合征、肺出血和持续肺动脉高压，低体重儿常见肺透明膜病、呼吸暂停等。

(3)泌尿系统　肾脏损害较多见，急性肾衰竭时有尿少、蛋白尿、血尿素氮及肌酐增高，肾静脉栓塞时可见肉眼血尿。

(4)中枢神经系统　主要是缺氧缺血性脑病和颅内出血。

(5)代谢方面　常见低血糖，电解质紊乱(如低钠血症和低钙血症)等。

(6)消化系统　有应激性溃疡和坏死性小肠结肠炎等。缺氧还导致肝葡萄糖醛酸基转移酶活力降低，酸中毒更可抑制胆红素与白蛋白结合而使黄疸加重。

【辅助检查】

1. 实验室检查

(1)血气分析　为最主要的实验室检查，患儿进行呼吸治疗时必须测定 PaO_2、$PaCO_2$ 和 pH 值。发病早期，$PaO_2<50$ mmHg，$PaCO_2>60$ mmHg，pH<7.20，BE<－5.0 mmol/L，应考虑低氧血症、高碳酸血症、代谢性酸中毒，经吸氧或辅助通气治疗无改善，可转为气道插管和呼吸机治疗，避免发生严重呼吸衰竭。一般在开始机械通气后 1～3 h，以及随后 2～3 天的每 12～24 h，需要检查动脉血气值，以判断病情转归和调节呼吸机参数，以保持合适的通气量和氧气供应。

(2)血清电解质测定　除检测动脉血气血尿素氮和肌酐等生化指标外，根据病情需要还可选择性测血糖、血钠、血钾、血钙等。早期血糖正常或增高，当缺氧持续时，出现血糖下降、血游离脂肪酸增加、低钙血症、间接胆红素增高、血钠降低。

(3)测定气道吸出液或出生后早期胃液　在肺不成熟的胎儿，如果 L/S、PG、SP-A 均很低，发生呼吸窘迫综合征(RDS)的危险性非常高。测定气道吸出液或出生后早期胃液的以上指标，也可以辅助判断 RDS 的治疗效果及转归。也有研究应用显微镜微泡计数法，可有助于床旁快速判断 RDS 的疾病程度和治疗效果。

2. X 线检查　胸部 X 线片可表现为边缘不清、大小不等的斑状阴影，有时可见部分或全部肺不张、灶性肺气肿、类似肺炎改变及胸腔可见积液等。

3. 心电图检查　P-R 间期延长，QRS 波增宽，波幅降低，T 波升高，ST 段下降。

4. 头颅 B 超或 CT 检查　能发现颅内出血的部位和范围。

5. 羊膜镜检查　对宫内缺氧胎儿，可通过羊膜镜了解胎粪污染羊水的程度，或在胎头露出宫口时取胎儿头皮血进行血气分析，以估计宫内缺氧程度。

【治疗要点】

1. 预防与治疗　预防与治疗孕母疾病。

2. 早期预测　估计胎儿娩出时有窒息危险时，应充分做好准备工作，包括人员、仪器、物品等。

3. 及时进行　ABCDE 复苏方案：A(air way)为吸尽呼吸道黏液，通畅气道；B(breathing)为建立呼吸，增加通气；C(circulation)为维持正常循环，保证足够心搏出量；D(drug)为药物治疗；E(evaluation)为评价。其中 A 是根本，B 是关键。

4. 复苏后处理　评估和监测呼吸、脉搏、血压、尿、肤色，控制惊厥，治疗脑水肿。

【护理评估】

1. 健康史　了解母亲孕期健康史，有无影响窒息的疾病；了解分娩过程和孕母用药情况；询问胎儿出生情况等。

2. 身体状况　主要评估皮肤颜色、呼吸、心率、四肢肌张力及对刺激的反应情况等。

3. 心理-社会状况　了解患儿父母的心理状况，对本病的病因、临床表现、护理等疾病相关知识的了解程度，尤其是对小儿治疗预后的担忧和焦虑，后遗症康复护理知识与方法的了解程度。

【护理诊断】

1. 不能维持自主呼吸　与低氧血症和高碳酸血症有关。

2. 体温过低　与缺氧、环境温度低下有关。

3. 有感染危险　与免疫功能下降有关。

4. 恐惧(家长)　与病情危重及愈后不良有关。

【护理目标】

(1)患儿能维持有效的呼吸，呼吸平稳。

(2)体温恢复正常。

(3)住院期间不发生感染。

(4)家长了解疾病的相关知识，消除恐惧心理，能进行早期康复干预。

【护理措施】

1. 维持自主呼吸

(1)复苏　配合医生按 A、B、C、D、E 进行复苏。

通畅气道(A):①保暖:远红外保暖床或保暖台上。②减少散热。③安置体位:仰卧,肩垫高 2～3 cm,使颈部稍后伸至中枕位。④清除分泌物。

建立呼吸(B):①触觉刺激:拍打或弹足底和摩擦患儿背部,促呼吸出现。②复苏器加压给氧(无呼吸或心率＜100 次/分),氧流量大于 5 L/min。③喉下经喉气管插管:在复苏过程中,出现以下指征,在 20 s 内完成插管和 1 次吸引。指征:胎粪黏稠或声门下有胎粪颗粒需吸净者;重度窒息需较长时间加压给氧及人工呼吸者;应用气囊面罩复苏效果不好,心率在 80～100 次/分,不继续增快者;需要气管内给药者;拟诊膈疝的患儿。

恢复循环(C):胸外心脏按压,一般采用拇指法:双拇指并排或重叠于患儿胸骨体下 1/3 处,其他手指围绕胸廓托在后脊,按压频率为 120 次/分,深度 1～2 cm,若有效则可触到大动脉搏动(颈动脉和股动脉)。

药物治疗(D):①建立有效的静脉通路。②保证药物应用:胸外心脏按压不能恢复正常循环时,可给予 1∶10000 肾上腺素 0.1～0.3 mL/kg,静脉或气管内注入;如心率仍小于 100 次/分,可根据病情酌情用纠酸、扩容剂,有休克症状者可给多巴胺或多巴酚丁胺;对其母在婴儿出生前 6 h 内用过麻醉药者,可用纳洛酮静脉或气管内注入。

评价(E):复苏过程中,操作一步后,要进行评价,决定下一步。

(2)复苏后监护　①做好保暖,体温维持到 36.5 ℃左右的中性温度,减少耗氧。②密切观察呼吸、心率、血压、脉搏强弱、皮色、末梢循环、神经反射、意识状态、哭声、眼神、瞳孔反应、吸吮力、肌张力、抽搐、抖动、颅内压力、大小便情况。③预防感染:凡气管内插管疑有感染可能者,应给抗生素预防感染。④保证营养:重度窒息,患儿恢复欠佳者,适当延迟开奶时间,防止呕吐物吸入再次引起窒息。若无呕吐,上半身可稍抬高,使腹部内脏下降,增加胸腔扩张机会,同时,也减轻心脏负担和颅内压。胃管喂养不能容受者,静脉补液 50～60 mL/(kg·d),有肾功能受损时要限制补液量。⑤加强监护:侧卧位,床旁备吸引器等物品,遵医嘱应用止惊药物,避免外渗。监护主要内容为神志、肌张力、体温、脉搏、呼吸、血压、血氧饱和度、尿量及窒息所致的各系统症状,观察用药反应,认真填写护理记录。

2. 保暖　整个治疗护理过程中应注意患儿的保暖。可将患儿置于远红外保暖床上,病情稳定后置暖箱中保暖或用热水袋保暖,维持患儿肛温 36.5～37 ℃。

3. 预防交叉感染　窒息患儿很容易感染,护理操作过程中要严格消毒和隔离。

【护理评价】

(1)患儿临床表现是否逐渐改善或消失,呼吸道是否通畅。

(2)体温是否逐渐恢复正常。

(3)家长是否了解相关知识。

四、新生儿缺氧缺血性脑病

新生儿缺氧缺血性脑病(hypoxic-ischemic encephalopathy,HIE)是由于各种围产期因素引起的缺氧和脑血流减少或暂停而导致胎儿和新生儿的脑损伤。其特征性的表现有神经病理和病理生理改变,以及临床脑病症状。本病是新生儿窒息后的严重并发症,病情重、病死率高,严重病例的存活者可产生神经系统后遗症。围产期窒息是 HIE 最主要的原因,缺氧是脑损伤发生的基础。因此防止窒息对减少围产期死亡及预防伤残有重要意义。

【病因】

HIE 的发生主要是因为缺氧,围产期缺氧与胎儿在宫内环境及分娩过程有密切关系。凡引起新生儿窒息的原因均可导致本病。

【病理生理】

1. 脑血流改变　窒息早期，体内出现器官间血液重新分布，以保证脑组织血液供应；如缺氧继续存在，这种代偿机制失败，脑血流灌注下降，遂出现第二次血流重新分布，即供应大脑半球的血流减少，以保证丘脑、脑干和小脑的血灌注量（脑内血液分流），此时大脑皮层矢状旁区和其下面的白质（大脑前、中、后动脉灌注的边缘带）最易受损。缺氧及酸中毒还可导致脑血管自主调节功能障碍，形成压力被动性脑血流，当血压升高过大时，可造成脑室周围毛细血管破裂出血；而低血压时脑血流量减少，又可引起缺血性损伤。由于脑组织内在特性的不同而具有对损害特有的高危性区域称易损区。足月儿的易损区在大脑皮层矢状旁区的脑组织；早产儿的易损区则位于脑室周围的白质区。

2. 脑组织生化代谢改变　脑所需的能量来源于葡萄糖的氧化过程，缺氧时无氧糖酵解增加、乳酸堆积，导致低血糖和代谢性酸中毒；ATP 产生减少，细胞膜钠泵、钙泵功能不足，使钠、钙离子进入细胞内，激活某些受其调节的酶，从而进一步破坏脑细胞膜的完整性。

3. 神经病理学改变　足月儿常见的神经病理学改变是皮质梗死及深部灰质核坏死；早产儿则以脑室周围出血和脑室内出血多见，其次是白质病变，包括白质脂类沉着、星形细胞反应性增生和脑室周围白质营养不良，后者可发展为囊性改变。

【临床表现】

症状多出现在出生后 3 天内，主要有三大症状：意识障碍；肌张力改变、原始反射从兴奋到抑制；脑干功能改变，如脑瘫、智力障碍、癫痫等。症状可分为轻、中、重三度（表 2-2-2）。

表 2-2-2　HIE 临床分度

项目	轻度	中度	重度
意识	过度兴奋	嗜睡、迟钝	昏迷
肌张力	正常	减弱	消失
拥抱反射	稍活跃	减弱	消失
吸吮反射	正常	减弱	消失
瞳孔改变	无	缩小，对光反射迟钝	不对称、扩大或对光反射消失
中枢性呼吸困难	无	无或轻度	常有
惊厥	无	通常伴有	多见或持续
前囟张力	正常	正常或稍饱满	饱满、紧张
病程及预后	持续 24 h，预后好	症状 1 周后消失，不消失而存活者可能有后遗症	病死率高，存活者多有后遗症

【辅助检查】

1. 头颅 B 超或 CT 检查　超声检查比 CT 更能清楚显示室管膜下病变和脑室内出血；CT 显示脑软化较明显。

2. 脑电图　可出现异常棘波。

3. 磁共振成像　有助于某些超声及 CT 检查不能检测出的部分，如大脑皮层矢状旁区，丘脑、基底结节梗死等的诊断。

4. 血生化检查　血清磷酸肌酸激酶脑型同工酶(CPK-BB)的活性显著增高是早期诊断指标之一，可帮助确定脑组织损伤程度和判断预后。

【治疗原则】

1. 控制惊厥　首选苯巴比妥钠，负荷量为 20 mg/kg，于 10～30 min 内静脉滴入，若不能控制惊厥，1 h 后可加用 10 mg/kg。12～24 h 后给予维持量，每日维持量为 3～5 mg/kg。其他止惊药有地西泮(安定)、水合氯醛等。

2. 控制脑水肿　降低颅内压，减轻脑水肿，每日液体总量不超过 80 mL/kg。

(1)脱水剂　首选利尿剂呋塞米，每次 0.5～1 mg/kg，静脉注射；严重者可用 20%甘露醇，每次 0.25～0.5 g/kg，静脉注射，每 6～12 h 1 次，连用 3～5 天。

(2)糖皮质激素　一般不主张使用糖皮质激素。

(3)脑细胞氧化剂　如 ATP、CoA 等。

3. 支持疗法　①给氧。②纠正酸中毒。③维持血压。④维持血糖在正常高值。⑤补液。

4. 亚低温治疗　亚低温治疗是一项有前景的治疗措施。目前国内外已用于临床，其安全性、疗效已得到初步肯定。应于发病 6 h 内治疗，持续 48～72 h。

5. 新生儿期后治疗　病情稳定后尽早行智能和体能的康复训练，有利于促进脑功能恢复，减少后遗症。

【护理诊断】

1. 潜在并发症　惊厥发作、颅内高压症。

2. 有窒息的危险　与惊厥有关。

3. 有废用综合征的危险　与脑缺氧、反复惊厥所致后遗症有关。

【护理目标】

(1)控制惊厥，患儿颅内压降为正常，生命体征平稳。

(2)减少废用综合征发生的机会，减轻病变程度。

【护理措施】

1. 控制惊厥　①止惊：穴位刺激、止惊药。②保持呼吸道通畅：平卧，头侧位，清除口、鼻腔分泌物，松解衣领。③保持安静。④吸氧。⑤避免意外：放置牙垫，拉上床栏。⑥备好急救用品，打开静脉通道。⑦观察记录。

2. 降低颅内压　①保持安静、少搬动。②体位：抬高头、肩成 15°～30°(脑疝时略平或略低)。③按医嘱正确使用脱水剂。④吸氧。⑤备好急救用品。⑥观察记录：生命体征、神经系统症状和体征的变化，瞳孔、意识、呼吸等脑疝表现。

3. 康复干预　早期康复干预，尽早进行动作训练和感知刺激；定期随访；做好心理护理。

4. 健康教育　向患儿家长耐心细致地解答病情，估计预后；说明早期康复干预的重要性；定期随访，及早发现和处理后遗症；指导家长掌握康复护理的方法。

【护理评价】

经治疗和护理是否达到：患儿无惊厥发生，无呼吸道堵塞及气道分泌物增加；无语言障碍及功能障碍；无继发二重感染或院内交叉感染。

五、新生儿颅内出血

新生儿颅内出血(intracranial hemorrhage of the newborn)是常见的一种脑损伤，主要因

缺氧和产伤引起，早产儿尤为多见，是新生儿期的重要疾病和死亡的重要原因之一，部分患儿虽有幸存活，但可留下神经系统后遗症，故应积极防治。

【病因】

1. 损伤型颅内出血 由产伤引起，多见于母子头盆不称、胎位不正、臀位产、产钳、吸引产、急产等使胎头受压变形，引起小脑幕或大脑镰撕裂，而致颅内血管破裂。出血部位常在顶部硬脑膜下或小脑幕附近，以足月儿为多见。

2. 缺氧型颅内出血 凡能引起胎儿或新生儿缺氧的因素均能引起脑组织水肿、血管壁通透性增高、血液外渗。出血部位常在脑室管膜下、蛛网膜下腔、脑室内或脑实质中，以早产儿多见。

3. 其他 新生儿颅内出血少数可因凝血障碍所致；早产儿高渗性药物（葡萄糖、碳酸氢钠等）的应用，有时也可导致颅内出血。

【临床表现】

1. 常见症状 颅内出血的症状和体征与出血部位及出血量有关。症状多出现在出生后2～3天。常见症状如下。

（1）意识形态的改变：如激惹、过度兴奋或表情淡漠、嗜睡、昏迷等。

（2）颅内压增高表现：如脑性尖叫、前囟饱满、惊厥等。

（3）呼吸不规则。

（4）眼征：凝视、斜视、眼球震颤等。

（5）瞳孔对光反射消失。

（6）原始反射减弱或消失。

2. 各类型颅内出血的特点

（1）硬脑膜下出血 多数为产伤所致，小脑幕、大脑镰撕裂和大脑表浅静脉破裂所造成的急性大量出血，在数分钟或几小时内神经系统症状恶化、呼吸停止而死亡；亚急性者，在出生24 h后出现症状，以惊厥为主，有局灶性脑征，如偏瘫、眼斜向瘫痪侧等；亦有症状在新生儿期不明显，而在出生数月后产生慢性硬脑膜下积液，有惊厥发作、发育迟缓和贫血等。

（2）原发性蛛网膜下腔出血 出血起源于蛛网膜下腔内的桥静脉，典型症状是在出生后第2天惊厥发作，发作间歇情况良好，大多数预后良好，个别病例可因粘连而出现脑积水后遗症。少量出血者可无症状；大量出血者常于短期内死亡。

（3）脑实质出血 常见于足月儿，多因小静脉栓塞后毛细血管内压力增高、破裂而出血。由于出血部位和量不同，临床症状差异很大。少量点片状出血，临床上可无明显症状。如出血部位位于脑干，早期可发生瞳孔变化、呼吸不规则和心动过缓等，前囟张力可不高。出血部位可液化形成囊肿，如囊肿与脑室相通，称为脑穿通性囊肿。主要后遗症为脑性瘫痪、癫痫和智力或运动功能发育迟缓。

（4）脑室周围-脑室内出血 多见于早产儿。根据头颅CT图像分为4级。Ⅰ级：脑室管膜下出血。Ⅱ级：脑室内出血，无脑室扩大。Ⅲ级：脑室内出血伴脑室扩大。Ⅳ级：脑室内出血伴脑实质出血。大部分在出生3天内发病，最常见症状为拥抱发射消失，肌张力低下，淡漠及呼吸暂停。小量Ⅰ、Ⅱ级出血可无症状，预后较好；Ⅲ、Ⅳ级出血则神经系统症状进展快，在数分钟到数小时内意识状态从迟钝转为昏迷，瞳孔固定，对光反射消失，惊厥及去大脑强直状态，血压下降，心动过缓，呼吸停止而死亡。部分患儿在病程中有好转间隙，有的患儿病情不再加重。有的经过稳定期后，出现新的症状，存活者常留有脑积水和其他神经系统后遗症。

(5)小脑出血　多发生在胎龄＜32 周的早产儿，常合并肺透明膜病、肺出血，临床症状不典型，大多数有频繁呼吸暂停、心动过缓，最后因呼吸衰竭而死亡。

【辅助检查】

1. 脑脊液检查　对诊断蛛网膜下腔出血、脑室内出血或排除化脓性脑膜炎有帮助，但病情重者不能耐受操作，不应轻易做腰椎穿刺。脑脊液血性或黄色，正常时不能排除颅内出血。

2. 头颅 B 超或 CT 检查　不仅可用于明确诊断，而且能诊断出血部位，为诊断颅内出血的重要手段。

【治疗原则】

1. 止血　维生素 K_1 10 mg/d，肌内注射或静脉滴注 2～3 天。维生素 C 0.5 g/d，止血敏 0.125 g/d，静脉滴注。此外可输血浆或新鲜血以补充凝血因子。

2. 镇静　安定，每次 0.3 mg/kg，静脉或肌内注射。苯巴比妥首次负荷剂量 15～20 mg/kg，肌内或静脉注射，12 h 后按每日 3～4 mg/kg 维持。

3. 治疗脑水肿　可先给地塞米松，每次 1 mg/kg，静脉注射，每 6 h 一次；速尿，每次 1～2 mg/kg，2～3 天。脑水肿严重者可酌情使用甘露醇，每次 0.25～0.5 g/kg，每天 2～4 次，静脉注射。若颅内出血有持续倾向时甘露醇须慎用。

4. 供给基础代谢需要的液体量及能量　用 10%葡萄糖液应限制液体量在每日 60～80 mL/kg，并给含钠溶液(1/5～1/4 张)，能量按每日 209 kJ/kg 计算。

5. 疑有硬膜下血肿者，可行诊断性穿刺　证实后可反复行硬膜下穿刺，必要时进行手术治疗。

6. 预防感染和压疮发生　及时应用抗生素。

【护理诊断】

1. 潜在并发症　颅内压增高。

2. 低效型呼吸形态　与呼吸中枢受损有关。

3. 体温调节无效　与体温调节中枢受损有关。

【护理目标】

(1)患儿颅内压降为正常，生命体征平稳。

(2)维持正常呼吸形态，无呼吸暂停、无缺氧现象。

(3)患儿体温维持在正常范围。

【护理措施】

1. 密切观察病情，降低颅内压

(1)密切观察病情　注意生命体征、神志、瞳孔变化。密切观察呼吸形态，及时清除呼吸道分泌物，并避免外界因素阻碍患儿气道的通畅。定时测量头围，及时记录阳性体征并与医师取得联系。

(2)保持患儿安静　保持绝对静卧，抬高头部，减少噪声，一切必要的治疗、护理操作要轻、稳、准，尽量减少对患儿的移动和刺激、减少反复穿刺，防止加重颅内出血。

2. 保持呼吸道通畅，合理用氧　及时清除呼吸道分泌物；根据缺氧情况给予不同形式的给氧方法，维持血氧饱和度在 85%～95% 即可，防止氧浓度过高或用氧时间过长导致的氧中毒症状。呼吸衰竭或严重的呼吸暂停时需行气管插管、机械通气，并做好相关护理。

3. 维持体温稳定　体温过高时应给予物理降温，体温过低时用远红外保暖床、暖箱或热水袋保暖。

4. 健康教育 随时与家长联系，向家长解答病情，并给予支持和安慰，减轻其紧张和恐惧心理。对有后遗症者，鼓励、指导家长做好患儿智力开发、肢体功能训练。

【护理评价】

经过治疗和护理是否达到：无激惹、过度兴奋或表情淡漠、嗜睡、昏迷等；无脑性尖叫、前囟饱满、惊厥等；无呼吸不规则等病情变化，未发生肢体瘫痪及言语障碍等后遗症。

（何仁忠　林建荣）

六、新生儿黄疸

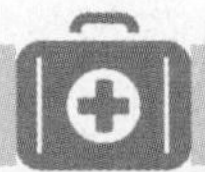

案例引入

患儿，男，日龄8天，因"皮肤黄染2天"入院。患儿系孕39周顺产出生，出生体重3035 g，无胎膜早破、产伤及宫内窒息史。出生后Apgar评分为9分，生后1 h开奶，母乳喂养，出生后4天脐部纱布脱落，其母以旧布覆盖。大小便已排，已接种卡介苗、乙肝疫苗。2天前家长发现患儿反应差，皮肤黄染，逐渐加重，并出现巩膜黄染，少动、嗜睡、进乳量少，无发热、呕吐、气促、腹胀、四肢抽搐。

体格检查：T 36 ℃，P 140次/分，R 38次/分，足月儿貌，精神萎靡，全身皮肤中度黄染，巩膜中度黄染，未见皮疹及出血点，颈软，前囟2 cm×2 cm，平坦。双侧瞳孔等圆等大，对光反射灵敏，口唇红润，呼吸平稳，双肺呼吸音清，未闻及干湿性啰音。心音有力，律齐，心率140次/分，脐部有脓性分泌物，肝右肋下2 cm，质中等，脾左肋下1 cm。

辅助检查：血常规示Hb 150 g/L、WBC 14×10^9/L、N 0.8、L 0.2，可见核左移及中毒颗粒，血清总胆红素272 μmol/L，脐部分泌物涂片可见革兰阳性球菌，母血型为AB型，子血型A型。

问题：该患儿的临床诊断是什么？本病例目前主要护理诊断有哪些？列出主要护理措施。

新生儿黄疸(neonatal jaundice)是新生儿时期最常见的表现之一，是胆红素在体内积聚而引起。其原因很多，可分为生理性和病理性，非结合胆红素增高是新生儿黄疸最常见的表现形式，严重者可引起胆红素脑病，可导致神经系统的永久性损害甚至死亡。

（一）新生儿胆红素代谢特点

1. 胆红素生成较多 新生儿每天生成的胆红素为成人的2倍以上，这是由于新生儿出生时红细胞数相对多，其寿命比成人短20～40天，且破坏快；旁路胆红素来源多与血红素加氧酶在出生后7天内含量高，产生胆红素的潜力大有关。

2. 血浆白蛋白联结胆红素的能力不足 胆红素进入血液循环，与血浆中白蛋白联结后，被运送到肝脏进行代谢。刚娩出的新生儿常有不同程度的酸中毒，影响血浆白蛋白与胆红素的联结；早产儿胎龄越小，白蛋白含量越低，运送胆红素的量明显不足。

3. 肝功能不成熟　肝细胞内 Y、Z 蛋白含量低，对胆红素摄取能力差，5～10 天达到成人水平；肝细胞内尿苷二磷酸葡萄糖醛酸基转移酶（UDPGT）的量及活力不足，形成结合胆红素的功能差；同时，排泄胆红素的能力差，可使胆红素重吸收增加。

4. 肠肝循环特殊　新生儿刚出生时肠道内正常菌群尚未建立，不能将进入肠道的胆红素转化为尿胆原和粪胆原。且新生儿肠道内 β-葡萄糖醛酸苷酶活性较高，将肠道内结合胆红素水解成葡萄糖醛酸和非结合胆红素，后者又被肠壁吸收经肝门静脉达肝，加重了肝的负担。

因此，新生儿摄取、结合、排泄胆红素的能力仅为成人的 1%～2%，极易出现黄疸。当饥饿、脱水、酸中毒、感染、缺氧、颅内出血等情况时，更易出现黄疸并加重。

【新生儿黄疸分类】

通常分为生理性黄疸和病理性黄疸两种，约 85%的足月儿及绝大多数的早产儿会出现暂时性总胆红素水平增高，大多数为生理性黄疸。

1. 生理性黄疸　大部分足月儿在出生后 2～3 天出现黄疸，4～5 天达高峰，5～7 天消退，最迟不超过 2 周；早产儿多于出生后 3～5 天出现，黄疸 5～7 天达高峰，7～9 天消退，可延迟至 3～4 周，一般情况良好。血清总胆红素每日上升低于 85 μmol/L(5 mg/dL)。目前以足月儿血清总胆红素＜205.2 μmol/L(12 mg/dL)，早产儿血清总胆红素＜257 μmol/L(15 mg/dL)作为生理性黄疸的上界被认为欠妥，因较小的早产儿即使总胆红素＜171 μmol/L(10 mg/dL)也可能发生胆红素脑病。故拟重新修订我国生理性黄疸的诊断标准。

2. 病理性黄疸

1)特点　①黄疸在 24 h 内出现。②黄疸程度重、发展快，血清总胆红素＞205.2 μmol/L(12 mg/dL)或每日上升高于 85 μmol/L(5 mg/dL)。③黄疸持续过久（足月儿＞2 周，早产儿＞4 周）或退而复现，并进行性加重。④血清结合胆红素＞26 μmol/L(1.5 mg/dL)。

2)原因

(1)感染性

①新生儿肝炎，大多因病毒通过胎盘传给胎儿或通过产道时被感染，以巨细胞病毒、乙型肝炎病毒为常见。

②新生儿败血症、尿路感染，由于细菌毒素加快红细胞破坏、损坏肝细胞所致。

(2)非感染性

①新生儿溶血病，常见的有 ABO 血型不合及 Rh 血型不合；母亲多为 O 型，婴儿 A 型或 B 型，如母亲为 AB 型或婴儿为 O 型则均不会发生溶血。Rh 血型不合溶血病主要发生在 Rh 血型阴性孕妇和 Rh 血型阳性胎儿，但也可发生在母婴均为阳性时。

②胆道闭锁，多由宫内病毒感染所导致，多在出生后 2 周开始出现黄疸，并呈进行性加重。随着黄疸的加重，粪便由正常黄色变淡，然后转为白陶土色，肝脏进行性增大，3 个月后可逐渐发展为肝硬化。

③母乳性黄疸，特征为新生儿以母乳喂养后不久即出现黄疸，可持续数周到数月，而其他方面正常。大约 1%母乳喂养的婴儿可发生，分为早发型（母乳喂养性黄疸，生后 1 周内出现）和晚发型（母乳性黄疸，出生后 3 个月仍有黄疸）。早发型与新生儿生理性黄疸的出现时间及达到高峰值的时间相重叠，但母乳性黄疸的最高值要超过生理性黄疸，血清总胆红素可高达 342 μmol/L；晚发型者常在生理性黄疸之后黄疸渐趋明显，也就是说母乳性黄疸常在出生后 7～14 天出现。患儿一般情况好、吃奶好、大小便正常、体重增长满意。若无引起黄疸的其他

病因，一旦停喂母乳 3～5 天后黄疸减退，即可确定诊断，但对于胆红素水平较高者应密切观察。

④胎粪延迟排出，使胆红素重吸收增加。

⑤遗传性疾病，如红细胞葡萄糖-6-磷酸脱氢酶(G-6-PD)缺陷等。

⑥药物性黄疸，如磺胺、水杨酸盐、维生素 K 等药物可引起；其他如寒冷、低血糖、酸中毒、感染、缺氧、体内出血和失水等均可加重黄疸。

3)胆红素脑病(bilirubin encephalopathy)　指游离胆红素通过血-脑屏障引起脑组织的病理性损害，又称核黄疸。一般发生在出生后 2～7 天，早产儿尤易发生，当血清总胆红素＞342 μmol/L(20 mg/dL)易引起本病，需积极处理。

【治疗原则】

(1)找出原因，采取相应的措施治疗基础疾病。

(2)降低血清胆红素水平，可采用光照疗法，提早喂养和保持大便通畅。

(3)控制感染，注意保暖。保护肝脏，不使用对肝有损害及可能引起溶血及黄疸的药物。

(4)适当输血浆和白蛋白，用酶诱导剂，防止胆红素脑病发生。

(5)纠正缺氧和水、电解质紊乱，维持酸碱平衡。

【护理评估】

1. 健康史　评估患儿出生时间、血型、喂奶时间、黄疸发生时间、大便、疾病及用药等方面是否存在致病危险因素。

2. 身体状况　评估患儿生命体征，如神志、体温、皮肤等；评估患儿有无皮肤及巩膜黄染等；评估黄染程度和性质。了解血常规、肝功能等检查结果及临床意义。

3. 心理-社会状况　注意评估家长对疾病的心理反应及认识程度、文化程度、喂养及护理知识等；还应评估患儿家庭的经济状况、居住环境、卫生习惯等。

【护理诊断】

1. 黄疸　与红细胞破坏、感染等有关。

2. 潜在并发症　胆红素脑病。

3. 知识缺乏(家长)　与缺乏对黄疸的认识有关。

【预期目标】

(1)患儿皮肤黄染表现减轻或消失。

(2)避免胆红素脑病发生。

(3)患儿家长能根据黄疸的原因，出院后给予正确的护理。

【护理措施】

1. 了解黄疸程度

(1)密切观察病情　观察皮肤、巩膜、大小便色泽。根据患儿皮肤黄染的部位和范围，估计血清胆红素增高的程度，判断其发展速度。如患儿出现嗜睡、肌张力减退等胆红素脑病的早期表现，应立即通知医生，做好抢救准备。

(2)蓝光治疗法护理(参阅本任务实训二)。

(3)耐心喂养患儿　黄疸期间常表现为吸吮无力、纳差，护理人员应按需调整喂养方式，如少量多次、间歇喂养等，保证奶量摄入。

2. 严密观察

(1)生命体征　观察体温、脉搏、呼吸及有无出血倾向，尤其在蓝光照射时，加强监测次数，注意保暖，确保体温稳定，及时发现呼吸变化并积极处理。

(2)神经系统　主要观察患儿哭声、吸吮力和肌张力，从而判断有无胆红素脑病发生。

(3)大小便　观察大小便次数、量及性质，如存在胎粪延迟排出，应予灌肠处理，促进大便及胆红素排出。

(4)处理感染灶　观察皮肤有无破损及感染灶，脐部是否有分泌物，如有异常及时处理。

(5)补液管理　合理安排补液计划，及时纠正酸中毒。根据不同补液内容调节相应的速度，切忌快速输入高渗性药物，以免血-脑屏障暂时开放，使已与白蛋白联结的胆红素也可进入脑组织。

3. 健康教育

(1)让家长初步了解如何判断生理性黄疸和病理性黄疸，以便及早发现，及时治疗。

(2)使家长了解病情，配合治疗　①新生儿溶血：做好产前咨询及预防用药。②红细胞G-6-PD缺陷：忌食蚕豆及其制品，勿接触樟脑丸。③母乳性黄疸：可继续母乳喂养，如进母乳后仍出现黄疸，可改为隔日母乳喂养逐步过渡到正常母乳；若黄疸严重，患儿一般情况差，可考虑暂停母乳喂养，黄疸消退后再恢复母乳喂养。④发生胆红素脑病，应注意后遗症的出现，给予康复治疗和护理。⑤鼓励哺乳母亲照顾患儿。

【护理评价】

评估患儿黄疸是否消退；患儿家长能否给予患儿正确的护理。

（曹梦娟　何仁忠）

七、新生儿败血症

新生儿败血症(neonatal septicemia)是指各种致病菌侵入血液循环，并在其中生长、繁殖、产生毒素使患儿出现严重感染中毒症状的全身感染性疾病。本病是新生儿常见的危急重症，亦是新生儿死亡的主要原因之一。新生儿败血症往往缺乏典型的临床表现，但进展迅速，病情险恶，为新生儿败血症的特点。

【病因和发病机制】

1. 免疫功能缺陷及生理解剖特点

(1)免疫功能缺陷　新生儿由于胎内缺乏抗原刺激，母体IgM及IgA又不能通过胎盘，故出生时IgM、IgA水平均低，易患呼吸道及肠道感染，尤其对革兰阴性杆菌容易感染。新生儿细胞免疫功能亦不够成熟，出生初期缺乏免疫应答。此外，新生儿血清内总补体及各补体成分(尤其是C_3、C_5)浓度较低，为母体的50%～60%；中性粒细胞的调理、趋化及吞噬功能较差，杀菌能力不足。

(2)生理解剖特点　新生儿皮肤黏膜薄嫩，易于破损，初生儿天脐部又尚未愈合，易成为细菌侵入门户。新生儿肠壁通透性高，胃酸少，杀菌力弱，网状内皮系统清除能力亦较弱。

2. 细菌侵入途径

(1)出生前感染　母亲感染(败血症、尿路感染)，羊膜腔感染。

(2)出生时感染　产程延长，羊膜早破超过24 h，窒息，助产过程消毒不严。

(3)出生后感染　细菌经脐部、皮肤黏膜、消化道、呼吸道及泌尿道侵入。

3. 病原菌　病原菌随地区和年代而异。我国以葡萄球菌最多见，其次为大肠杆菌等革兰阴性杆菌。近年来由于极低出生体重儿的存活率提高以及各种导管、气管插管技术的广泛应用，表皮葡萄球菌、克雷伯杆菌、绿脓杆菌等条件致病菌引起的败血症增多。

【临床表现】

本病可分为早发型和晚发型。早发型多在出生后 7 天内起病，感染多发生于出生前或出生时，病原菌以大肠杆菌等革兰阴性杆菌为主，多系统受累、病情凶险、病死率高。晚发型在出生 7 天后起病，感染发生在出生时或出生后，病原菌以葡萄球菌、肺炎克雷伯菌常见，常有脐炎、肺炎等局部感染病灶，病死率相对早发型较低。

新生儿败血症的早期临床表现常不典型，早产儿尤其如此。表现为进奶量减少或拒乳，溢乳、嗜睡或烦躁不安、哭声低、发热或体温不升，也可表现为体温正常、反应低下、面色苍白或灰暗、精神萎靡、体重不增等非特异性症状。

出现以下表现时应高度怀疑败血症发生。

1. 黄疸 有时可为败血症唯一表现。表现为生理性黄疸消退延迟、黄疸迅速加深或黄疸退而复现，无法用其他原因解释。

2. 肝脾肿大 出现较晚，一般为轻至中度肿大。

3. 出血倾向 皮肤黏膜淤点、淤斑、紫癜、针眼处流血不止、呕血、便血、肺出血，严重时发生弥散性血管内凝血(DIC)。

4. 休克 面色苍灰，皮肤花纹，血压下降，尿少或无尿。

5. 其他 呼吸窘迫、呼吸暂停、呕吐、腹胀、中毒性肠麻痹。

6. 并发症 可合并脑膜炎、坏死性小肠结肠炎、化脓性关节炎和骨髓炎等。

知识链接

1. 早发型败血症：常与产前、产程中感染有关。

2. 晚发型败血症：常与医院感染或社区获得性感染有关。

3. 临床有窒息、出血及革兰阴性菌感染的新生儿应积极监测凝血功能并采取早期干预措施，预防患儿由早期 DIC 进展为晚期 DIC，以降低新生儿败血症的病死率。

新生儿败血症是新生儿时期一种严重的感染性疾病，是病原菌侵入新生儿血液中并且生长、繁殖、产生毒素而造成的全身性炎症反应。

【辅助检查】

1. 血常规 白细胞总数升高或降低，中性粒细胞中杆状核细胞比例增加，血小板计数增加。

2. 细菌培养 ①血培养。②脑脊液培养。③尿培养。④其他分泌物培养。以上四种培养均可明确病原微生物；同时因新生儿抵抗力低下以及培养技术等原因，培养结果阴性也不能排除败血症。

3. C 反应蛋白测定 细菌感染后，C 反应蛋白 6～8 h 即上升，当感染被控制后短期内即可下降，因此还有助于疗效观察和预后判断。

【治疗要点】

1. 抗生素治疗 依据细菌培养结果和药物敏感试验选用抗生素。用药原则：早用药，合理用药，联合用药，静脉给药，足疗程，注意药物毒副作用。

2. 处理严重并发症 监测血氧和血气，及时纠正酸中毒和低氧血症，及时纠正休克，积极处理脑水肿和DIC。

3.清除感染灶　若通过产道感染或胎盘传播，予以抗感染治疗清除血液中病原菌；若为皮肤黏膜受损处、脐部、呼吸道及消化道，清除皮肤破损处、脐部等病灶。

4.支持疗法　注意保温，供给足够能量和液体；纠正酸中毒和电解质紊乱。

5.免疫疗法　静脉注射免疫球蛋白。

【护理评估】

1.健康史　评估患儿年龄、生活环境、生活习惯、饮食习惯、喂养方法、疾病史及用药等方面是否存在致病危险因素。

2.身体状况　评估患儿生命体征，如神志、体温、皮肤等；评估患儿进奶情况等；评估患儿皮肤有无黄染等。了解血常规、血培养等检查结果及临床意义。

3.心理-社会状况　注意评估家长对疾病的心理反应及认识程度、文化程度、喂养及护理知识等；还应评估患儿家庭的经济状况、居住环境、卫生习惯等。

【护理诊断】

1.有体温改变的危险　与全身感染有关。

2.皮肤黏膜完整性受损　与局部化脓性感染有关。

3.营养失调:低于机体需要量　与摄入不足、吸吮无力有关。

4.潜在并发症　休克、惊厥发作、出血倾向等。

【预期目标】

(1)患儿体温维持在正常范围。

(2)患儿皮肤恢复完整性。

(3)患儿每日获得足够能量和水分。

(4)及时发现和处理并发症。

【护理措施】

1.维持体温稳定的护理　新生儿体温易受环境因素影响，体温调节无效。体温过高者，调节环境温度，解开包被，补充足够水分或温水浴。新生儿不宜用退热剂、酒精擦浴、冷盐水灌肠等刺激性强的降温措施，以防体温不升。体温过低者，置暖箱或采用热水袋保暖，使体温恢复至正常范围。体温不稳定者，2～4 h测体温1次，待体温平稳后每4 h测1次。

2.遵医嘱应用抗生素　早期、联合运用有效抗生素，足量、足疗程、静脉给药，但应注意保护血管，有计划地交替穿刺部位。

3.消除局部感染灶　如脐炎、鹅口疮、脓疱疮、皮肤破损等，及时处理，促进皮肤病灶早日痊愈，防止感染继续蔓延、扩散。脐部有感染者，用3%过氧化氢清洗后再涂2%碘酊，每日2次；皮肤小脓疱，可用无菌针头刺破(刺破前、后用酒精消毒)，并拭去脓性分泌物；口腔黏膜破溃，鹅口疮，颈部、腋下、腹股沟等皮肤皱褶处有破损、感染时，应给予及时处理。

4.保证营养供给　坚持母乳喂养，少量多次，耐心喂哺。不能进食者可鼻饲或静脉给予高营养，必要时输注血浆或白蛋白，以保证营养供应并维持水、电解质平衡。每天测体重1次，作为观察疗效和喂养情况的评估标准。

5.病情观察　加强巡视，监测生命体征及全身情况，如有异常及时处理，如面色青灰、哭声低微、频繁呕吐、脑性尖叫、前囟饱满、两眼凝视、面肌小抽动等。观察生命体征，注意有无呼吸急促、口周发绀、口吐白沫等肺炎的表现；观察有无面色青灰、皮肤发花、四肢厥冷、脉速、皮肤黏膜出血点等休克或 DIC 的症状和体征。如出现上述并发症表现时，随时与医生联系，对患儿重新评估，按相应并发症护理。

6. 健康教育 向家长讲解本病的预防和护理知识，保持皮肤黏膜和口腔的清洁，预防交叉感染；指导家长如孩子发生脐部、皮肤、呼吸道和消化道感染时，应及时就医；指导家长掌握新生儿护理和喂养的正确方法。

【护理评价】

经治疗和护理是否达到：患儿进奶量改善、精神好转、体温恢复正常；无惊厥、四肢末梢循环改善以及无 DIC 等的发生。

八、新生儿低血糖

新生儿低血糖是新生儿的血糖低于所需要的血糖浓度，常发生于早产儿、足月小样儿、糖尿病母亲的婴儿，在新生儿缺氧、窒息、硬肿症、败血症中多见。严重的低血糖持续或反复发作可引起中枢神经的损害。新生儿低血糖可以是一个独立的疾病，也可能是其他疾病的一个临床表现。

无论胎龄和日龄，全血血糖低于 2.2 mmol/L(40 mg/dL)即可诊断为新生儿低血糖，而全血血糖低于 2.6 mmol/L 为临床需要处理的界限值。

【病因】

1. 暂时性低血糖

(1)葡萄糖储存不足 主要见于：①早产儿和小于胎龄儿，肝糖原储存主要发生在妊娠的最后 3 个月，因此胎龄越小，肝糖原储存越少，糖异生中的酶活力较低；②围生期的应激反应，缺氧、酸中毒时儿茶酚胺分泌增多，刺激肝糖原分解增加，加之无氧酵解使葡萄糖利用增多；③其他，如低体温、败血症、先天性心脏病等，常由于热量摄入不足、葡萄糖利用增加所致。

(2)葡萄糖利用增加(暂时性高胰岛素血症) 主要见于：①糖尿病母亲的婴儿，由于宫内血糖过高，导致暂时性高胰岛素血症，而出生后母体血糖供给突然中断所致；②Rh 溶血病，红细胞破坏致谷胱甘肽释放，刺激胰岛素浓度增加。

2. 持续性低血糖

(1)高胰岛素血症 主要见于胰岛细胞增生症、Beckwith-Wiedemann 综合征、胰岛细胞腺瘤。

(2)内分泌缺陷 如先天性垂体功能不全、皮质醇缺乏、胰高血糖素缺乏、生长激素缺乏等。

(3)遗传代谢性疾病 ①糖代谢异常：如糖原储积症Ⅰ型、Ⅲ型。②脂肪酸代谢性疾病：如中链酰基辅酶 A 脱氢酶缺乏。③氨基酸代谢缺陷：如支链氨基酸代谢障碍、亮氨酸代谢缺陷等。

【临床表现】

大多数低血糖患儿缺乏典型的临床症状，依据低血糖的程度不同，临床表现也不同，同一低血糖水平临床表现的差异也较大。少数有症状者临床症状多发生在出生后数小时至 1 周内，表现为嗜睡、拒乳、震颤、呼吸暂停、阵发性青紫、昏迷、眼球异常转动、心动过速，有时多汗、苍白和体温不升；也有表现为激惹、兴奋和惊厥，以微小型和局限型惊厥为多见；另有一大部分为无症状性低血糖，尤其多见于早产儿。

【辅助检查】

1. 血糖测定 是确诊和早期发现本病的主要手段，对有可能发生低血糖者应于出生后第

3、6、12、24 h 监测血糖。

2. 其他　对持续顽固性低血糖者，进一步行血胰岛素、胰高血糖素、T_4、TSH、生长激素及皮质醇等检查，以明确是否患有先天性内分泌疾病或代谢性缺陷病。

【治疗要点】

1. 预防比治疗更为重要　对可能发生低血糖者从出生后 1 h 即开始喂 10%葡萄糖，每次 5～10 mL/kg，每小时 1 次，连续 3～4 次；出生后 2～3 h 提早喂奶。

2. 补充葡萄糖　对低血糖患儿，立即用 25%葡萄糖 2～4 mL/kg，按 1 mL/min 的速度静脉滴注(简称静滴)，随后继续滴入 10%葡萄糖；如不能维持正常血糖水平，可将继续滴入的葡萄糖浓度改为 12.5%～15%，以 8～10 mg/(kg・min)的速度滴入；如血糖＞2.2 mmol/L，持续 1～2 天，则改为 5%葡萄糖滴入，以后逐渐停止；在血糖稳定以前，每日至少测血糖 1 次。

3. 激素疗法　肾上腺皮质激素：经过上述方法补充葡萄糖后，患儿仍不能维持正常血糖水平者，可以加用氢化可的松 5～10 mg/(kg・d)或泼尼松 1 mg/(kg・d)，直至症状消失、血糖恢复正常 24～48 h 后停止，一般用数日至 1 周；胰高血糖素：0.1～0.3 mg/kg，肌内注射，必要时 6 h 后重复应用，也有一定疗效；肾上腺素、二氮嗪和生长激素：仅用于治疗慢性难处理的低血糖。

【护理评估】

1. 健康史　评估患儿年龄、生活环境、生活习惯、饮食习惯、喂养方法、疾病及用药等方面是否存在致病危险因素。

2. 身体状况　评估患儿出生后数小时至 1 周内生命体征及精神反应情况；了解患儿血糖、胰岛素等检查结果及临床意义。

3. 心理-社会状况　注意评估家长对疾病的心理反应及认识程度、文化程度、喂养及护理知识等；还应评估患儿家庭的经济状况、居住环境、卫生习惯等。

【护理诊断】

1. 营养失调:低于机体需要量　与摄入量不足有关。

2. 潜在并发症　呼吸暂停。

【护理措施】

1. 加强保暖,保持正常体温,减少能量消耗　这是防治新生儿低血糖的重要措施。新生儿病室室温应保持在 24～26 ℃，相对湿度 50%～60%，保证空气的流通和新鲜。足月儿体温不稳定时，可加包被或放置热水袋。体重低于 2000 g 的新生儿，应尽可能置于闭式暖箱中保暖，暖箱的温度根据出生时体重和出生天数调节，体重越轻，出生天数越少，暖箱的温度应越高，以保证新生儿体温维持在 36～37 ℃。

2. 喂养　早期、多次、足量喂养，是预防和治疗新生儿低血糖的关键措施。早喂养可促进胃肠激素的分泌，加速肠黏膜生长和胆汁分泌，促进肠蠕动，减少肠肝循环和黄疸蓝光治疗的时间，防止低血糖、高胆红素血症、酮症的发生，生理性体重下降时间过长，减少蛋白质分解代谢。母乳是婴儿最佳的营养食品和饮料，应首先母乳喂养，如母亲尚未泌乳，可在生后 0.5 h 给予 10%葡萄糖口服，反复多次直至泌乳后改为母乳喂养。早产儿、低出生体重儿中吸吮吞咽功能良好者，可直接哺喂母乳；吸吮吞咽功能差者，可采用鼻胃管喂养，同时予以非营养性吸吮，即给吸空的橡皮奶头，使胃排空加快，缩短胃肠道转运时间，使早产儿生长加快，住院时间缩短，尽快从鼻胃管喂养过渡到经口母乳喂养。若能量仍不足或存在不能经胃肠道喂养问题者，采用胃肠道外营养。

3. 密切观察病情变化,及时发现低血糖的早期临床表现　定时监测血糖，有利于早期发现低血糖，定时监测体温、心率、脉搏和呼吸。密切观察新生儿的精神状态、哭声、肤色、肌张力，吃奶、大小便和睡眠状况。如发现异常情况及时报告医生，并进行微量血糖测定，确诊后尽早采取措施进行处理。

4. 按医嘱及时补充葡萄糖 一旦发现有低血糖，无论有无症状都应按医嘱及时补充葡萄糖，尤其是有症状者，更应尽早适量补给。常用方法：立即静滴 25%葡萄糖液 2～4 mL/kg（早产儿可用 10%葡萄糖液 2 mL/kg），速度为 1 mL/min，随后继续滴入 10%葡萄糖液 3～5 mL/(kg·h)[5～8 mg/(kg·min)]，以维持正常血糖水平。经上述治疗，血糖仍不能维持正常水平者，改用 12.5%～15%葡萄糖液，以 8～10 mg/(kg·min)的速度输注。如经上述处理，血糖仍不稳定者，按医嘱给予氢化可的松 5～10 mg/(kg·d)静滴或泼尼松 1 mg/(kg·d)口服，直至低血糖症状消失，血糖恢复正常 24～48 h 后停止，如血糖仍然不升高，可给肾上腺素、二氮嗪、胰高血糖素治疗，并及时查明原因，及时对因处理。

【护理评价】

经治疗和护理是否达到：血糖在正常范围或者较前改善；体温在正常范围，出冷汗、患儿嗜睡及拒奶等症状减轻或消失；未出现激惹、抽搐等症状。

（何仁忠）

九 、新生儿寒冷损伤综合征

新生儿寒冷损伤综合征（neonatal cold injure syndrome）简称新生儿冷伤，又称新生儿硬肿症，主要由寒冷损伤引起，多发生在寒冷季节，是以皮肤皮下脂肪组织硬化、水肿为特征，常伴有低体温及多器官功能损伤。本病以早产儿多见，是新生儿死亡的重要原因之一。近 20 年来，随着居住条件的改善、新生儿转运技术的开展和新生儿保暖技术的普及，该病的发病率已有显著下降。

【病因及病理生理】

本病发病与以下因素有关。

1. 内因 人体依靠产热和散热平衡维持正常体温，环境过冷超过机体调节功能则体温下降，在 35 ℃以下称体温过低。新生儿出生以后环境温度较在子宫内低很多，易发生低体温，其原因如下：①新生儿尤其是早产儿，体温调节中枢发育不成熟；②体表面积相对较大，皮肤薄，血管分布较多，易于散热；③皮下脂肪少（体重＜1500 g 极低体重儿皮下脂肪极少），缺少使饱和脂肪酸变为不饱和脂肪酸的酶；④皮下脂肪组织中饱和脂肪酸含量高，稍低温度极易发生凝固；⑤以棕色脂肪组织的化学产热方式为主，缺少寒战等物理产热方式。

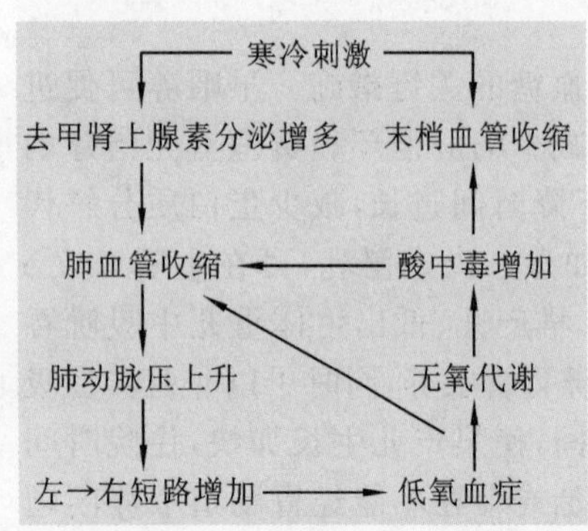

图 2-2-1　新生儿寒冷刺激

2. 外因

（1）寒冷环境　寒冷刺激使末梢血管收缩，去甲肾上腺素分泌增多，致棕色脂肪分解，增加产热以维持体温。寒冷时间长，则储备的去甲肾上腺素耗尽，棕色脂肪耗竭，化学产热能力剧降，导致新生儿寒冷损伤，发生心肺功能抑制的恶性循环（图 2-2-1）。

胎儿娩出后体温随室温下降。窒息、麻醉、使用镇静剂、感染及产伤等因素，影响体温调节，更易致低体温发生。

(2)摄入量不足　早产儿能量摄入不足，加之新生儿糖原储备少，产热来源受限。

(3)疾病　肺炎、败血症、腹泻、窒息、严重先天性心脏病或畸形影响新生儿代谢和循环功能，特别是严重感染时，可导致微循环障碍和 DIC，当缺氧、酸中毒、休克时抑制了神经反射调节及棕色脂肪产热。

【临床表现】

1. 起病　本病多在寒冷季节发病，大多发生在早产、低体重儿，且多在生后 1 周内发病。

2. 以“五不”为主诉　不吃、不哭、不动、体温不升、面色不好。

3. 低体温　轻型：31～35 ℃；重型：<30 ℃。早期(多为轻型)：腋肛温差为正值，说明棕色脂肪产热良好；晚期(多为重型)：腋肛温差为负值，说明棕色脂肪产热耗竭。

4. 硬肿　皮脂硬化及水肿。其特点：硬、亮、冷、肿、色暗红、压之有轻度凹陷。硬肿发生的顺序：小腿(对称性)→大腿外侧→整个下肢→臀部→面颊→上肢→全身。

5. 多器官功能损害　早期心音低钝，心率缓慢，微循环障碍。严重时休克、DIC、肺出血及急性肾衰竭等多脏器功能衰竭。

【辅助检查】

可根据病情需要选择动脉血气分析、血糖、血电解质、尿素氮、肌酐、血小板、凝血酶原时间、凝血时间、纤维蛋白原等检查。必要时可进行心电图和胸部 X 线检查。

【治疗原则】

1. 复温　是治疗新生儿硬肿症低体温的关键。复温原则：逐步复温，循序渐进。

2. 供给足够的能量和液体　是治疗本病的重要措施，可通过加速新陈代谢恢复体温。根据患儿的情况选择经口喂养或静脉营养，但应严格控制输液量及速度。

3. 器官功能紊乱的处理　纠正休克、DIC、肾衰竭、肺出血，防治感染。

【护理诊断】

1. 体温过低　与新生儿体温调节功能低下、寒冷、早产、感染、窒息等有关。

2. 皮肤的完整性受损　与皮肤硬肿、水肿有关。

3. 营养失调：低于机体需要量　与热量、液体量不足有关。

4. 潜在并发症　肺出血、DIC 等。

5. 知识缺乏(家长)　缺乏正确保暖及育儿知识。

【护理目标】

(1)患儿体温逐渐恢复正常。

(2)患儿皮肤完整性保持良好，硬肿逐渐消失。

(3)患儿每日获得足够能量和水分。

(4)及时发现和处理并发症。

(5)家长掌握正确保暖及育儿知识。

【护理措施】

1. 复温

(1)轻中度患儿　体温(T)为 31～35 ℃，腋肛温差为正值，用暖箱复温，将患儿置于预热至 30 ℃的暖箱内，6～12 h 恢复正常体温。

(2)重度患儿　T<30 ℃，腋肛温差为负值，先将患儿置于箱温比肛温高 1～2 ℃的暖箱中开始复温，每小时升高 1 ℃箱温，12～24 h 恢复正常体温。亦可配合加热输液、加温供氧等措

施。远红外保暖床复温时，先使床温预热至高于体温 1 ℃起，约 30 min 升高体温 1 ℃，待体温升至 35 ℃再移至暖箱保温，控制在适中温度。

(3)其他　无上述条件者，可采用温水浴、热水袋、电热毯或母怀取暖等方式复温，注意防止烫伤。

2. 供给足够热量　硬肿症在做好生命体征监护的同时，必须补足能量，保证热量来源，从 210 kJ/(kg·d)(50 kcal/(kg·d))开始，随体温上升增至 419～502 kJ/(kg·d)(100～120 kcal/(kg·d))，在消化功能未恢复时，早期喂奶要防止腹胀、呕吐。可先用静脉高营养，待消化道机能正常后再喂奶。

3. 预防感染　低温时易感染，重症硬肿症多伴有感染，宜选用有效、广谱、对肾功能无损害的抗生素。做好消毒隔离，加强皮肤护理，经常更换体位，防止体位性水肿和坠积性肺炎，尽量减少肌内注射，防止皮肤破损引起感染。

4. 纠正器官功能紊乱及使用药物的护理

(1)DIC　重症硬肿症常伴有的 DIC 是硬肿症患者死亡的重要原因，抓紧高凝期治疗是关键。

肝素应用时掌握好指征，常用量首次 0.5～1 mg/kg，以后 6～8 h 1 次，每次 0.5 mg/kg，随病情好转延长用药间隔时间和减少用量，直至凝血恢复正常逐渐停止。为补充凝血因子可少量输新鲜血或血浆。

(2)抗休克、改善微循环　扩容、纠酸、应用血管活性药物，并做好相应的用药护理。

(3)急性肾衰竭　①利尿；②严格控制液体摄入量；③维持电解质及酸碱平衡，控制高钾血症、低钠血症、代谢性酸中毒及氮质血症。

(4)肺出血　一经确诊早期给予气管内插管，进行正压呼吸治疗，同时积极治疗引起肺出血的病因。

(5)健康教育　介绍有关疾病的知识，有关保暖、喂养、预防感染等育儿知识。指导患儿家长加强护理，注意保暖，保持适宜的环境温度和湿度，鼓励母乳喂养，保证足够的热量。

【护理评价】

经过治疗和护理后是否达到：无体温不升、皮肤弹性差及水肿、营养不良等；无 DIC 等并发症的发生。

（林建荣）

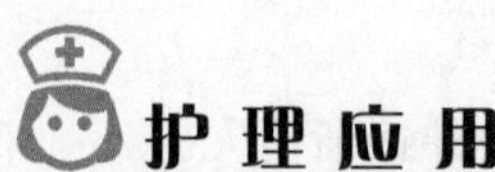

实训一　新生儿母乳喂养法

一、实训目标

(1)能够正确进行母乳喂养，防止不正确喂养导致患儿出现呕吐等不适症状。
(2)能够正确说出母乳喂养的注意事项，能演示新生儿母乳喂养的基本操作。

二、实训地点

医院新生儿科或儿童护理示教室。

三、实训学时

1学时。

四、评估和准备

1. 评估　评估患儿病情、告知正确新生儿母乳喂养的目的、向家长做好解释工作。

2. 准备

(1)喂奶前准备要充分　喂奶前应更换尿布，以免在喂奶后因换尿布改动体位而引起呕吐。若患儿哭闹较剧，则应先安抚止哭，待安静片刻后再进行哺喂。

(2)喂奶姿势要正确　先将患儿轻轻抱起，托住肩背部使之呈斜坡卧位。若给患儿躺着喂奶，应采取侧卧斜坡卧位或仰卧头偏向一侧斜坡卧位。这样能使胃内空气上浮，以防空气将奶带出引起呕吐。

(3)环境准备　安静，避免噪声。

(4)护士准备　了解患儿病情及新生儿母乳喂养注意事项。

五、实训方法及操作步骤

1. 实训方法　在医院先集中由带教老师讲解并演示新生儿母乳喂养的方法及注意事项，然后学生分组，每6～10人为一组进行见习。在儿童护理示教室可用模拟娃娃练习。

2. 操作步骤

(1)母亲(或操作者)洗净双手，将婴儿抱于怀里。

(2)母亲将拇指与其余四指分别放于乳房上、下方，呈“C”形托起整个乳房。

(3)母亲舒适地坐着或躺着，最好在其腰部和手臂下方放置一软枕，坐位时在足下放一脚凳，以使母亲放松。婴儿的身体贴近母亲，面向乳房；婴儿的头与身体在一条直线上；婴儿的口对着乳房。三种主要的喂奶姿势如下。

①侧卧位，适用于：a. 剖宫产术后的母亲，以避免切口受到压迫；b. 母亲倍感疲惫，希望在婴儿吃奶时休息或睡觉；c. 乳房较大，利于婴儿含接。

②搂抱式，是产妇常用的姿势。

③抱球式，适合于剖宫产的母亲或乳房较大、乳头内陷以及乳头扁平的母亲。

(4)婴儿含接姿势：用乳头轻触婴儿的嘴唇，当其嘴张大后，将乳头和乳晕放入婴儿的口中。婴儿的嘴唇应包住乳头和乳晕或大部分乳晕，下巴紧贴乳房。如婴儿不张嘴，需要用乳头刺激唇部，当嘴张大时母亲快速将乳头送进其嘴里。

(5)哺乳结束时用食指轻轻向下按婴儿下颏，避免在口腔负压情况下拉出乳头而导致乳头疼痛或皮肤破损。

(6)如乳汁没被吸完者应将乳汁挤出，其方法为：将大拇指放于乳晕上，其余四指放于对侧，向胸壁方向，有节奏地挤压；放松，并在乳晕周围反复转动手指位置，以便挤空每根乳腺管内的乳汁。

六、注意事项

(1)喂奶前准备要充分。

(2)喂奶姿势要正确。

(3)母乳喂养可按需哺乳，人工喂养切忌在患儿非常饥饿时喂入过量的奶。

(4)人工喂奶时，奶头孔大小应以奶瓶倒置时滴出奶为准。

(5)最后带教老师总结，评价或考核。

实训二　蓝光治疗法

一、实训目标

(1)临床上用于新生儿黄疸(高胆红素血症)的治疗，能够正确使用蓝光治疗仪，以达到退黄的作用。

(2)能说出使用蓝光治疗仪的注意事项。

二、实训地点

医院新生儿科或儿童护理示教室。

三、实训学时

1 学时。

四、评估和准备

1. 评估　评估新生儿出生时间、年龄、病情及治疗情况，是否适合蓝光治疗(简称光疗)等；评估小儿心理状态、合作程度；对其家长解释使用蓝光治疗的目的、治疗过程中可能出现的情况、蓝光治疗后的护理及注意事项。

2. 准备

(1)用物准备　光疗箱(采用波长为 425～475 nm 的蓝色荧光灯，灯管与患儿皮肤的距离 33～50 cm)、眼罩、尿不湿或尿布、工作人员所用的墨镜。

(2)环境准备　每日擦拭灯管及反射板，防止灰尘影响光照强度。灯管随使用时间光能量输出逐渐减弱，为保证治疗效果，灯管使用 1000 h 后必须更换。清洁光疗箱，箱内湿化器水箱加水(蒸馏水)至 2/3 满。接通电源，检查线路及灯管亮度。病室内洁净、通风良好，保持室温 24～26 ℃，湿度 55%～65%。光疗箱清洁、完好，调试箱温至 30～32 ℃(早产儿 32～36 ℃)。

(3)心理护理　要做好家属的心理护理，介绍新生儿高胆红素血症的危害性及治疗目的和必要性，说明蓝光治疗的原理和安全性。只要保护好双眼及外阴，则对患儿无不良影响，解除患儿家长的顾虑，使患儿尽早接受蓝光治疗。

(4)患儿准备　入箱前评估患儿病情，了解患儿每日血清胆红素数值、体温、出入量等状况，称体重、测体温并记录。将患儿裸露，清洁皮肤，不要擦抹爽身粉或油类，以免降低光疗效果；剪短指甲，防止抓破皮肤。

(5)护士准备　操作前洗手、戴墨镜。

五、实训方法及操作步骤

1. 实训方法　在医院新生儿科，先集中由带教老师讲解并演示蓝光治疗的方法及注意事项，然后学生分组，每 6～10 人为一组进行见习。

2. 操作步骤

(1)洗净双手。

(2)接通电源,打开开关。

(3)水槽内加用注射用水至所需刻度。

(4)根据患儿日龄、体重,设定箱温,预热暖箱。

(5)核对患儿。

(6)恒温灯亮 20 min 后放入患儿,打开蓝光治疗仪。

(7)注意患儿体温,4 h 测一次,随时调节箱温,每次下调 0.5～1 ℃并记录。

(8)报警时及时检查报警原因。

(9)暖箱每天用清水擦洗,注射用水每天更换,暖箱每周更换。

(10)患儿出箱后彻底清洗、消毒并记录。

(11)定期检修。

六、注意事项

(1)照光期间,蓝光辐射灯箱的辐射会影响培养箱床面温度指标。在环境温度为 24 ℃、设置温度为 36 ℃的情况下,床面温度会提高 0.5～1 ℃,使用蓝光治疗仪时应严密观察患儿体温变化。

(2)照光期间,必须佩戴眼罩,防止损伤视网膜。

(3)照光期间,必须用尿布遮盖生殖器,防止损伤生殖器功能。

(4)使用蓝光治疗仪之前需要检查灯管是否清洁。

(5)使用蓝光治疗仪之前必须清洁皮肤,禁忌涂抹各种粉剂或油剂。

(6)使用蓝光治疗仪时,必须定时检查患儿眼罩及尿布遮盖处是否脱落,注意有无破损皮肤。

(7)患儿体温高于 37.8 ℃或者低于 35 ℃,立即停止光疗。

(8)光疗过程中出现烦躁、嗜睡、高热、皮疹、呕吐、拒奶、腹泻及脱水等症状时,及时通知医师予以对症处理。

(9)注意患儿背部皮肤的光疗。

(10)光疗箱的正、背面观见图 2-2-2、图 2-2-3。

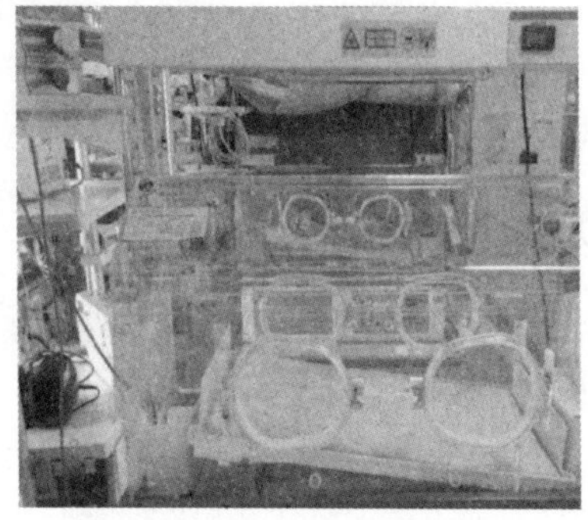

图 2-2-2　光疗箱正面观

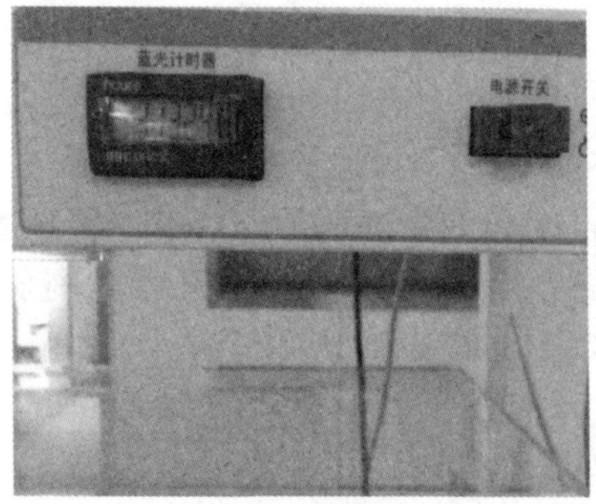

图 2-2-3　光疗箱背面观

实训三　新生儿暖箱使用法

一、实训目标

(1)临床上用于新生儿(尤其是早产儿)的治疗,能够正确使用暖箱,以达到协助治疗的作用。

(2)能说出新生儿暖箱使用的注意事项。

二、实训地点

医院新生儿科或儿童护理示教室。

三、实训学时

1学时。

四、评估和准备

1.评估　向患儿家属解释实施操作的目的及必要性;为患儿修剪指甲,测体温、称体重并记录,清洁皮肤,裸露患儿。

2.准备

(1)用物准备　操作者按规定着装、洗手、戴口罩;用物准备齐全;检查仪器性能。

(2)环境准备　环境符合要求,病室内洁净、通风良好,保持室温24～26 ℃,湿度55%～65%。暖箱清洁、完好,调试箱温至30～32 ℃(早产儿32～36 ℃)。

(3)心理护理　要做好家属的心理护理,介绍新生儿暖箱治疗的目的和必要性,对患儿无不良影响,解除患儿家长的顾虑,使患儿尽早接受治疗。

(4)患儿准备　为患儿剪指甲,测体温、称体重并记录,清洁皮肤,裸露患儿。

(5)护士准备　操作前洗手。

五、实训方法及操作步骤

1.实训方法　在医院新生儿科,先集中由带教老师讲解并演示暖箱治疗的方法及注意事项,然后学生分组,每6～10人为一组进行见习。

2.操作步骤

(1)消毒液擦拭消毒。

(2)接通电源检查各项显示。

(3)水槽内加入适量蒸馏水。

(4)暖箱调温至所需预热温度(根据患儿出生情况决定)。核对患儿,将患儿放入。

(5)关机,断开电源;放掉水槽内剩余蒸馏水。

(6)用消毒液擦拭,并清洁。

(7)以紫外线灯照射30 min后,表面置遮盖物备用。

(8)定期检修。

六、注意事项

(1)观察患儿面部呼吸、心率、体温变化,调节暖箱温度。

(2)操作轻柔、熟练、准确。

(3)每日在固定时间测体温。

(4)交接班时观察暖箱使用情况。

(5)水槽内蒸馏水每日更换一次,每周消毒一次。

(6)患儿需要暂时出暖箱接受治疗检查时,要注意保暖。

(7)新生儿暖箱正、背面观见图 2-2-4、图 2-2-5。

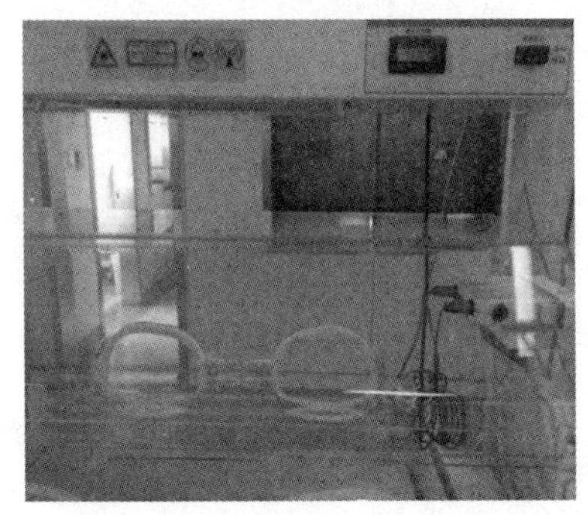

图 2-2-4　新生儿暖箱正面观

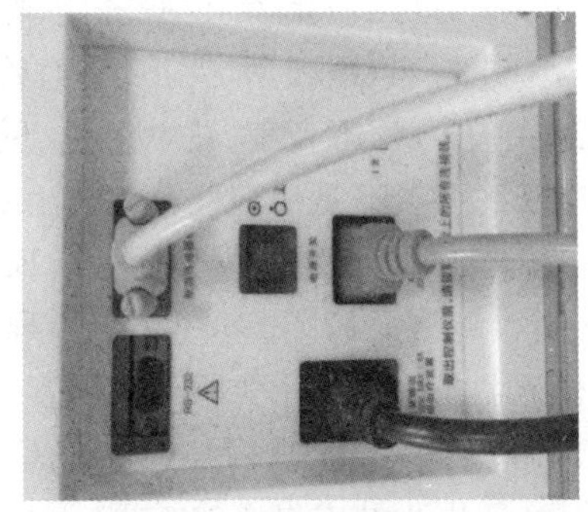

图 2-2-5　新生儿暖箱背面观

直通护考

A_1型题

1. 新生儿生理性黄疸出现的时间是(　　)。

A. 出生后 24 h 内　B. 出生后 24～48 h　C. 出生后 48～72 h
D. 出生后 5 天内　E. 出生后 1 周内

2. 下列关于新生儿重度窒息的临床表现,错误的是(　　)。

A. 皮肤苍白,口唇青紫　B. 呼吸浅或不规则　C. 心率 80～120 次/分
D. 肌张力好　E. 对外界刺激有反应

3. 下列哪项不是新生儿 Apgar 评分的内容?(　　)

A. 皮肤颜色　B. 拥抱反射　C. 呼吸　D. 肌张力　E. 心率

4. 新生儿缺氧缺血性脑病最常见的病因是?(　　)

A. 一氧化碳中毒　B. 脑血管栓塞　C. 产伤
D. 围产期窒息　E. 贫血

5. 关于早产儿易发生体温不升的原因,下列哪项是错误的?(　　)

A. 皮下脂肪少　B. 体表面积大　C. 棕色脂肪少
D. 体温调节功能差　E. 靠寒战产热

6. 新生儿轻度窒息,Apgar 评分为(　　)。

A. 10 分　B. 7～10 分　C. 4～7 分　D. 2～4 分　E. 0～3 分

7. 新生儿败血症的主要感染途径是(　　)。

A. 宫内　B. 产道　C. 泌尿道　D. 脐部　E. 消化道

8. 新生儿低血糖是指全血血糖低于(　　)。

A. 10 mg/dL　B. 20 mg/dL　C. 30 mg/dL　D. 40 mg/dL　E. 50 mg/dL

9. 新生儿败血症早期最主要的特点是(　　)。

A. 高热、拒乳　　B. 血白细胞总数增高　　C. 皮肤有感染灶

D. 肝脾肿大　　E. 缺乏特异症状

10. 新生儿 Apgar 评分的五项依据是(　　)。

A. 心率、呼吸、体重、哭声、皮肤颜色

B. 心率、呼吸、脐血管充盈度、羊水性状、皮肤颜色

C. 心率、呼吸、肌张力、皮肤颜色、喉反射

D. 心率、呼吸、喉反射、哭声、脐血管充盈度

E. 心率、呼吸、喉反射、皮肤颜色、哭声

11. 以下哪项不是病理性黄疸产生的原因?(　　)

A. 先天性胆管闭锁　　B. 新生儿败血症　　C. 新生儿肝炎

D. 新生儿溶血病　　E. 先天性食管闭锁

12. 新生儿硬肿症主要的致病因素是(　　)。

A. 肺炎　　B. 腹泻　　C. 黄疸　　D. 贫血　　E. 寒冷

13. 对新生儿颅内出血的护理,下列哪项是错误的?(　　)

A. 保持安静,避免各种惊扰　　B. 头肩部抬高 15°～30°,以减轻脑水肿

C. 注意保暖,必要时给氧　　D. 经常翻身,防止肺部淤血

E. 喂乳时应卧在床上,不要抱起患儿

14. 新生儿硬肿症复温的要求是(　　)。

A. 迅速复温　　B. 4～8 h 内体温恢复正常

C. 8～12 h 内体温恢复正常　　D. 12～24 h 内体温恢复正常

E. 24～48 h 内体温恢复正常

15. 足月臀位产儿,生后即不安,前囟饱满,唇微发绀,双肺呼吸音清,心率 128 次/分,最可能的诊断是(　　)。

A. 维生素 D 缺乏性手足搐搦症　　B. 化脓性脑膜炎

C. 新生儿败血症　　D. 新生儿颅内出血

E. 感染性肺炎

A_2型题

16. 男婴,生后 5 天。2 天来皮肤巩膜发黄,反应差,不吃奶。查体:面色发灰,体温不升,皮肤轻度黄疸,脐部有少量脓性分泌物,腹胀,肝肋下 2 cm,WBC 20×10^9/L,中性粒细胞 0.65,最可能的诊断为(　　)。

A. 新生儿败血症　　B. 新生儿溶血病　　C. 新生儿肝炎

D. 先天性胆道闭锁　　E. 生理性黄疸

17. 患儿,生后 7 天,母乳喂养。吃奶好,皮肤黏膜黄染,血清胆红素 153 μmol/L。应采取的措施是(　　)。

A. 蓝光治疗　　B. 口服泼尼松　　C. 准备换血　　D. 输血浆　　E. 不需处理

18. 一女婴,胎龄 35 周,出生体重为 2400 g,身长 46 cm,胎毛多,足底纹理少,大阴唇不能覆盖小阴唇,此婴儿为(　　)。

A. 足月儿　　B. 足月小样儿　　C. 早产儿　　D. 过期产儿　　E. 大于胎龄儿

19. 张女士,27 岁,第一胎,孕足月,今晨产钳助娩一女婴,体重 3500 g,出生后 Apgar 评分

为 8 分，该新生儿护理措施中不妥的是(　　)。

A. 严密观察面色、呼吸、哭声　　B. 补充营养，必要时静脉补液

C. 保持清洁，每天淋浴　　D. 常规使用维生素 K，肌注

E. 3 天后情况正常则可以喂奶

20. 患儿，胎龄 39 周，出生体重为 3580 g，该患儿居室的温度及湿度应保持在(　　)。

A. 16～18 ℃，25%～35%　　B. 18～20 ℃，35%～45%

C. 20～22 ℃，45%～55%　　D. 22～24 ℃，55%～65%

E. 24～26 ℃，50%～60%

A_3 型题

(21～22 题基于以下病例)

新生儿，男，出生后 3 天，因皮肤、巩膜出现黄染入院。查体：T 36.8 ℃，P 132 次/分，R 24 次/分，精神差，食欲及大小便正常。

21. 该男婴最可能的诊断为(　　)。

A. 颅内出血　　B. 病理性黄疸　　C. 生理性黄疸

D. 败血症　　E. 胆道闭锁

22. 此时最佳的处理措施是(　　)。

A. 给予白蛋白　　B. 给予蓝光治疗　　C. 观察黄疸变化

D. 补液　　E. 暂停母乳喂养

(23～26 题基于以下病例)

男孩，8 天，因反应差、吸吮无力 2 天就诊。查体：皮肤黄染，呼吸平稳，脐轮红肿，有黄色分泌物，伴臭味，腹胀，肝肋下 3 cm。

23. 该患儿最可能的诊断是(　　)。

A. 新生儿生理性黄疸　　B. 新生儿低血糖

C. 新生儿败血症　　D. 新生儿肝炎

E. 新生儿溶血病

24. 下列哪项检查最具诊断意义？(　　)

A. 肝功能　　B. 血糖　　C. C 反应蛋白

D. 血培养　　E. 血沉

25. 在入院过程中，患儿出现双目凝视、手足抽搐，应考虑合并(　　)。

A. 低钙血症　　B. 胆红素脑病

C. 高热惊厥　　D. 维生素 D 缺乏性手足搐搦症

E. 化脓性脑膜炎

26. 在新生儿的抗生素治疗中，下列哪项不正确？(　　)

A. 抽血培养后即开始用抗生素

B. 选用有杀菌作用的药物

C. 开始时宜采用静脉分次给药

D. 因肝肾功能不完善，抗生素的使用不应超过 7 天

E. 注意药物剂量及其毒性反应

(何仁忠)

项目三　患病儿童的护理

任务一　认识患病儿童

学习目标

1. 能力目标：通过对患病儿童护理知识的学习，能对住院患儿的健康状况进行评估，与患儿及家长进行有效的沟通，做好临终患儿父母的情感支持。

2. 知识目标：通过对患病儿童护理知识的学习，能熟悉与患儿及其家长的沟通技巧，了解儿童医疗机构的设置、护理管理，小儿健康评估的特点以及小儿临终关怀和父母情感支持。

3. 素质目标：通过学习患病儿童的护理，能正确认识小儿健康的重要性，关心、爱护患儿，建立良好的护患关系，并运用护理程序开展儿科护理工作，使患儿获得高质量的、连贯的护理。

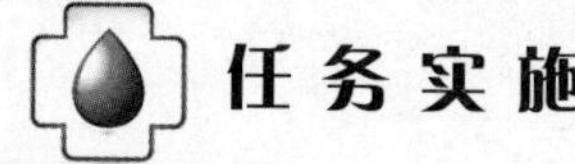

一、儿童医疗机构设置及护理管理

我国儿童医疗机构基本分为三类：专门的儿童医疗机构，如各省、市的儿童医院；妇幼保健院，设有产科及儿科的医疗机构；综合医院中的儿科。其中以儿童医院的设置最为全面，包括内、外科及五官科等各科。在一般医院中，儿童医疗机构包括儿科门诊、儿科急诊及儿科病房三部分。为防止交叉感染，儿科门、急诊应设在一楼的一角，有单独的出入口、挂号处、药房及化验室等设施。儿科病房亦应设在较安全的地点。

（一）门诊设置

儿科门诊设置与一般门诊类似，但由于就诊对象的特殊性，部分场所的设置具有儿科的独特性。

1. 预诊处　主要目的是及时发现危重患儿、鉴别及隔离传染病患儿、协助患儿家长选择就诊科别。预诊检查主要通过问诊、视诊和体检的方式，在短时间内迅速做出判断。若遇到急需抢救的危重患儿，预诊护士应立即护送其至抢救地点。预诊处一般应设在医院内距大门最近

处，或儿科门诊的入口处，并与急诊、门诊、传染病隔离室相通，便于转运。

2. 候诊处　由于陪伴患儿就诊的人员多，流动量大，候诊处应宽敞、明亮、清洁，空气流通，设有换尿布、包裹之用的台面，有足够的候诊椅，提供热水、消毒水杯等便民设施。室内布置应尽量生活化，以减轻患儿的陌生感和恐惧感。

（二）门诊护理管理

1. 做好诊前的组织工作　儿科门诊人流量大，陪伴家属多，护士应有计划地组织、安排患儿就诊。护士应主动帮助和解释，做好组织工作。

2. 减轻患儿及家属的焦虑　对重病患儿及其家长，护士应给予情感上的支持，密切护患沟通，积极提供护理。在做各种治疗或检查前，要向家长及患儿解释清楚，以减轻他们的不安并争取合作。

3. 观察病情变化　小儿病情变化较快，在预诊及门诊的整个诊治进程中，护士应经常巡视患儿。出现病情突变者，应及时报告医生，必要时就地或护送患儿至急诊室抢救。

4. 预防交叉感染　严格执行消毒隔离制度及无菌操作制度。发现预检时漏检的传染病患儿，应及时给予隔离，避免患儿之间的交叉感染。

5. 开展健康教育　护士应积极宣传科学育儿的方法和疾病护理知识，对家长提出的问题要给予耐心的解释和必要的指导。宣传形式可采取集体指导、个别讲解或咨询等方式，有条件者可设儿童保健咨询处。

6. 杜绝医疗差错　严格执行查对制度，各项操作认真负责，避免忙中出错。

（三）儿科急诊设置

患儿起病急、来势凶、变化快、突发情况多，应做好抢救准备；儿童疾病往往不典型，易延误诊断而危及生命，应注意密切观察病情；儿童疾病的种类和特点有一定的季节规律性，应根据发病规律做好准备。

儿科急诊一般应设置抢救室、观察室、治疗室、隔离观察室等，考虑到儿童年龄和体格差异，儿科急诊还应备有适合不同年龄段儿童的药品和医疗设备，及时为患儿进行诊治。

（四）儿科急诊护理管理

1. 做好组织抢救工作　保证急诊抢救质量的“五要素”为人、医疗技术、药品、仪器设备和时间，其中人起主要作用。儿科急诊护士应有较强的组织抢救能力，要临危不乱，使抢救工作有条不紊地顺利进行，还要体贴和照顾患儿家属。

2. 配合医生进行抢救　儿科急诊护士应有坚定的抢救意志与熟练的急救技能，灵活、机警与准确地配合医生完成抢救任务。

3. 随时做好抢救准备　儿科急诊护士要坚守工作岗位。各种抢救用品应放置于固定位置，护士必须熟悉各种抢救用品，做到每班清点及检查。如有损坏或缺失，应立即修理或补充，以保证随时可以使用。

4. 建立急诊护理常规　护士应熟练掌握儿科常见急重症的抢救程序及护理要点，不断总结经验，以提高抢救成功率。

（五）儿科病房设置

1. 普通病房　设有病室、护士站、治疗室、值班室、配膳（乳）室、卫生间等。病区内应设有儿科特色的游戏区或游戏室，提供适合不同年龄患儿的玩具及设备，病室墙壁可装饰儿童喜欢的图案，以减轻住院患儿的紧张情绪。窗外设有护栏，病床两侧设有床栏，病室之间用玻璃隔断，便于观察患儿病情变化。幼儿专用厕所可不加门，儿童专用的可加门不加锁，防止发生意外。

2. 重症监护室 主要收治病情危重、需要观察及抢救的患儿。监护室由监护病房、隔离室及辅助用房（医生办公室、护士站、治疗室）等组成，室内配备各种抢救及监护设备。监护病房的床位安排有集中式和分散式。集中式是将床位集中在一个大房间，护士站设在中央，便于观察和抢救；分散式是将床位分散在各个小房间内，房间之间用玻璃隔断，便于观察和隔离。

（六）儿科病房护理管理

1. 环境管理 病房环境应符合儿童心理、生理特点，病室窗帘和患儿被服可采用颜色鲜亮、图案生动的布料制作。病室应安装夜用地（壁）灯，以免影响睡眠。病室应根据患儿的年龄调整适宜的温、湿度，新生儿病室室温以 22～24 ℃为宜，婴幼儿病室以 20～22 ℃为宜，两室的相对湿度以 55%～65%为宜；儿童病室室温以 18～20 ℃为宜，相对湿度以 50%～60%为宜。

2. 生活管理 根据患儿病情合理安排饮食、休息及活动时间。饮食既要符合疾病要求，又要能满足儿童生长发育需要。食具由医院供给，餐后均应消毒。医院还应为患儿提供样式简单、面料柔软、透气性好的衣裤，要经常换洗，保持清洁。另外，对长期住院的学龄期患儿要适当安排学习时间，建立规律的生活制度，并帮助患儿减轻或消除因住院而产生的心理问题。

3. 安全管理 儿科病房安全管理的范围广泛，内容繁杂。因此，无论设施、设备还是日常护理，都要考虑患儿的安全问题，防止一切意外事故的发生，对紧急事件需有应急预案，要保证安全出口通畅。另外，新生儿病房及新生儿监护病房还应注意防止新生儿丢失等问题。

4. 感染控制 建立并严格执行消毒隔离制度，病房每天应定时通风，按时消毒，医护人员操作前后均需洗手，并加强对家长和患儿的健康宣教，提高自我防护意识。

二、与患儿及家长的沟通

沟通是人与人之间通过各种方式的信息交流，在心理上和行为上发生相互影响的过程。沟通具有交流信息、传递情感和调节行为的功能。沟通可以通过言语、文字、表情、手势等方法来交换彼此的思想和情感，沟通是一切人际关系的前提和基础。健康照顾者与患儿沟通的任务是要为患儿提供信息，帮助患儿适应环境，取得患儿的信任，解决患儿的健康问题。小儿处在生长发育阶段，心理发育尚不成熟，因此，与患儿的沟通应采用特殊的技巧。

（一）小儿沟通特点

1. 缺乏表达情感的言语能力 由于发育水平所限，不同年龄阶段的小儿表达个人需要的方式不同。1 岁以内的婴儿言语发育尚不成熟，言语表达能力差，多以哭声表示自己的身心需要，如口渴想喝水，尿湿了想更换尿布，感觉害怕时想要被爱抚等；1～2 岁小儿开始学习言语，常有吐字不清楚、用词不准确、重复字较多的现象，不仅自己表达不清楚，也使对方难以理解。因此，婴幼儿尚不能或不能完全通过言语进行沟通。随着年龄的增长，小儿的言语表达能力逐渐增强，3 岁以上的小儿，可通过言语并借助肢体动作，形容、叙述某些事情，但常缺乏条理性和准确性。

2. 缺乏认识、分析问题的能力 在小儿生后的头几年里，依照不同年龄，分别以直觉活动思维和具体形象思维占重要地位，对事物的认识、问题的理解有一定的局限性。直至学龄初期，才逐步过渡到以抽象逻辑思维为主的思维方式。学龄期儿童逐步学会正确地掌握概念，组成恰当的判断，进行合乎逻辑的推理，但仍有很大成分的具体形象性。因此，小儿时期对问题的理解、认识、判断、分析的能力较成人差，易影响沟通的进展与效果。

（二）与小儿沟通的方法与技巧

1. 语言性沟通　语言性沟通是指通过言语、文字来交流信息，口语交谈是最常用的沟通形式，使护士获得患儿的病情资料并加以客观评价，密切护患关系。通过交谈，护士将有关医院环境、治疗等情况向患儿及家长进行详细解释，患儿也可将自己的生理需求、情感及时向护士倾诉。由于患儿的言语能力有限，可不同程度地影响沟通效果，因此，有效的沟通必须采用双方能懂的话语，并注意采用相应的技巧。

(1)主动介绍　初次接触患儿及其家长时，护士应主动自我介绍，并亲切地询问患儿熟悉的生活与事情，如患儿的乳名、年龄、学校或幼儿园的名称等，这样可缩短与患儿及家长的距离。同时，应鼓励患儿自己做介绍或提出疑问，避免将所有问题只向家长询问，由家长全部代替表达，而形成替代沟通的局面，挫伤患儿主动合作的积极性。

(2)方式恰当　护士需了解不同年龄患儿言语表达能力及理解水平，在谈话中，应以安详的态度、熟练的交谈技巧获得信息或发出信息。尽量不用封闭式提问的话语，如“是不是”“要不要”等，因为此类问题可单纯回答“是”或“否”；亦不用否定方式，而采用患儿能理解的方式，如患儿对“拿笔画画”的建议能愉快地采纳，而对“不能咬笔”的劝告言语则可能持抗衡的态度。使用肯定的谈话方式、患儿熟悉的语句，不仅有助于患儿理解，也能促进主动配合。如体格检查胸部需解开衣服，可向患儿解释“让我来听听你的胸部，需要你解开衣扣，要我帮忙吗?”而避免说“我来查体，你要不要解开衣扣?”

(3)真情理解　护士对患儿某些幼稚的想象，应采取诚恳的态度表示接受与理解，不能取笑、讥讽患儿而失去患儿的信任。此外，由于患儿言语表达能力较差，有时出现叙述不清、语句不连贯等情况，护士应认真倾听，不要随意打断患儿的谈话，可适时帮助患儿修正话语，以获得准确的资料。

(4)语音合适　护士应掌握谈话时语音的技巧，注意语气、顿挫、声调、音量、速度，以促进沟通的顺利进行。如在谈话中稍停顿片刻，给患儿及其家长理顺思路的时间。稍慢的速度、适当的音量、亲切的语气等能引起患儿及家长的注意与反应。

2. 非语言性沟通　人与人之间除了借助语言进行信息交流外，还存在着大量的非语言性沟通形式。非语言性沟通分为静态与动态两种。静态包括容貌、体格、服饰与环境信息等；动态包括表情、体态、目光接触、躯体距离和副语言等。通过无声的交流，使护患双方有效地分享信息，这对言语表达或理解能力差的患儿尤为重要。护士和蔼、友好的微笑，亲切、轻柔地抚摸，能使患儿感到安全、信任与舒适。

(1)内心关爱的情感表达　在非语言性沟通中，无论采用何种方式，发自内心对患儿关爱的情感表达，是建立良好护患关系的重要基础。它有助于消除患儿紧张的情绪，增加交流的主动性。即使是不会用言语表达的婴儿，当看到护士表情严肃地面对自己时，也会感觉紧张，甚至啼哭。因此，护士要保持良好的情绪，除特殊需要外，一般不戴口罩，以使患儿能看见护士的微笑，缩短双方情感上的距离。对婴幼儿来说，抚摸是有利于情感交流的形式，护士通过怀抱、抚摸向患儿传递“爱”的信息，患儿也从中感受到护士的和蔼可亲，得到情感上的满足。

(2)平等尊重的体态动作　儿科护士的服务对象具有年龄小、经验和经历缺乏，甚至对外界一无所知等特点，对此，护士仍要做到尊重患儿，给予平等相待。如与患儿保持较近的距离，采取蹲姿以达到与患儿眼睛在同一水平线，不厌其烦地满足患儿的要求等，这样可使患儿获得安全的感觉，维持其自尊。

3. 游戏 适当的游戏可发展小儿的想象力、创造力，促进小儿的运动，缩短护士与患儿之间的距离，增进相互了解。婴幼儿对简单的游戏已有反应，如躲猫猫、猜谜等，当游戏起到应对恐惧和忧虑的作用时，称为治疗性游戏，其作用是评估患儿对疾病的了解和认识，以便对患儿进行护理干预。治疗性游戏可帮助护士接近患儿，如在游戏过程中，当护士多次与患儿的目光接触后，护士不再被视为陌生人，而逐渐成为患儿的好朋友；小儿通过游戏能表达对家庭、朋友及医护人员的感受，发泄对某件事情的恐惧、焦虑和愤怒，故游戏是小儿适用的非语言性沟通方式，是重要的沟通形式之一。

(1)了解游戏 护士对游戏的内容、规则应有所了解，以加快与患儿熟悉的过程。如在游戏开始时制订规则、程序，游戏结束后对结果进行讲评等，护士都能参与其中，使患儿在不知不觉中消除陌生、拘束感，将护士作为朋友对待。

(2)合理安排 护士应根据患儿的年龄、心理发育阶段及病情程度等选择适当的游戏与玩具。如学龄前患儿好奇心很强，可安排做具有探索性的纸牌、魔术等游戏，以引起患儿探索兴趣，加快沟通的过程。

4. 绘画 儿童绘画有各种含义，多与个人熟悉的、体验到的事情息息相关。通过绘画，患儿可表达愿望，宣泄感情。护士通过绘画与患儿进行交流，了解和发现存在的问题。绘画可分为自发性绘画和目标性绘画。前者是患儿按照自己的兴趣、想象画出随意图画；后者是患儿根据给出的内容、范围要求绘画，如绘人、风景等。

分析绘画的技巧：①整体画面，如画面多处涂擦、重叠，多与患儿矛盾、焦虑的心理有关；②个体形象的大小，较大的形象反映在患儿心目中重要的、有力的、权威的人或事情；③画面出现的次序，反映患儿对人或事依其重要性排列的次序，先出现的较之后来的在患儿心目中要重要得多；④患儿在图中的位置，患儿在画包括自己在内的家庭或集体的图画中，自己及其他成员所在的位置，表示患儿认为自己所处的地位。

绘画可帮助小儿表达感觉，反映复杂的心理状态，在分析图画时，应结合患儿的背景资料、具体情况等全面、综合地进行细致分析。

5. 与患儿父母的沟通 父母与患儿是分别独立的个体，但护士在与患儿沟通中，需父母协助完成。小儿患病，父母常有内疚、焦虑的心理，这些情绪同样可引起患儿的不安。护士以热情、理解、关心的态度，与患儿父母传递信息，可增加患儿对护士的信任感，使沟通在随意的氛围下进行。与父母的沟通最好以一般的谈话开始，如“孩子现在怎么样”，可使父母在宽松的气氛下表达自己所关心的主题；同时，要鼓励父母交谈，避免在谈话开始时使用单一反应的言语，如“是不是”“有没有”等封闭性的问题，较好的说法如“什么”“怎样”“你的意思是什么”等，这样有利于父母叙述患儿的情况。此外，还可适时应用倾听、适当的沉默和及时做出反应等沟通手段。

三、小儿健康评估的特点

小儿时期是不断生长发育的动态变化时期，无论在心理，还是在生理方面均不成熟，特别容易受环境影响，使自身功能发生改变。因此，在评估小儿健康状况时，要掌握小儿心身特点，运用多方面知识，以获得全面、正确的主客观资料，为制订护理方案打下良好的基础。

(一) 收集资料

护理评估是小儿健康评估的最初阶段，是整个护理程序的基础。这阶段的护理活动主要是收集患儿各项资料，并通过分析为确定患儿的护理诊断找出依据。

资料可来自患儿本人、家长与照顾者、其他医务人员、病案记载及医疗和护理的有关文献资料等。一般分两种：一种是主观资料，系患儿的主诉，如头疼、畏寒等，多为患儿本人的感觉；另一种是客观资料，系别人观察到的患儿的症状及检查到的患儿的体征，如体温 39.5 ℃、肠鸣音亢进、伤口有渗出、呼吸频率快等。护士应首先了解患儿的情况，收集与患儿健康有关的资料。

收集资料可通过交谈、护理观察、护理体检及阅读等方式进行。

1. 交谈　儿科护士通过与患儿及其家长和照顾者交谈，了解患儿的健康状况及生活习惯与特点等。交谈要明确目的，拟订所需资料的项目，并记录于儿科护理病历。资料的内容包括患儿的发病经过，既往史（如出生史、生长发育史、喂养史及预防接种史等），过敏史，基本生活习惯（如饮食、排泄、睡眠方式等），自理程度，与他人交往及对住院的反应以及家庭与社会对患儿的关心、支持等。

与患儿交谈时，要考虑儿童的理解程度及语言表达能力，如幼儿只能使用一些简单的句子，学龄前儿童虽能使用较完整的句子，但常注意力不集中，语言表达不完整，直至学龄期小儿才开始能用语言表达自己的情感，逐渐提供一些资料等；与患儿家长交谈时要考虑他们对患儿住院的心理反应，耐心解答他们提出的各种问题，与他们建立融洽的护患关系，使他们相信交谈的目的是为了了解患儿，以便更好地护理患儿。因此，交谈前护士要明确谈话目的，安排适当的时间、地点；交谈中护士应精力集中，注意倾听，不能随便打断对方的谈话。

2. 护理观察　患儿入院后，护士即应通过视、听、触、嗅等感觉器官随时观察其身心状况，以收集有关资料。如通过视觉了解患儿身体特点、面部表情、行为表现、步态、姿势等；通过听觉，了解患儿是否有喘息、呼吸道有无痰液阻塞、哭声是否有力等；通过触觉，感觉皮肤的温、湿度及器官的大小变化；通过嗅觉，了解排出物的气味等。由于小儿的言语表达能力很有限，因此，临床护理观察在儿科护理健康评估中尤为重要。

3. 护理体检　儿科护士通过感官观察或运用体温计、血压计及听诊器等工具，采用视、触、叩、听、嗅等方式对患儿进行体格检查，以取得客观资料，目的是为了对患儿在身体、心理、社会适应等方面进行功能评估，提出护理诊断。

护理体检的内容：一般测量（体温、脉搏、呼吸、血压、身长、体重以及头围、胸围等）；整体情况（发育及营养状况、面容、神态、哭声及情绪反应等）；皮肤及毛发，淋巴结，头部（头颅、囟门、眼、鼻、口腔、耳等），颈部，胸部，腹部，外生殖器与肛门，脊柱与四肢，神经反射等。

护理体检时应注意：①室内应安静、光线明亮、温度适宜，检查用品齐全、适用；②按小儿年龄及所需检查部位采取合适的体位、姿势，如为较小的婴儿检查肺部，可由父母抱于怀中，横坐在父母腿上进行；③检查者的手应清洁、温暖，态度和蔼、动作轻柔，对已认生的婴幼儿，在检查前可先给其一些熟悉的用品，以解除其恐惧和害怕，甚至抗拒的心理状态；对儿童要耐心做好解释工作，使小儿能自觉配合；④根据小儿年龄特点及耐受程度，对体检的顺序进行适当调整，如检查小婴儿时，先听诊肺部和心脏，最后再检查咽部；幼儿可先检查四肢后再检查其他部位，以减少小儿的恐惧；对急诊及抢救患儿，先重点检查生命体征及与疾病有关的部位，边检查、边抢救，全面的体检待病情稳定后再进行。

4. 阅读　查阅与患儿有关的文字资料、医疗病历及其他与护理有关的记录。

（二）护理诊断

在收集、整理、分析全部资料的基础上，进行综合评估，确定患儿主要的健康问题，做出护理诊断（包括合作性问题），以便下一步制订护理计划，这些问题是在护理职能范围之内，并能用护理方法去帮助解决的。护理诊断应符合目前通用的北美护理诊断协会（NANDA）的 155

项护理诊断,未能涵盖的以护理问题的形式提出。

在为患儿做护理诊断时,应注意:①因患儿仍处于生长发育过程中,故在做护理诊断时不仅要考虑疾病造成的健康问题,也要考虑患儿是否存在生长、发育异常等;②小儿不能准确自述病情,缺乏自理能力,需要依靠照顾者叙述病情;小儿患病后,因家长缺乏护理知识而直接影响对患儿的健康照顾,因此,护理诊断中应包括对家长认知的诊断。

(三) 护理计划

在分析、整理资料及列出护理诊断后,应制订出护理计划。护理计划是针对护理诊断制订的具体护理措施,是护理行动的指南。制订护理计划是为了指导护理行为,也为记录患儿的病情变化提供了文字材料,同时也是医护人员之间相互沟通的工具。制订护理计划的过程如下。

1. 排列护理诊断的先后次序 一个患儿可能有一个或几个护理诊断,如有几个时须根据轻、重、缓、急排列先后次序。首先确定对患儿生命有威胁的、需要立刻采取行动的问题,如不能维持自主呼吸、严重体液不足等。可按照马斯洛(Maslow)的人类基本需要层次学说,优先解决患儿的生理需要。如呼吸困难的患儿,首先应保持其呼吸道通畅,并给予氧气吸入,满足患儿对氧气的生理需要,以维持其生命。其次在无原则冲突的情况下,可考虑其他需要。现存的问题优先处理,但不要忽视潜在的、有危险性的问题,如减轻恐惧(安全与保护的需要)等。随着患儿病情的变化,护理诊断的先后次序亦不断改变。

2. 确定预期目标(预期结果) 预期目标是指患儿在接受护理后,期望其能达到的健康状态。目标要具体、有时间限度,并且可以观察与测量。如每日摄入 800 mL 牛乳、患儿 2 周后可拄着拐杖走路、住院期间无皮肤破损发生等。另外,目标有远期和近期之分。

3. 制订计划(选择护理措施) 设定预期目标后,护士要根据患儿的病情制订相应的具体护理措施,保证目标的实现。一个护理目标,往往需要由几项护理措施来实现。如对于某肺炎患儿确定的预期目标之一为住院期间患儿呼吸道保持通畅。护理措施为:①随时清除鼻腔分泌物;②当呼吸道内分泌物聚集较多时,及时用吸引器清理;③抱起患儿拍背,改变其体位,8 am、12 am、4 pm、8 pm 各 1 次;④超声雾化吸入每日 2 次,实施时间为 10 am、4 pm,每次 10～20 min。如发热患儿确定的预期目标是患儿体温恢复正常,则护理措施如下:①密切观察体温变化,体温超过 38.5 ℃时给予物理降温或遵医嘱给予药物降温,防止发生惊厥;②保证充分的水分及营养供给。此外,计划中还应包括对患儿及其家长进行健康教育的内容,教会患儿及其家属用以维持或重获最佳健康状况的知识技能。

最后,把护理计划制成表格(表 3-1-1),将护理诊断、预期目标、护理措施和效果评价记录于表格中,在护理措施中可列出具体执行时间、方法及要求等。

表 3-1-1 儿科护理计划单

姓名:	年龄:	性别:	病区:
床号:	住院号:	入院日期:	诊断:
日期: 护理诊断: 预期目标: 护理措施: 效果评价: 签名:			

（四）实施计划

实施计划是指将拟定的计划付诸实际行动的过程。实施中护士应做到：①熟悉患儿个体情况：儿科护士应熟悉自己负责的每个患儿的具体情况及制订的护理计划，使护理活动符合患儿的个体特点。②掌握必要的知识和技能：护士的知识、技能水平是执行护理计划的重要条件，护士在实施计划前，必须分析自己是掌握实施计划的护理知识与技能。如发现自己在某一方面尚有欠缺，应立即复习或查阅有关资料。③具有应变能力：患儿的病情常不断变化，甚至有时发生突变，儿科护士应具有灵活的应变能力，能根据患儿病情的变化随时修订护理计划，做好文字记录。④取得患儿和家长的合作：在病情允许时可同意患儿或家长在护士指导下参加部分护理工作，以减轻患儿的恐惧、焦虑心理，促进疾病康复。

（五）护理评价

护理评价是护理程序的最后一个步骤，是将患儿的健康状况与原先确定的护理目标进行系统比较的过程。护理评价的目的是为了总结经验，改进工作，提高护理质量。

护理评价分为护理目标是否实现、根据得出的结果考虑护理工作是否需要改进等。护理评价按实现程度分目标完全实现、目标部分实现及目标未实现三种状况。达到目标的程度不同，下一步的护理工作随之不同。如目标已实现，则停止采取的措施；若患儿问题有所解决，正朝着实现目标的方向发展，则有关护理行动可以继续。例如，肺炎患儿的预期目标之一是保持呼吸道通畅，当采取祛痰、拍背等护理措施后，患儿的呼吸状况得以改善，说明这些措施行之有效，在患儿肺炎未痊愈之前，仍会有分泌物积聚在呼吸道管腔的可能，故这些措施还可继续采用。若评价发现目标部分实现或未实现应考虑下述问题。如原始资料是否充足，护理诊断是否确切，预期目标是否恰当，护理措施是否有效等。问题找出后要在工作上加以改进，或进一步收集资料，然后再重新评估，则下一个护理程序循环又开始。

四、小儿临终关怀和父母情感支持

从生命的本质上讲，当一个人的胚胎开始形成的那一瞬间，死亡的过程便同时展开，不同年龄的人群(包括小儿)都面临着死亡的问题。小儿临终关怀是指一种照护方案，为濒死的患儿及其家长提供缓和性和支持性照顾，以及患儿死亡后对家长的心理辅导。

（一）小儿临终关怀的目的

(1)为临终患儿提供选择死亡的地方，减少肉体的疼痛，给予最舒适的服务和照顾。

(2)提供专门为姑息照顾而设计的机构，辅助末期患儿和垂危患儿接纳临终的事实，平静地走完人生的最后一程。

(3)提供一种模式，给予患儿身、心两方面的关怀。身体方面：增进舒适，减轻痛苦。心理方面：协助患儿与家长度过濒死的过程，接受疾病与死亡，面对死亡恐惧，以获得内心平静等。

（二）临终患儿的心理反应

临终患儿的心理反应与其对死亡的认识有关。婴幼儿尚不能理解死亡；学龄前小儿对死亡的概念仍不清楚，常与睡眠相混淆；学龄小儿已开始认识死亡，但7～10岁的小儿并不理解死亡的真正意义，仅仅认为死亡是非常可怕的大事，而不能将死亡与自己直接联系起来。因此，对10岁以下的小儿来说，难以忍受的主要是病痛的折磨及与亲人的分离，而不是死亡的威胁；能够减轻病痛，与亲人在一起，便能有安全感。随着心理的发展，10岁以上的小儿逐渐懂

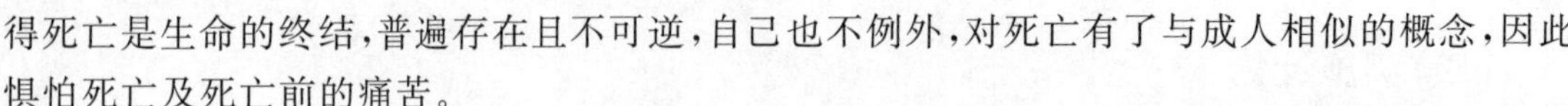

得死亡是生命的终结，普遍存在且不可逆，自己也不例外，对死亡有了与成人相似的概念，因此惧怕死亡及死亡前的痛苦。

（三）临终患儿的护理要点

医护人员应为患儿创造一个安静、舒适的良好环境，以耐心、细致的护理服务支持患儿，尽量减少患儿的痛苦，及时满足其心理、生理需要。允许其家长守护在身边，参与适当的照顾，帮助患儿减轻死亡恐惧和焦虑等心理。结合10岁以上患儿对死亡的理解程度，认真面对患儿提出的死亡问题并给予回答，但避免给予预期死亡时间。随时观察患儿情绪的变化，提供必要的支持与鼓励。鼓励患儿交谈，使患儿建立起对护理人员的信赖，主动说出内心的感受和想法。护理人员应与家长一起努力，尽量满足患儿的要求，帮助患儿在最后的生命阶段建立最佳的心理状态。

（四）对临终患儿父母的情感支持

在护理临终患儿的过程中，父母扮演着举足轻重的角色，起着医护人员不能替代的作用。他们的悉心照顾很大程度上能缓解患儿的疼痛，减轻患儿的心理负担。但同时，他们内心也承受着巨大痛苦，心理健康受到严重影响。随着患儿病情的加重及不可逆转，极度悲伤的父母会感到失去生活的意义，甚至有轻生的意念。因此，医护人员在精心护理患儿的同时，更要理解患儿父母的心理感受，一旦患儿死亡，要及时安慰父母，使他们安全度过心理障碍期。

医护人员在护理临终患儿时，应选择恰当的言辞与患儿父母谈论有关死亡的问题，使其有充分的时间来做心理准备。对于家长提出的一些合理要求，应尽量予以满足；对家长的一些过激言行，应容忍和谅解。

在患儿死亡后，父母极度悲伤，绝大多数父母的心理反应可分为5期。第1期为极度痛苦期，父母一旦得知小儿死亡，感到异常悲伤；第2期为全心贯注期，父母凝视着已故的患儿，心情茫然；第3期为内疚期，父母感到对患儿疾病的治疗未竭尽全力，有负罪感；第4期为敌对反应期，部分父母可能会责怪医护人员，会臆想患儿的死亡与医护人员的治疗和护理不当有关；第5期为丧失理智期，部分父母可能会做出不理智的举动（哭、叫、与医护人员吵闹等）。

医护人员应正确理解患儿死亡后父母的心理反应，根据不同的心理反应过程，给予恰当的劝慰和解释，并表示出极大的同情，以利于其心理的康复，如护士可以为父母提供拥抱或抚摸已故患儿的机会；允许父母尽情哭泣，让其积压已久的情感得以宣泄；在父母的要求下，允许他们亲自为已故患儿洗浴、更衣，进行最后的照顾，护理人员不宜打扰他们最后的接触机会。

直通护考

A_1型题

1. 儿科门诊的设置不包括（　　）

A. 候诊室　　B. 诊查室　　C. 化验室

D. 治疗室　　E. 配膳室

2. 儿科门诊预诊的主要目的是（　　）。

A. 提供包裹患儿及更换尿布的场所　　B. 测量体温为就诊做准备

C. 及时检出传染病　　D. 使患儿尽快熟悉医院环境

E. 预诊挂号，管理门诊的候诊秩序

3. 下列哪项是儿科病房特有的设置？（　　）

A. 盥洗室、厕所　　B. 治疗室

C. 配膳室与配乳室　　D. 医护人员办公室

E. 病室之间采用玻璃隔断

4. 关于儿科病房设置正确的是（　　）。

A. 医护人员办公室应设在病区入口处　　B. 配膳室最好设在病房的中部

C. 病房内设有儿童游戏室　　D. 大病室设病床 8 张

E. 病床间距为 1.5 m

5. 下列哪项不是儿科抢救室的设置？（　　）

A. 人工呼吸机　　B. 心电监护仪　　C. 气管插管用具

D. 供氧设施　　E. 婴儿玩具箱

6. 儿童病房室内温度和相对湿度应保持在（　　）。

A. 16～18 ℃，15%～55%　　B. 18～20 ℃，55%～65%

C. 20～22 ℃，65%～70%　　D. 22～24 ℃，70%～75%

E. 24～26 ℃，75%～80%

7. 患儿，女，4 岁，入院前 3 天曾与水痘患儿接触，应采取的首要措施是（　　）。

A. 加强休息　　B. 给球蛋白　　C. 进行隔离

D. 进行检疫　　E. 饮食调理

A_3 型题

（8～9 题共用题干）

患儿，男，11 个月，因阵发性剧烈哭闹，面色苍白，频繁呕吐，入院治疗。

8. 为预防窒息，下列护理措施哪项不妥？（　　）

A. 立即解开衣扣　　B. 立即去枕取仰卧位

C. 备好抢救用物　　D. 迅速清除口腔呕吐物

E. 迅速清除鼻腔呕吐物

9. 对该患儿呕吐症状的观察，不包括下列哪项？（　　）

A. 呕吐的方式　　B. 呕吐物的性质

C. 呕吐次数及量　　D. 呕吐的体位

E. 呕吐伴随的症状和体征

（10～11 题共用题干）

患儿，男，3 岁，因上呼吸道感染住院，体温 40 ℃，精神萎靡，食欲不振，哭闹，便秘等。

10. 该患儿护理诊断排在首位的是（　　）。

A. 体温过高　　B. 潜在惊厥　　C. 有体液不足的危险

D. 心理应激反应　　E. 排便异常

11. 关于该患儿体温升高的护理措施中，下列哪项不妥？（　　）

A. 保持环境舒适　　B. 采用清淡易消化饮食　　C. 鼓励多饮水

D. 每 4 h 测体温一次　　E. 按医嘱口服降温药

（梁　红）

任务二　营养障碍性疾病患儿的护理

学习目标

1. 能力目标：通过对营养障碍性疾病患儿的护理知识的学习，能对住院患儿的营养状况进行正确的评估，并指导家长正确合理的饮食方式及补充适量水和电解质以维持机体的平衡。

2. 知识目标：通过对营养障碍性疾病患儿的护理知识的学习，能掌握小儿营养不良、肥胖症及维生素D缺乏性佝偻病、维生素D缺乏性手足搐搦症的病因、临床表现、护理诊断及措施。

3. 素质目标：通过学习营养障碍性疾病患儿的护理，能正确认识到科学育儿知识的重要性，树立"以儿童及其家庭为中心"的理念，提高儿童的身体素质和生活质量，同时运用护理程序对营养障碍性疾病患儿进行优质的整体护理。

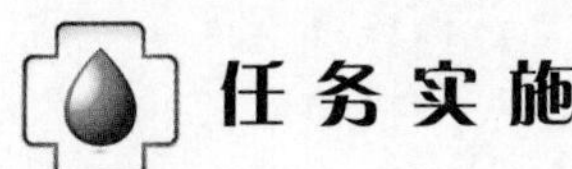

任务实施

一、蛋白质-能量营养不良

蛋白质-能量营养不良(protein-energy malnutrition，PEM)是由多种原因引起的能量和(或)蛋白质长期摄入不足，不能维持正常新陈代谢而导致自身组织消耗的营养缺乏性疾病，以3岁以下婴幼儿为主。主要以体重明显减轻、皮下脂肪减少和皮下水肿为特征，常伴有各器官系统的功能紊乱。临床常见三种类型：能量供应不足为主的消瘦型；以蛋白质供应不足为主的水肿型；介于两者之间的消瘦-水肿型。急性发病者常伴有水、电解质紊乱，慢性发病者常有多种营养缺乏。

【病因】

1. 长期摄入不足　常见于未及时添加或添加辅食不当，有不良的饮食习惯等。

2. 消化吸收不良　消化系统解剖或功能上的异常均可影响食物的消化和吸收。

3. 需要量增加　早产、双胎、生长发育快速阶段及急慢性传染病的恢复期等需要量过大造成相对缺乏。

4. 消耗量增加　急性发热性疾病、糖尿病、甲状腺功能亢进症、恶性肿瘤、大面积烧伤等可使营养素消耗或丢失过多。

【临床表现】

营养不良的最初表现为体重不增。随后出现体重下降，皮下脂肪减少甚至消失，皮肤干燥、苍白、逐渐失去弹性，毛发枯黄，精神不振，表情淡漠，体格生长速度减慢，直至停顿。长期营养不良者除体重低于正常外，身高也低于正常同龄儿童。全身各部位的皮下脂肪消减按一定顺序进行，最先是腹部，随后是躯干、臀部、四肢相继消减，最后是面部。在重度营养不良时呈老人面容，皮包骨样，肌张力低下，智力及体格发育均落后，食欲减退或拒食，消化、吸收功能低下，常发生呕吐、腹泻，精神烦躁与抑郁交替出现，低体温，低血压，脉搏慢而无力，心电图呈低电压，T 波可低平。有血红蛋白明显减少者出现营养不良性水肿，甚至胸腔、腹腔积液。营养不良小儿易并发营养性贫血、多种维生素和微量元素缺乏、低血糖及各种感染性疾病。婴幼儿营养不良临床上分为 3 度，其不同程度的特点见表 3-2-1。

表 3-2-1　婴幼儿不同程度营养不良的特点

	营养不良程度		
	Ⅰ度(轻)	Ⅱ度(中)	Ⅲ度(重)
体重低于正常均值	15%～24%	25%～40%	40%以上
腹部皮下脂肪厚度	0.4～0.8 cm	<0.4 cm	消失
身高(长)	正常	低于正常	明显低于正常
消瘦	不明显	明显	皮包骨样
皮肤	干燥	干燥、苍白	苍白、干皱、无弹性，可出现淤点
肌张力	正常	降低、肌肉松弛	肌张力低下、肌肉萎缩
精神状态	正常	烦躁不安	萎靡、反应低下、抑郁与烦躁交替

临床上根据患儿身高与体重减少情况，将 5 岁以下儿童的营养不良分为 3 种类型。①体重低下型：体重低于同年龄、同性别参照人群值的均值减 2 个标准差，此项指标主要反映急性或慢性营养不良，但不能区分是急性还是慢性营养不良。②生长迟缓型：身高(长)低于同年龄、同性别参照人群值的均值减 2 个标准差，此项指标主要反映患儿过去或长期营养不良。③消瘦型：体重低于同性别、同身高(长)参照人群值的均值减 2 个标准差，此项指标主要反映患儿近期、急性营养不良。

【辅助检查】

血清白蛋白浓度降低是最重要的改变，但其半衰期较长(19～21 天)，故不够灵敏。胰岛素样生长因子 1(IGF-1)不仅反应灵敏且受其他因素影响较小，是早期诊断蛋白质-能量营养不良的较好指标。血清淀粉酶、胆碱酯酶、脂肪酶、转氨酶、碱性磷酸酶等活力均下降，血糖、胆固醇、各种电解质及微量元素浓度皆下降，生长激素水平升高、分泌反而增多。

【治疗原则】

早期发现，早期治疗，采取综合性治疗措施，包括调整饮食、补充营养物质；消除病因，改进喂养方法；促进消化和改善代谢功能；积极处理各种危及生命的并发症。

【护理评估】

1. 健康史　向家长了解喂养史及方法、饮食习惯，评估是否存在喂养不足或不合理及不良的饮食习惯；了解有无消化系统解剖或功能上的异常，有无急慢性疾病史，是否为早产、双胎。

2. 身体状况　测量身高(长)、体重、心率、皮下脂肪厚度并与同年龄、同性别健康小儿正常标准值相比较，观察患儿的神志、面色，评估营养不良的程度。

3. 心理-社会状况　了解患儿的家庭经济状况及家长的文化程度与对疾病的认识和预后程度。

【护理诊断】

1. 营养失调:低于机体需要量 与能量、蛋白质摄入不足或消耗过多有关。

2. 有感染的危险 与免疫功能下降有关。

3. 生长发育迟缓 与营养物质缺乏不能满足生长发育的需要有关。

4. 潜在并发症 低血糖、营养性贫血、维生素 A 缺乏。

5. 知识缺乏 与家长缺乏儿童营养及喂养知识有关。

【护理措施】

1. 促进营养平衡

(1)消除营养不足的相关因素:根据患儿的护理评估结果找出致病因素,通过护理并与医疗合作予以消除。

(2)调整饮食:根据营养不良的程度、消化能力和对食物的耐受情况由少到多、由稀到稠,循序渐进,逐渐增加,直到恢复正常饮食,以免患儿对食物不适应而出现腹泻,加重胃肠功能紊乱。

(3)补充能量:①对于轻度营养不良患儿消化功能尚好者,开始每天可供给能量 250～330 kJ/kg(60～80 cal/kg),以后逐渐递增;当能量供给达每天 585 kJ/kg(140 cal/kg)时,体重一般可获满意增长,待体重接近正常后,恢复至正常需要量。②对于中、重度营养不良患儿,能量供给从每天 165～230 kJ/kg(45～55 cal/kg)开始,逐步少量增加;若消化吸收能力较好,可逐渐增加到每天 500～727 kJ/kg(120～170 cal/kg),待体重接近正常后,恢复至正常需要量。

(4)补充蛋白质:食品除乳制品外,可给予蛋类、肝泥、鱼、肉末等高蛋白食物。蛋白质摄入量从每天 1.5～2.0 g/kg 开始,逐步增加到 3.0～4.5 g/kg,过早给予高蛋白食物可引起腹胀、肝大。

(5)补充维生素及微量元素:如给予菜泥、果泥等食物,必要时按医嘱给予有关药物,如复合维生素、铁剂等。

(6)按医嘱给予助消化药物及调整肠道微生态的药物:如多酶片、酵母片、双歧杆菌等,还可给予蛋白同化类固醇制剂(如苯丙酸诺龙),以促进蛋白质合成,并能增加食欲,每次肌注 10～25 mg,每周 1～2 次,连续 2～3 周。食欲极差者,按医嘱用胰岛素 2～3 U,皮下注射,每日 1 次,可降低血糖,增加饥饿感以提高食欲,注射前先口服 20～30 g 葡萄糖,防止发生低血糖。给予锌制剂,可提高味觉敏感度、增加食欲。

(7)病情重者少量输氨基酸、脂肪乳等静脉高营养液。在输液时速度宜慢,补液量不宜多,应加强巡视,防止液体外漏。

(8)生长发育测量:每天记录进食情况及对食物的耐受度,以便及时调整。定期测量体重、身高(身长)及皮下脂肪厚度,判断治疗效果。

2. 预防感染

(1)预防呼吸道感染:与呼吸道感染患儿分室居住,室内保持温度 18～20 ℃、湿度 50%～60%;根据气温添减衣物,尽量避免去公共场所。

(2)预防消化道感染:注意饮食卫生,奶具及食具一用一清洗消毒,加强口腔护理,严格执行手部卫生。

(3)预防皮肤感染:保持皮肤清洁,衣着柔软,勤换尿布。避免骨突部位长时间受压并经常按摩,防止皮肤破损。

3. 观察病情 密切观察病情,尤其是重度营养不良患儿的病情变化,特别在夜间或清晨时，患儿易发生自发性低血糖而出现头晕、面色苍白、出冷汗、神志不清及呼吸停止、死亡等危及生命的并发症，应立即按医嘱静脉推注10%葡萄糖注射液。

4. 健康教育

(1)向家长介绍营养不良的常见原因及预防方法。

(2)讲述婴儿营养需要的知识，示范配乳方法。强调添加辅食的时间、顺序，避免偏食，更要注意避免强迫小儿进食，以防产生畏食心理；特别对营养不良患儿饮食调整要细致，即要从小量开始，循序渐进，同时指导全面补充营养，促进机体代谢。

(3)指导加强患儿体格锻炼，保证充足睡眠，根据气温变化及时添减衣物，防止受凉感冒，按时预防接种。

二、肥胖症

肥胖症(obesity)是指由于热能的摄入长期超过人体的消耗，导致体内脂肪聚集，体重超过同年龄、同身高儿童标准体重的一种营养紊乱性疾病。我国儿童肥胖症的发病率呈升高趋势，肥胖不仅影响儿童的健康，还可延续至成年，增加患高血压、糖尿病、胆石症、冠心病、痛风等疾病的风险。90%以上的肥胖症患者属于单纯性肥胖；继发性肥胖具有明显的病因，常伴有肢体或智力方面的疾病。

【病因】

1. 能量摄入过多　小儿长期食用高能量、高脂肪膳食，造成营养过多、脂肪堆积，导致肥胖。

2. 遗传因素　肥胖症有高度遗传性，肥胖双亲的后代发生肥胖者高达70%～80%；双亲之一为肥胖者，后代肥胖发生率为40%～50%。

3. 活动量过少　儿童长久缺乏运动，造成脂肪堆积，形成肥胖。肥胖一旦形成，行动不便，更不愿意进行运动，进而形成恶性循环。

4. 其他因素　进食过快、精神创伤及心理异常等也可致儿童过量进食。内分泌疾病、脑部疾病、长期使用糖皮质激素等可引起继发性肥胖。

【病理生理】

肥胖的病理改变是脂肪细胞的数量增多和体积增大。人体脂肪细胞数量增多主要发生在出生前3个月、生后1年和11～13岁，在此期间形成的肥胖因脂肪细胞数量和体积均增长，治疗困难还容易复发，其他阶段形成的肥胖仅脂肪细胞体积增大，故治疗效果明显且不易复发。肥胖还可发生机体代谢及内分泌改变：①对温度变化应激反应差，易发生低体温；②血脂增高易并发冠心病、高血压、胆石症等，还可抑制白细胞趋化及杀菌功能，易发生感染；③嘌呤代谢异常，易发生痛风；④激素水平改变，男孩雄激素水平可降低，女孩雌激素水平可增高。

【临床表现】

单纯性肥胖患儿多食、喜食肥肉、甜食及油炸食品，不爱运动，动作笨拙，易疲乏。体态肥胖，皮下脂肪增多，以颈、肩、胸、腹、臀部最为明显，但分布均匀。骨龄、智力、性发育正常或较早。女孩胸部脂肪堆积应与乳房发育鉴别，男性肥胖儿阴茎可隐匿在阴阜脂肪垫中而被误诊为阴茎发育不良。由于肥胖不愿与人交往，故有心理上的障碍，如自卑、胆怯、孤独等。重度肥胖可因脂肪过度堆积，限制胸廓扩展和膈肌运动，导致肺通气不良，引起低氧血症、红细胞增多、发绀，严重时心脏扩大、心力衰竭甚至死亡，称肥胖-换气不良综合征。

临床上根据体重超过同性别、同身高参照人群均值的大小将儿童肥胖症分为3度：其中超过20%～29%者为轻度肥胖；超过30%～49%者为中度肥胖；超过50%者为重度肥胖。

【辅助检查】

血清甘油三酯、胆固醇含量大多增高，血生长激素水平正常或降低，肝脏B超检查常提示有脂肪肝。

【治疗原则】

采取控制饮食，增加活动量、消除心理障碍、配合药物治疗的综合措施。饮食和运动疗法是两项主要措施。

【护理评估】

1. 健康史 了解患儿的饮食习惯及运动量，了解患儿的父母是否有肥胖症，了解患儿是否患有糖尿病、脑部疾病，长期使用糖皮质激素、精神创伤史及心理异常等。

2. 身体状况 测量患儿体重，与同性别、同身高参照人群均值相比较，判断肥胖程度。

3. 心理-社会状况 患儿是否因怕被人讥笑而产生自卑、胆怯、孤独等心理障碍；家长对本病缺乏认识，患儿小时候不重视，随着年龄增长而出现焦虑心理。

【护理诊断】

1. 营养失调:高于机体需要量 与摄入高能量食物过多和运动过少有关。

2. 自我形象紊乱 与肥胖引起形体改变有关。

3. 社交障碍 与肥胖造成自卑有关。

4. 知识缺乏 与患儿及监护人对合理营养认识不足有关。

【护理措施】

1. 合理控制饮食 根据饮食评估结果在保证其基本营养和生长发育需要的前提下，减少每日摄入的能量，控制在机体消耗总能量之下，多以高蛋白、低脂肪、低糖类食物为主。但食物的减少量要根据肥胖儿童自身的具体情况而定，循序渐进，不可骤减。肥胖患儿大多食欲较好，容易饥饿，为适度满足患儿的食欲进而减少饥饿感，可根据少食多餐的原则提供蔬菜、水果、豆制品等热量少、体积大的食物。此外，还应注意补充矿物质和维生素等营养物质。因此，根据以上原则，肥胖儿童的饮食结构应以鱼、禽蛋、瘦肉、蔬菜(如萝卜、黄瓜、番茄、青菜等)、水果及豆制品等脂肪含量较少的食物为主。

2. 运动疗法 为减轻肥胖儿童的体重，适当增加运动是治疗儿童肥胖症的理想方法，运动不仅可以促进能量消耗、增加肌肉组织量，而且能增强体质、提高自信心。由于肥胖儿童往往因为体重过大或者笨拙等原因而不愿参加运动，因此家长应根据孩子的个性和爱好选择适合自己的运动，为其制订容易长期坚持的运动计划(如爬楼梯、跳绳、游泳、跑步等)，并亲自陪同参与。运动量过大也会增加儿童的食欲，应循序渐进地增加运动量。

3. 心理护理 良好的心理护理是促进患儿早日康复的重要保证。家长往往对孩子的肥胖过度担忧，控制患儿进食量的时候不太注意患儿自身感受，常引起孩子的精神紧张及对抗心理。了解各年龄段患儿的心理变化，注意患儿身、心两方面的客观征象和主观症状，给予适当的鼓励，避免歧视，解除患儿精神上的负担，增加其坚持饮食、运动治疗的信心，促进身心健康发展。

4. 健康教育 向家长讲解科学喂养的知识，培养儿童良好的饮食习惯，定期监测患儿的生长发育。以动画片中人物为榜样，正确引导患儿坚持饮食、运动治疗的必要性及良好饮食习惯的重要性，鼓励患儿树立信心。

三、维生素营养障碍

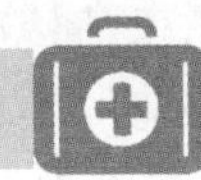

案例引入

童童，男，10 个月，因未出牙、易惊、睡眠不安、多汗来儿童保健门诊咨询。童童系剖宫产出生，生后一直由奶奶带，人工喂养，6 个月后添加了少量米粉喂养，平素很少晒太阳。体检结果：体重 12 kg，前囟 1.5 cm×1.5 cm，有枕突，方颅，乳牙未萌出，可见佝偻病串珠、足镯，心肺听诊无异常，腹软，腹部膨隆呈蛙腹，肝右肋下 2 cm，四肢肌张力低下。血生化检查：血钙 1.94 mmol/L，血磷 0.8 mmol/L，碱性磷酸酶 272 U/L。双踝部 X 线检查：干骺端临时钙化带消失，呈杯口样，骨骺软骨明显增宽，骨密度低。医生初步诊断为维生素 D 缺乏性佝偻病。

请思考：

1. 童童目前存在的主要护理问题是什么？
2. 童童的发病原因是什么？
3. 针对童童目前存在的问题，护士应采取哪些护理措施？

（一）维生素 D 缺乏性佝偻病患儿的护理

维生素 D 缺乏性佝偻病（vitamin D deficiency rickets）是以维生素 D 缺乏，导致钙、磷代谢紊乱和以骨骼的钙化障碍为主要特征的慢性营养缺乏性疾病。维生素 D 是维持高等动物生命所必需的营养素，时时刻刻都在参与体内钙和矿物质平衡的调节。维生素 D 不足导致的佝偻病，是小儿时期应重点防治的“四病”之一，它发病缓慢，不容易引起家长的重视，会影响小儿生长发育，因此，必须积极防治。

【维生素 D 的来源与生理调节】

机体内维生素 D 来源有两个途径，即内源途径和外源途径，人体皮肤内的 7-脱氢胆固醇经日光照射转变为胆骨化醇（即内源性维生素 D_3），为机体维生素 D 的主要来源。食物（肝、牛奶、蛋黄等）中的维生素 D 及鱼肝油等为外源维生素 D。植物食物（植物油、酵母）中含丰富的麦角固醇，经紫外线照射后可变为被人体吸收的麦角骨化醇（即维生素 D_2）。维生素 D_3 和维生素 D_2 被人体吸收进入血液循环后，与血浆中的维生素 D 结合蛋白（DBP）结合，经过肝、肾细胞羟化酶的作用生成 1,25-二羟维生素 D（1,25-二羟胆骨化醇）。1,25-二羟维生素 D 的生理功能包括：①促进小肠黏膜细胞合成钙结合蛋白，增加钙、磷的吸收；②促进骨钙素的合成，使其与羟磷灰石分子牢固结合构成骨实质，此外，还可促进骨质吸收，使旧骨溶解释放钙、磷，利于钙盐沉着；③增加肾小管对钙、磷的重吸收，有利于骨的钙化。

机体缺乏维生素 D 导致肠道吸收钙、磷减少，血钙、血磷水平降低，血钙降低刺激甲状旁腺分泌增加，加速旧骨溶解，释放骨钙入血，维持血钙水平。但是甲状旁腺素（PTH）抑制肾小管对磷的重吸收致尿磷排出增加，血磷水平降低，钙磷乘积降低，使正在生长的骨骺端软骨板不能正常钙化，成骨细胞代偿性增生，骨样组织局部堆积隆起，碱性磷酸酶增多，形成一系列骨骼病变及血生化改变等。

【病因】

1. 日光照射不足 维生素D可由皮肤经日照产生。冬季日照时间短，天气寒冷，小儿户外活动少。此外，空气污染也可阻碍日光中的紫外线，人们日常所穿的衣服、住在高楼林立的地区、生活在室内、使用人工合成的太阳屏阻碍紫外线、长期居住在日光不足的地区等都影响皮肤生物合成足够量的维生素D。对于婴儿及儿童来说，日光浴是使机体合成维生素D_3的重要途径。

2. 维生素D摄入不足 天然食物中所含的维生素D不能满足婴幼儿对它的需要，如日光照射不足或未补充鱼肝油，易患此病。

3. 钙含量过低或钙、磷比例不当 食物中钙含量不足以及钙、磷比例不当均可影响钙、磷的吸收。人乳中钙、磷含量虽低，但比例(2∶1)适宜，钙容易被吸收，而牛乳钙、磷含量较高，但比例(1.2∶1)不当，钙不易被吸收。

4. 需要量增多 早产儿因生长追赶期生长速度过快和体内钙储备不足，而易患佝偻病；婴儿生长发育快，对维生素D和钙的需要量增多，故易引起佝偻病；2岁后因生长速度减慢，且户外活动增多，佝偻病的发病率逐渐减少。

5. 疾病和药物影响 肝、肾疾病及胃肠道疾病影响维生素D、钙、磷的吸收和利用。小儿胆汁淤积、胆总管扩张、先天性胆道狭窄或闭锁、难治性腹泻等疾病均可影响维生素D、钙、磷的吸收而易患佝偻病。长期服用苯妥英钠、苯巴比妥钠等药物，可加速维生素D的分解、代谢而引起佝偻病。

【临床表现】

维生素D缺乏性佝偻病主要见于3个月至2岁的婴幼儿，临床表现为骨骼改变、肌肉松弛以及非特异性的精神、神经症状。重症佝偻病患儿可影响消化系统、呼吸系统、循环系统及免疫系统，对小儿的智力发育也有影响。此病在临床上分为初期、激期、恢复期和后遗症期。初期、激期和恢复期，统称为活动期。

1. 初期 多数从3个月左右起病，此期以神经精神兴奋性增高为主，表现为易激惹、烦闹、睡眠不安、易出汗，头皮出汗后痒而摇头擦枕，出现“枕秃”(图3-2-1)。此期常无骨骼改变。

2. 激期 除初期症状外，患儿主要表现为骨骼改变和运动功能发育迟缓。

(1)骨骼改变 用手指按在3～6个月患儿的枕骨或后顶骨，感觉颅骨内陷，抬手放松而弹回，称乒乓球征。7～8个月患儿的额骨和顶骨双侧骨样组织增生堆积，对称性隆起，形成“方颅”(图3-2-2)，前囟增大及闭合延迟、出牙延迟，牙釉质缺乏并易患龋齿。腕、踝部由于骨样组织增生呈钝圆形隆起，形成佝偻病“手镯”或“足镯”。1岁左右婴儿两侧肋骨与肋软骨交界区因骨样组织堆积而膨大呈钝圆形隆起，上下排列如串珠状，称佝偻病串珠。膈肌附着处的肋骨因软化，呼吸时被膈肌牵拉而内陷，形成一条沿肋骨走向的横沟，称膈沟或赫氏沟。第7、8、9肋骨与胸骨连接处软化内陷，致胸骨中部向前突出形似“鸡胸”(图3-2-3)；如胸骨剑突部内陷可形成“漏斗胸”；胸廓下缘向外翻起为“肋缘外翻”；脊柱后突、侧突。会站、走的小儿由于体重压在不稳固的两下肢长骨上，两腿会形成向内或向外弯曲畸形，即“O”形腿或“X”形腿(图3-2-4)。

(2)运动功能发育迟缓 患儿的肌肉韧带松弛无力，因腹肌张力下降而使腹部膨隆，呈“蛙状腹”；因四肢肌肉无力，坐、站、走等运动功能滞后。大脑发育不全，条件反射形成缓慢，患儿表情淡漠，语言发育迟缓。免疫力低下，易并发感染、贫血。

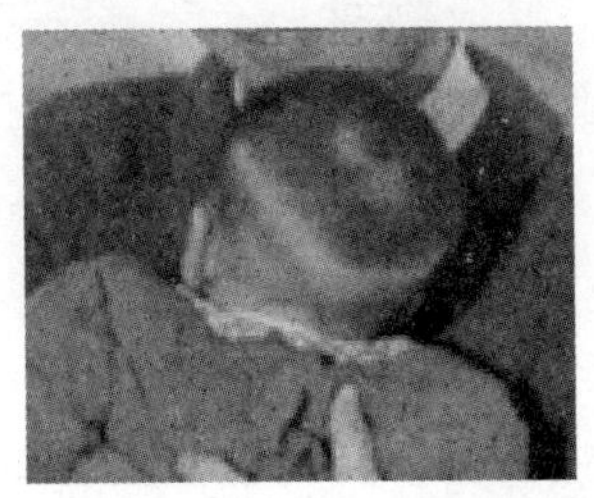
图 3-2-1　佝偻病“枕秃”

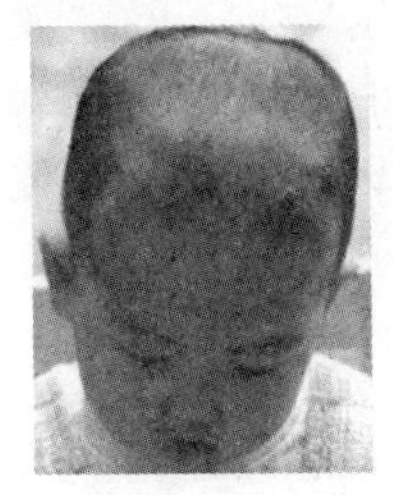
图 3-2-2　佝偻病“方颅”

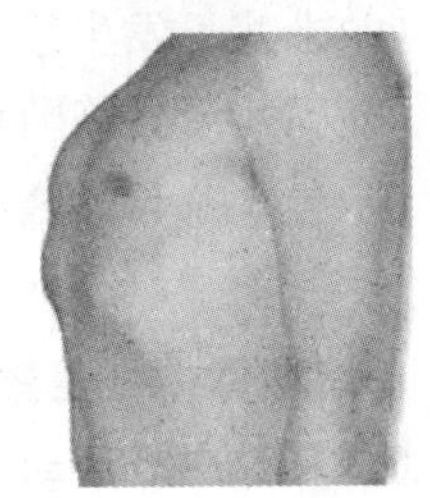
图 3-2-3　佝偻病“鸡胸”

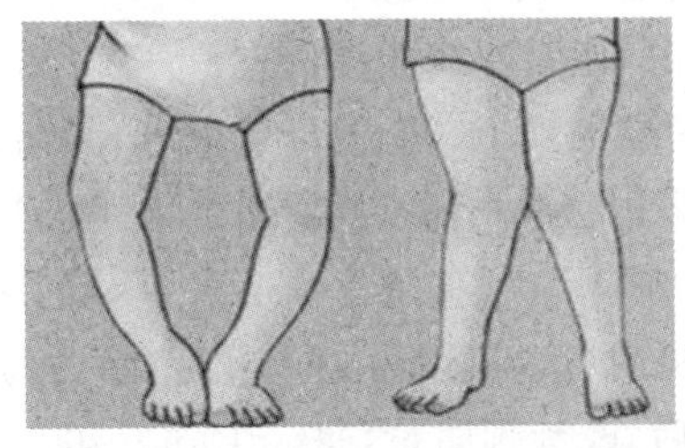
图 3-2-4　佝偻病“O”形腿和“X”形腿

3. 恢复期　经适当治疗及日光照射后，患儿各种临床症状和体征减轻或消失。

4. 后遗症期　多见于 2 岁以后小儿，经治疗或自然恢复后临床症状消失，仅重度佝偻病遗留不同程度的骨骼畸形或运动功能障碍。

【辅助检查】

(1)血生化检查　血清 25-(OH)D_3在早期即明显降低，是最可靠的诊断标准。血钙水平稍低，血磷降低，钙磷乘积常低于 30，碱性磷酸酶增高。

(2)骨骼 X 线检查　初期长骨骨骺端钙化带稍模糊；激期钙化带消失，骨骺端呈毛刷样、杯口状改变，骨骺软骨带增宽(>2 mm)，骨密度降低，骨皮质变薄，可有骨干弯曲变形或青枝骨折。

【治疗原则】

本病应以预防为主，治疗主要是补充维生素 D 并辅以钙剂，防止骨骼畸形和控制病情活动，还应加强营养，及时添加辅食，坚持户外活动，严重骨骼畸形可考虑手术。

【护理评估】

1. 健康史　了解患儿是母乳还是牛奶喂养及添加辅食情况。

2. 身体评估　了解患儿前囟大小、牙齿的生长发育情况，以及坐、站、走的姿势。根据患儿的神经精神症状、骨骼改变、运动功能等评估佝偻病的分期。

3. 心理-社会状况　了解患儿家庭生活环境、生活习惯、出生季节等。

【护理诊断】

1. 营养失调:低于机体需要量　与日光照射不足和维生素 D 摄入不足有关。

2. 潜在并发症　骨骼畸形、药物过量。

3. 有感染的危险　与免疫功能低下有关。

4. 知识缺乏　患儿家长缺乏佝偻病的预防及护理知识。

【护理目标】

(1)患儿精神好转、睡眠良好、骨骼改变有所缓解或恢复正常。

(2)患儿不发生感染。

(3)患儿无骨骼畸形、药物副作用的发生或发生时及时发现并处理。

(4)患儿家长知晓本病的预防和护理知识。

【护理措施】

1.增加体内维生素D

(1)多行户外活动　指导家长每天带患儿进行户外活动，直接接受阳光照射。生后2～3周就可抱出户外，开始每次外出逗留10～15 min，以后可适当延长至1 h以上。在阳光充足的室外，小儿穿衣不戴帽。夏季气温高，紫外线强度大，可以上午9时以前及下午4时以后在阴凉处活动。冬季室内活动时开窗，让紫外线能够透过。

(2)调整饮食　预防性补充维生素D，提倡母乳喂养，及时添加辅食，断奶后要培养良好的饮食习惯，不挑食、偏食，保证小儿各种营养素的需要。对早产儿、双胎儿、人工喂养儿，生后2周开始补充维生素D(每天400 IU)，可直接将维生素D滴剂滴在舌上。

(3)遵医嘱应用维生素D制剂　以口服为主，一般剂量为每天口服维生素D 50～100 μg(2000～4000 IU)，持续1个月后，改为预防量，每天10 μg(400 IU)。初期重症、不能坚持口服或患有腹泻病者，可行肌注维生素D_3大剂量突击疗法，肌注维生素D_3 20万～30万IU，一般注射1次即可，3个月后改预防量口服。肌注前口服钙剂4～5天，以免发生医源性低钙惊厥。口服维生素D滴剂时，可直接将其滴在舌上或食物上，以保证用量。而肌注的维生素D_3是油剂，注射时应选用较粗针头做深部肌注，以保证药物充分吸收。

(4)遵医嘱补充钙剂　维生素D治疗期间应同时补充钙剂，以口服为主。

2.预防骨骼畸形和骨折　衣着柔软、宽松，避免早坐、久坐，以防脊柱后突畸形；避免早站、久站和早走，以防下肢弯曲形成"O"形腿或"X"形腿。重症患儿肋骨、长骨易发生骨折，操作时避免重压和强力牵拉。

3.加强体格锻炼　采取主动和被动运动方法矫正骨骼畸形，"O"形腿按摩小腿外侧肌肉，"X"形腿按摩小腿内侧肌肉，以增加肌张力，矫正畸形；胸廓畸形可做俯卧位抬头展胸运动。行外科手术矫治者，指导家长正确使用矫形器具。

4.预防感染　保持室内空气清新，温、湿度适宜，日照充足，避免交叉感染。

5.预防维生素D过量中毒　严格按照医嘱应用维生素D制剂，密切观察病情，如患儿出现畏食、恶心、倦怠、烦躁不安、低热、呕吐、腹泻、顽固性便秘等，提示可能是维生素D过量，应立即报告医生处理。

6.健康教育　向家长讲述有关本病的病因、预防、护理知识，指导正确的户外活动方式和矫形方法。

【护理评价】

(1)患儿精神是否好转、骨骼改变是否缓解或恢复正常。

(2)患儿是否发生感染。

(3)患儿有无骨骼畸形、药物副作用的发生或发生时是否及时发现并处理。

(4)患儿家长是否能说出本病的预防和护理知识。

(二)维生素D缺乏性手足搐搦症患儿的护理

维生素D缺乏性手足搐搦症(tetany of vitamin D deficiency)又称佝偻病性低钙惊厥，是维生素D缺乏性佝偻病的伴发疾病之一，多见于6个月以内的小婴儿。因预防维生素D缺乏

工作的普遍开展，目前维生素 D 缺乏性手足搐搦症已较少发生。

【病因和发病机制】

维生素 D 缺乏时，血钙水平下降而甲状旁腺不能代偿性分泌增加，血钙继续降低，当总血钙低于 1.88 mmol/L（<7.5 mg/dL，或离子钙低于 1.0 mmol/L（4 mg/dL））时可引起神经肌肉兴奋性增高，出现抽搐。机体缺乏维生素 D 时出现甲状旁腺功能低下的原因尚不清楚，推测当婴儿体内钙营养状况较差时，维生素 D 缺乏的早期甲状旁腺急剧代偿分泌增加，以维持血钙正常，若维生素 D 继续缺乏，甲状旁腺功能反应过度而疲惫，以致出现血钙降低。因此，维生素 D 缺乏性手足搐搦症患儿，同时存在甲状旁腺功能亢进所产生的佝偻病的表现和甲状旁腺功能低下的低血钙所致的临床表现。

【临床表现】

主要表现为惊厥、手足搐搦和喉痉挛，并有程度不等的活动期佝偻病的表现，如烦躁、睡眠不安、易惊、多汗等症状。

（1）惊厥　最常见，多见于婴儿。突然发生四肢抽动，两眼上翻，面肌颤动，神志不清，发作时间可为数秒或数分钟，发作时间长者可伴口周发绀，发作停止后意识恢复，精神萎靡而入睡，醒后活泼如常。发作次数可数日一次或一日数次甚至数十次。一般不发热，发作轻时仅有短暂的眼球上窜和面肌抽动，神志清楚。新生儿可只有屏气、面肌抽动或双眼凝视等。

（2）手足搐搦　为本病特有的表现，多见于较大的婴幼儿。突发手足痉挛呈弓状，双手腕屈曲，手指僵直，拇指内收贴于掌心，呈“助产士手”（图 3-2-5），踝关节僵直，足趾向下弯曲呈“芭蕾舞足”（图 3-2-6）。发作停止后活动自如。

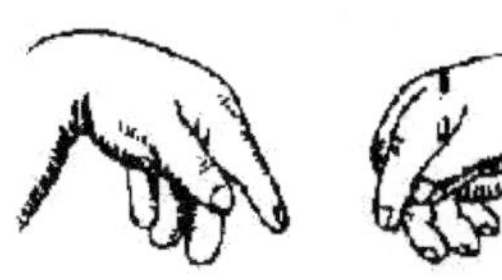

图 3-2-5　手足搐搦的手痉挛

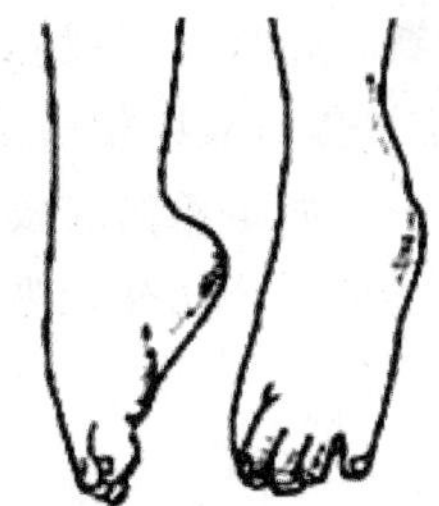

图 3-2-6　手足搐搦的足痉挛

（3）喉痉挛　婴儿多见，喉部肌肉、声门突发痉挛，出现呼吸困难，吸气时喉鸣，有时可突然发生窒息、严重缺氧，甚至死亡。

三种症状以惊厥最常见。当血清钙为 1.75～1.88 mmol/L 时，没有典型发作症状，可通过刺激神经、肌肉引出下列体征。①面神经征（Chvostek sign）：以手指尖或叩诊锤轻击患儿颧弓与口角间的面颊部可引起眼睑和口角抽动者为阳性，新生儿可呈假阳性；②陶瑟征（Trousseau sign）：以血压计袖带包裹上臂，使血压维持在收缩压和舒张压之间，5 min 之内该手出现痉挛症状为阳性。③腓反射：以叩诊锤骤击膝下外侧腓神经处可引起足向外侧收缩者为阳性。

【治疗原则】

本病的治疗原则是先急救处理控制惊厥与喉痉挛，再给予钙剂治疗，急性期后补充维生素 D。

【护理诊断】

1. 有受伤的危险 与惊厥、手足搐搦有关。

2. 有窒息的危险 与惊厥、喉痉挛发作有关。

3. 营养失调:低于机体需要量 与维生素D缺乏有关。

【护理措施】

1. 防止窒息 密切观察惊厥、喉痉挛的发作情况,做好气管插管或气管切开的术前准备。惊厥发作时应就地抢救,松开衣领,将头偏向一侧,喉痉挛者须立即将舌头拉出口外,清除口鼻分泌物,保持呼吸道通畅,避免窒息;对已出牙的患儿,应在上、下门齿间放置牙垫,防止舌咬伤,及时吸氧,必要时行气管插管或气管切开。紧急情况可指压人中、合谷穴止惊。

2. 控制惊厥、喉痉挛

(1)遵医嘱立即使用镇静剂,可用10%水合氯醛每次40~50 mg/kg保留灌肠或地西泮(安定)每次0.1~0.3 mg/kg肌内或缓慢静脉注射。静脉注射地西泮时速度不宜过快,边推注边观察患儿情况,惊厥停止、肌肉松弛立即停止推注。

(2)按医嘱补充钙剂,常用10%葡萄糖酸钙5~10 mL加入10%葡萄糖液10~20 mL,缓慢静脉滴注(10 min以上)。滴注钙剂时速度不宜过快,以免血钙骤升、发生呕吐甚至心搏骤停,同时应避免药液外漏造成局部坏死。静脉补钙3天后改为口服补充。

3. 预防受伤 就地抢救,保持安静,立即移开周围的硬物,不要对肢体强加约束,勿强力撬开紧咬的牙关,以免造成损伤。

4. 定期户外活动,补充维生素D 急性期后按维生素D缺乏性佝偻病治疗方法补充维生素D。

5. 健康教育 指导合理喂养,及时添加含维生素D丰富的饮食,坚持户外活动。教会家长惊厥、喉痉挛发作时立即使患儿平卧,松开衣领,颈部伸直,头偏向一侧,保持呼吸道通畅,同时呼叫医护人员。如距离医院较远,医护人员不能及时赶到时可按压人中、合谷穴止惊。出院后遵医嘱继续适量给患儿补充维生素D和钙剂。

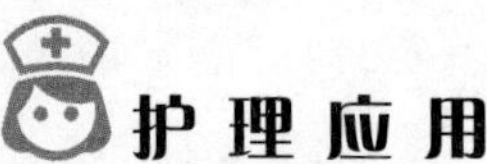

临床实训——维生素D缺乏性佝偻病

一、实训目标

(1)掌握病因、临床表现、护理评估、护理诊断、护理措施。

(2)理解发病机制。

(3)了解辅助检查、治疗原则。

二、实训学时

2学时。

三、实训形式与地点

临床见习,在门诊进行。

四、实训物品

佝偻病的骨骼X线片及相应部位的正常骨骼片、化验单、看片灯、软尺、维生素AD滴剂、维生素D_3和维生素D_2注射剂、患儿的护理病案。

五、实训方法

(1)联系好当地医院维生素D缺乏性佝偻病患儿,向患儿及家长说明进行护理实践的目的,以取得配合。

(2)每6～10名学生为一个小组,每组对一名患儿进行护理评估,组长负责安排每位同学的任务分工,做好记录。带教老师只是指导和纠正,以保证实训合理、有序地进行。

(3)组织学生讨论维生素D缺乏性佝偻病患儿的护理评估,拟做出护理诊断,制订护理计划,鼓励学生提出问题,各组汇报实训结果。

六、小结

(1)带教老师对本次实训进行汇总和小结。

(2)评价学生医院实训情况及家长的态度,评价学生参与讨论的积极性和态度。

(3)完成一份关于维生素D缺乏性佝偻病患儿完整的护理计划。

直通护考

A_1型题

1. 关于调整饮食的原则,下列不正确的是(　　)。

A. 由少到多　B. 由稀到稠　C. 循序渐进　D. 一次添加到位　E. 由细到粗

2. 营养不良患儿的潜在严重并发症为(　　)。

A. 体温不升　B. 营养不良性水肿　C. 低血糖　D. 低血压　E. 发热

3. 营养不良性贫血应补充(　　)。

A. 蛋白质　B. 维生素　C. 铁剂　D. 叶酸、维生素B_{12}　E. 脂肪

4. 营养不良患儿皮下脂肪最先消减的部位是(　　)。

A. 面部　B. 躯干　C. 臀部　D. 腹部　E. 四肢

5. 导致小儿发生营养不良的原因不包括(　　)。

A. 未及时添加或添加辅食不当　B. 早产、双胎、生长发育追赶期　C. 糖尿病、恶性肿瘤　D. 合理喂养　E. 偏食

6. 维生素D缺乏性佝偻病激期骨骼改变表现不包括(　　)。

A. 乒乓球征、方颅　B. 佝偻病串珠、鸡胸、漏斗胸　C. "O"形腿或"X"形腿　D. X线检查骨骺端呈毛刷样、杯口状改变　E. 哭闹

7. 早产儿、双胎儿、人工喂养儿生后多长时间开始补充维生素D?(　　)

A. 生后1个月　B. 生后2个月　C. 生后1周　D. 生后2周　E. 生后3周

8. 当血清钙低于多少时会发生维生素D缺乏性手足搐搦症?(　　)

A. 1. 88 mmol/L　　B. 2. 25 mmol/L

C. 1. 9 mmol/L　　D. 2. 0 mmol/L

E. 2. 8 mmol/L

9. 静脉滴注钙剂治疗时速度不宜过快，应控制在(　　)。

A. 8 min 以上　B. 10 min 以上　C. 5 min 以上　D. 15 min 以上　E. 20 min 以上

10. 维生素 D 缺乏性手足搐搦症不典型发作可出现(　　)。

A. 陶瑟征　B. 克氏征　C. 巴氏征　D. 戈登征　E. 布氏征

(熊　英)

任务三　呼吸系统疾病患儿的护理

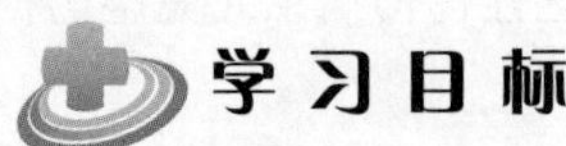

1. 能力目标：能对患有常见呼吸系统疾病的小儿开展整体化护理。

2. 知识目标：掌握小儿常见呼吸系统疾病的临床表现、护理措施。

3. 素质目标：培养对患儿的护理爱心和耐心。

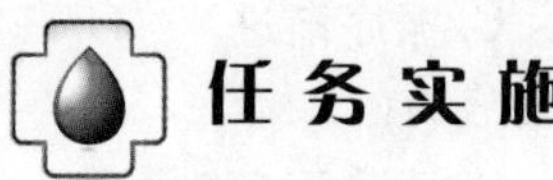

一、小儿呼吸系统解剖生理特点

小儿时期易患呼吸系统感染性疾病与小儿呼吸系统的解剖生理特点和免疫特点密切相关。呼吸系统以环状软骨下缘为界分为上、下呼吸道。上呼吸道包括鼻、鼻窦、咽、咽鼓管、会厌及喉；下呼吸道包括气管、支气管、毛细支气管、呼吸性支气管、肺泡管、肺泡。

【解剖特点】

1. 上呼吸道　婴幼儿鼻腔相对短小且狭窄，后鼻道狭窄，无鼻毛，鼻黏膜柔嫩且血管丰富，感染时黏膜肿胀，易发生堵塞。鼻窦口相对较大，急性鼻炎时可累及鼻窦，易发生鼻窦炎，以筛窦、上颌窦最易感染。婴幼儿鼻泪管较短，瓣膜发育不全，且开口于邻近内眦部，因此鼻腔感染时易侵入眼结膜引起结膜炎。婴幼儿咽鼓管较宽，且短而直，呈水平位，故患鼻咽炎时易导致中耳炎。小儿咽扁桃体出生后 6 个月已发育，若增殖过大，称为增殖体肥大；腭扁桃体 1 岁末逐渐增大，4～10 岁时发育达高峰，以后逐渐退化，因此扁桃体炎多见于年长儿。小儿喉部呈漏斗形，喉腔狭窄，软骨柔软，黏膜富有血管及淋巴组织，故轻微炎症即可引起喉头水肿、狭窄出现声音嘶哑和吸气性呼吸困难。

2. 下呼吸道　婴幼儿的气管和支气管管腔狭窄，黏膜血管丰富，清除能力弱，易发生感染，且感染时易发生呼吸道狭窄和阻塞。右支气管粗而短，为气管的直接延伸，异物易进入右支气管。肺泡数量较少，肺含血多而含气量少，易发生感染，且感染时易引起间质性炎症、肺不张或肺气肿。

3. 胸廓和纵隔　婴幼儿胸廓短小呈桶状，肋骨呈水平位，膈肌位置较高，心脏呈横位。呼吸肌发育差，呼吸时胸廓运动不充分，胸廓运动幅度小，肺扩张受到限制，容易出现呼吸困难，表现为发绀。小儿纵隔体积相对较大，周围组织松软，当气胸或胸腔积液时易发生纵隔移位。

【生理特点】

1. 呼吸频率和节律　小儿年龄越小，呼吸频率越快（表 3-3-1）。婴儿期呼吸中枢发育尚未成熟，呼吸调节功能较差，易出现呼吸节律不整或间歇呼吸、呼吸暂停等，尤以早产儿、新生儿为明显。

表 3-3-1　不同年龄段小儿呼吸和脉搏频率

年龄	呼吸/（次/分）	脉搏/（次/分）	呼吸∶脉搏
新生儿	40～45	120～140	1∶3
～1 岁	30～40	110～130	1∶4～1∶3
～3 岁	25～30	100～120	1∶4～1∶3
～7 岁	20～25	80～100	1∶4
～14 岁	18～20	70～90	1∶4

2. 呼吸类型　婴幼儿呈腹膈式呼吸，随着年龄增长，呼吸肌逐渐发育，胸廓亦发育成熟，7 岁以后开始转化为胸腹式呼吸。

3. 呼吸功能特点　小儿与成人相比，各项呼吸功能的储备能力较差，患呼吸道疾病时较易发生呼吸功能不全。小儿肺活量为 50～70 mL/kg，按单位体表面积计算，成人大于小儿 3 倍。婴幼儿呼吸储备量较小。当患呼吸道疾病时，小儿易发生呼吸衰竭。小儿潮气量为 6～10 mL/kg，年龄越小，潮气量越小；小儿气体弥散量小，但按单位肺容积计算与成人相近；小儿气道阻力大于成人，易发生呼吸衰竭，随年龄增长气道管径增大，阻力递减。

4. 血气分析　血气分析结果可反映气体交换情况和血液的酸碱平衡状态，为诊断和治疗提供依据。小儿血气分析正常值见表 3-3-2。

表 3-3-2　小儿血气分析正常值

项目	新生儿	～2 岁	＞2 岁
pH	7.35～7.45	7.35～7.45	7.35～7.45
PaO_2/mmHg	60～90	80～100	80～100
$PaCO_2$/mmHg	30～35	30～35	35～45
HCO_3^-/(mmol/L)	20～22	20～22	22～24
BE/(mmol/L)	－6～＋2	－6～＋2	－4～＋2
SaO_2	0.90～0.97	0.95～0.97	0.96～0.98

【免疫特点】

小儿呼吸系统的非特异性和特异性免疫功能均较差，咳嗽反射不健全，纤毛运动差，气道清除功能差，分泌型 IgA、IgG 以及 IgG 亚类等免疫因子含量低，且肺泡巨噬细胞功能不足，乳铁蛋白、溶菌酶、干扰素、补体等的数量和活性不足，故小儿易患呼吸道感染性疾病。

二、急性上呼吸道感染

急性上呼吸道感染，简称上感，俗称感冒，通常是指病原体侵犯鼻、咽、扁桃体及喉部引起的急性炎症，常诊断为急性鼻咽炎、急性喉炎、急性扁桃体炎，该病全年均可发生，以冬、春季为多，有一定的传染性，是小儿最常见的疾病。

【病因】

90％为病毒感染，主要有呼吸道合胞病毒、流感病毒、副流感病毒、腺病毒、鼻病毒、柯萨奇病毒、单纯疱疹病毒、EB病毒等。部分为支原体和细菌感染，且常继发于病毒感染之后使病情加重。

由于上呼吸道的解剖生理特点和免疫特点，婴幼儿易患上呼吸道感染，若合并维生素D缺乏性佝偻病、营养不良、贫血等则易导致反复感染使病程迁延。

【临床表现】

病情轻重不一，与年龄、病原体、机体抵抗力不同有关。婴幼儿局部症状不显著而全身症状重，年长儿症状较轻。

1. 一般类型上感

(1)症状　①局部症状：可出现鼻塞、流涕、打喷嚏、干咳、咽部不适和咽痛等。②全身症状：婴幼儿可骤然起病，高热、纳差、咳嗽，可伴有呕吐、腹泻、腹痛、烦躁，甚至高热惊厥。部分患儿发病早期可出现阵发性腹痛，多位于脐周，与发热所致反射性肠蠕动增强或肠系膜淋巴结炎有关。

(2)体征　体检可见鼻黏膜、咽部充血，扁桃体肿大，颌下淋巴结肿大、触痛，肺部呼吸音一般正常。由肠道病毒所致者，常伴不同形态的皮疹，病程3～5天。

2. 特殊类型上感

(1)疱疹性咽峡炎　病原体为柯萨奇A组病毒，好发于夏秋季。全身症状明显，表现为高热、咽痛、厌食、呕吐等，检查可见咽峡部黏膜上有灰白色的疱疹，周围有红晕，1～2日破溃后形成小溃疡，病程1周左右。

(2)咽-结合膜热　病原体为腺病毒，好发于春夏季，可发生小流行。以发热、咽炎、结合膜炎为特征，表现为高热、咽痛、一侧或双侧眼结合膜炎，眼分泌物不多，但见明显眼睑水肿、畏光、流泪，病程1～2周。

3. 并发症　上呼吸道炎症可并发鼻窦炎、中耳炎、喉炎、支气管炎等，年长儿若患链球菌性上感可引起心肌炎、急性肾炎等疾病。

【辅助检查】

病毒感染者白细胞计数正常或偏低，病毒分离和血清反应可明确病原菌；细菌感染者白细胞计数增高，中性粒细胞计数增高，咽拭子培养可有病原菌生长。

【治疗要点】

一般治疗包括休息、降温处理、防鼻塞、供给足够的水分，还要注意保暖，冬季需保持室内空气新鲜。由病毒感染引起者，治疗主要是对症处理和应用抗病毒药物；若并发细菌感染，可选用抗生素治疗。

【护理诊断】

1. 体温过高　与上呼吸道感染有关。

2. 潜在并发症　热性惊厥。

3. 不舒适　与咽痛、鼻塞等有关。

【护理措施】

1. 一般护理

(1)促进舒适,保持室内空气清新,维持室温 18～22 ℃,相对湿度 50%～60%。

(2)保证患儿摄入充足的水分,给予易消化和维生素丰富的清淡饮食,必要时静脉补充营养和水分。

(3)及时更换汗湿的衣服并适度保暖,避免因受凉而使症状加重或反复;保持皮肤及口腔清洁。

2. 病情观察　密切观察病情变化,警惕高热、惊厥的发生,若病情变化及时报告和处理。如病程中出现皮疹,应警惕是否为某种传染病早期征象,以便及时采取措施。

3. 用药护理　以支持治疗和对症治疗为主,注意并发症。应用抗病毒药物,疗程 3～5 天;病情较重、继发细菌感染或发生并发症者,应用抗生素,疗程 3～5 天;如确为溶血性链球菌感染,应用青霉素,疗程 10～14 天。

4. 症状护理

(1)降低体温,密切观察体温变化,体温超过 38.5 ℃时给予物理降温,如头部冷敷、腋下及腹股沟放置冰袋、温水或酒精擦浴、冷盐水灌肠等,体温过高遵医嘱给予退热剂。

(2)及时清除鼻腔及咽喉分泌物,保持呼吸道通畅。鼻塞严重时可于清除鼻腔分泌物后用0.5%麻黄素液滴鼻,每次 1～2 滴,对哺乳期的婴幼儿可于哺乳前 10～15 min 滴鼻。

(3)咽部水肿不适时可给予润喉含片或行雾化吸入。

5. 健康教育　指导家长掌握上感的预防知识和护理要点,懂得相应的应对技巧。在集体儿童机构中,如有上感流行趋势,应早期隔离患儿,室内用食醋熏蒸法消毒。

三、急性支气管炎

急性支气管炎是支气管黏膜的急性炎症,发生支气管炎时,气管大多同时发炎。本病由病毒或细菌感染所致,在婴幼儿时期发病较多、较重,常并发或继发于上下呼吸道感染。本病好发于婴幼儿,2 岁以下发病率最高,冬、春为高发季节。

【病因】

常见病因为病毒感染、细菌感染、支原体感染等,或继发于流感、麻疹、百日咳等传染性疾病。物理因素、化学因素、过敏反应亦为发病原因。由于婴幼儿气道较狭窄,咳嗽功能不强,免疫力降低,不易排出呼吸道分泌物,能助长感染的蔓延及反复发作。

【临床表现】

(1)症状　多先有上呼吸道感染症状,以咳嗽为主。婴幼儿全身症状可出现高热、吸气性呼吸困难、声音嘶哑、犬吠样咳嗽、吸气性喉喘鸣及三凹征等。

(2)体格检查　患儿咽部充血、喉及声带有明显水肿,胸部听诊呼吸音粗糙,可闻及不固定的散在的干、湿啰音。

(3)特殊类型的支气管炎　喘息性支气管炎，也称哮喘性支气管炎，多见于3岁以下、有湿疹或其他过敏史的患儿。表现为咳嗽频繁，并有呼气性呼吸困难伴喘息，夜间或清晨较重，或在哭闹、活动后加重，听诊两肺布满哮鸣音，有反复发作倾向，大多数患儿随着年龄增长而发作减少，至4～5岁停止发作，但有40%左右可发展为支气管哮喘。

【辅助检查】

(1)血常规：疾病初期白细胞总数正常或减低，细菌感染时白细胞增高。

(2)咽拭子进行细菌培养或病毒分离。

(3)胸部X线检查：多无异常改变，或有肺纹理变粗。

【治疗要点】

1. 控制感染　发热、痰多考虑为细菌感染时，使用抗生素。

2. 对症处理　患儿烦躁不安时给予镇静剂，常用鲁米那(苯巴比妥)、安定(地西泮)；高热时物理降温或口服退热药；应用止咳祛痰药。

【护理诊断】

1. 清理呼吸道无效　与痰液黏稠、气道分泌物堆积有关。

2. 体温升高　与支气管炎症有关。

【护理措施】

1. 一般护理

(1)保证充足的睡眠和休息，减少活动，摄入充足的水分和营养。

(2)保持呼吸道通畅，注意经常变换体位，头胸部稍抬高，保持呼吸通畅以利于呼吸道分泌物排出。

2. 对症护理

(1)监测体温变化，体温超过38.5 ℃则给予物理降温或药物降温，防止发生惊厥。

(2)室内湿度宜在60%左右，有利于减轻支气管黏膜水肿及稀释分泌物，并定时进行雾化吸入，必要时用吸痰器及时清除痰液。

(3)遵医嘱给予抗生素、化痰止咳剂、平喘剂等，密切观察用药后反应。

(4)哮喘性支气管炎的患儿，应注意观察有无缺氧的症状，必要时给予吸氧。应用茶碱类药物时，因其吸收和排泄有较大的个体差异，用药过程中应密切观察临床反应，以免过量或不足。喘息严重时可加用泼尼松。

四、小儿肺炎

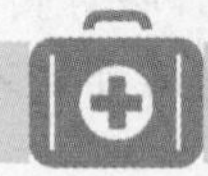

案例引入

患儿，男，3岁。因咳嗽、咳痰、气喘9天，加重3天入院。体格检查：体温39 ℃，脉搏165次/分，呼吸60次/分；呼吸急促，面色苍白，口周围青紫，精神萎靡，鼻翼扇动；两肺背侧下部可闻及湿啰音；心率165次/分，心音钝，心律齐。实验室检查：血常规示白细胞24×10^9/L，中性粒细胞0.83，淋巴细胞0.17。胸部X线检查示左右肺下叶可见灶状阴影。临床诊断：支气管肺炎、心力衰竭。入院后曾用抗生素及对症治疗，但病情逐渐加重，治疗无效死亡。

1. 该患儿死亡的原因是什么？

2. 如何有效开展对患儿的救护？

肺炎是指各种病原体感染或其他因素所引起的肺部炎症。其临床的共同表现为发热、咳嗽、呼吸急促、呼吸困难和肺部固定湿啰音等，是儿童尤其是婴幼儿期重要的常见疾病。该病多见于3岁以下婴幼儿，一年四季均可发病，尤其是冬春寒冷季节以及气候骤变时多见。在我国小儿疾病总体发病率、死亡率中，婴幼儿肺炎居第一位。

目前小儿肺炎的分类尚未统一，常用的分类方法如下。①按病理类型可分为支气管肺炎、大叶性肺炎和间质性肺炎等。②按病因可分为感染性肺炎如病毒性肺炎（腺病毒、流感病毒、副流感病毒、呼吸道合胞病毒等），细菌性肺炎（肺炎链球菌、金黄色葡萄球菌、肺炎球菌、革兰阴性杆菌等），支原体肺炎，真菌性肺炎；非感染性肺炎如吸入性肺炎、坠积性肺炎等。③按病程分为急性肺炎（病程1个月以内）、迁延性肺炎（病程1～3个月）及慢性肺炎（病程3个月以上）。④按病情可分为轻症肺炎和重症肺炎。

【病因及病理生理】

1. 内在因素　小儿自身的呼吸系统的解剖生理特点和免疫特点等决定婴幼儿易患肺炎。低体重儿、维生素D缺乏性佝偻病、先天性心脏病、免疫缺陷病者易并发本病。

2. 环境因素　若居室拥挤、通风不良、空气污染、阳光不足、冷暖失调等均使小儿抵抗力下降，对病原体易感，易发生肺炎。

3. 病原体　常见细菌和病毒，或混合感染。病毒中最常见的为呼吸道合胞病毒，其次为腺病毒、流感病毒；细菌以肺炎链球菌多见，其他有金黄色葡萄球菌、革兰阴性杆菌等。

4. 病理生理　病原体多由呼吸道侵入，也可经血液入肺，引起支气管、肺泡、肺间质炎症，支气管因黏膜水肿而管腔变窄，肺泡壁因充血水肿而增厚，肺泡腔内充满炎性渗出物，可影响通气和气体交换，导致低氧血症和高碳酸血症。重症常伴有毒血症，引起不同程度的感染中毒症状。缺氧、二氧化碳潴留及毒血症可导致循环系统、消化系统、神经系统的一系列症状以及水、电解质紊乱和酸碱平衡失调。

【临床表现】

1. 支气管肺炎　支气管肺炎为小儿最常见的肺炎，多见于3岁以下的婴幼儿。

1）轻症肺炎　以呼吸系统症状为主，大多起病较急，主要表现为发热、咳嗽和气促。

（1）发热　热型不定，多为不规则热，新生儿或重度营养不良儿可不发热，甚至体温不升。

（2）咳嗽　较频，早期为刺激性干咳，以后有痰，新生儿则表现为口吐白沫。

（3）气促　多发生在发热、咳嗽之后，呼吸频率加快，每分钟可达40～80次，可有鼻翼扇动、点头呼吸、三凹征、唇周发紫。肺部可听到较固定的中、细湿啰音。

2）重症肺炎　重症肺炎常有全身中毒症状及循环、神经、消化系统的临床表现。

（1）循环系统　常见心肌炎、心力衰竭及微循环障碍。心肌炎表现为面色苍白、心动过速、心音低钝、心律失常，心电图显示ST段下移和T波低平、倒置。心力衰竭表现为呼吸突然加快，达60次/分以上；极度烦躁不安，明显发绀，面色发灰；心率增快，达180次/分以上，心音低钝，有奔马律；颈静脉怒张，肝脏迅速增大，尿少或无尿，颜面或下肢水肿等。

（2）神经系统　表现为烦躁或嗜睡，脑水肿时出现意识障碍、反复惊厥、前囟膨隆、脑膜刺激征等。

(3)消化系统　常有纳差、腹胀、呕吐、腹泻等;重症可引起中毒性肠麻痹和消化道出血,表现为严重腹胀、肠鸣音消失、便血等。

若延误诊断或病原体致病力强,可引起脓胸、脓气胸、肺大疱等并发症,多表现为体温持续不退或退而复升,中毒症状或呼吸困难突然加重。

2. 不同病原体所致肺炎的特点

(1)呼吸道合胞病毒肺炎　由呼吸道合胞病毒感染所致,以1岁以内的婴儿多见,尤其是2～6个月的婴儿。典型三联征:喘憋严重、三凹征、哮喘。X线两肺可见小点片状、斑片状阴影。临床有毛细支气管炎和间质性肺炎。

(2)腺病毒肺炎　我国以腺病毒3、7两型为主。主要病理改变为支气管和肺泡间质炎症,多见于6～24个月的婴儿。典型临床表现:稽留高热、感染中毒症状明显、咳嗽剧烈或频咳、喘憋严重、肺实变体征。

(3)金黄色葡萄球菌肺炎　多见于新生儿及婴幼儿。起病急、病情变化快,易形成肺脓肿、脓胸、脓气胸、肺大疱,X线特征是易变性。

(4)支原体肺炎　多见于年长儿,婴幼儿发病率也较高。典型特征:刺激性咳嗽,酷似百日咳样,常有发热,热程1～3周。肺部X线表现可分为四种:肺门阴影增浓,支气管肺炎改变,间质性肺炎改变,均一的实变影。

几种不同肺炎的鉴别诊断见表3-3-3。

表3-3-3　几种不同肺炎的鉴别诊断

	大叶性肺炎(肺炎球菌)	支气管肺炎(肺炎球菌等)	金黄色葡萄球菌肺炎	腺病毒肺炎	毛细支气管炎	支原体肺炎
多发年龄	年长儿	婴幼儿	任何年龄	6～24个月	小婴儿	年长儿,婴幼儿
热型	突然起病,稽留高热	不定	弛张	稽留高热	低热或无热,偶高热	不规则
发热日数	2周左右	1～2周	1～3周	1～3周	1～5天	1～3周
一般病情	较重,可见休克	较轻	中毒症状较重,可见皮疹	中毒症状较重,早期嗜睡	喘重	频咳
肺部体征	早期体征不明显	弥漫	弥漫	3～5天后体征方明显	肺气肿,喘鸣,啰音多	较少或局限
X线所见	全叶或节段改变	多为点状或小斑片状影	常见肺脓肿、肺大疱、脓气胸	大片较多,重者有积液	多肺气肿或点片影	肺门阴影增浓等
白细胞数	明显增高	多数增加	增加或下降	多数正常或减少	多数减少或正常	多数正常或偏高
青霉素治疗	有效	可能有效	大剂量可能有效	无效	无效	无效

【辅助检查】

1. 实验室检查 细菌感染时白细胞总数和中性粒细胞数增高，可有核左移，胞质中可见中毒颗粒；细菌培养和涂片，同时做药敏试验以明确致病菌。病毒感染时白细胞总数大多正常或降低；病毒特异性抗原和特异性抗体检测诊断价值较大。50%～70%的支原体肺炎患儿血清冷凝集试验可呈阳性；补体结合抗体检测是诊断肺炎支原体的常规方法。

2. 胸片检查 支气管肺炎早期肺纹理增粗，以后出现大小不一的斑片状阴影，可融合成片，以双肺下野、中内带多阴影，可伴有肺不张或肺气肿。

【治疗要点】

采用综合治疗，积极控制感染，改善通气功能，对症治疗（吸氧、化痰、止咳平喘、退热、镇静等），防治并发症。

1. 控制感染 根据药敏试验选用抗生素，使用原则为早期、联合、足量、足疗程，静脉给药。一般使用至体温正常后的5～7天，临床症状基本消失后3天。

(1)在病原菌未明时，对未用过抗生素治疗的患儿，应首选青霉素，肌内注射。重症者可增加剂量2～3倍，静脉给药。

(2)年龄小或病情严重者需要用广谱抗生素联合治疗，可用氨苄青霉素肌内注射或静脉注射，加用庆大霉素或卡那霉素等。

(3)青霉素疗效不佳或对青霉素过敏的患儿改用红霉素，静脉滴注。

(4)疑为金黄色葡萄球菌感染可用新青霉素Ⅱ、Ⅲ加庆大霉素或氯霉素等，亦可用先锋霉素、万古霉素等。

(5)病原体已明确者，根据药敏试验选择有效抗生素治疗。

(6)支原体、衣原体感染首选红霉素。

(7)真菌感染应停止使用抗生素及激素，选用制霉菌素雾化吸入，亦可用克霉唑、大扶康（氟康唑）或两性霉素B。

(8)病毒感染尚无特效药物，可用利巴韦林、干扰素、聚肌胞、乳清液等。

(9)若中毒症状明显，或严重喘憋，或伴有脑水肿、中毒性脑病、感染性休克、呼吸衰竭等以及胸膜有渗出者，可应用糖皮质激素，常用地塞米松，每日2～3次，每次2～5 mg，疗程3～5天。

2. 对症治疗 最主要的措施是保持呼吸道通畅、吸氧。

3. 防治并发症 对并发脓胸、脓气胸者及时抽脓、抽气；对年龄小、中毒症状明显、脓液黏稠经反复穿刺抽脓不畅者，以及有张力性气胸者进行胸腔闭式引流。

【护理诊断】

1. 清理呼吸道无效 与呼吸道分泌物过多、痰液黏稠，不易咳出有关；与年幼、咳嗽无力有关。

2. 气体交换受损 与肺组织炎症致通气和(或)换气障碍有关。

3. 体温过高 与肺部感染致病菌有关。

4. 有体液不足的危险 与发热呼吸增快有关。

5. 潜在并发症 高热惊厥、心力衰竭。

【护理措施】

1. 病情观察和记录

(1)密切观察生命体征，如体温、心率、心律、心音、呼吸频率，瞳孔、神志变化及肝脏大小，

准备好急救物品和药品。

(2)评估患儿呼吸道分泌物的色、量、黏稠度及咳痰的能力。

(3)观察呼吸频率、节律、型态、深度及呼吸困难的程度。

2. 一般护理

(1)保持病室环境清洁、空气新鲜、安静，室温 18～20 ℃，湿度 50%～60%，定时通风(每日 2～3 次)，避免对流，注意保暖。

(2)保持患儿安静，卧床休息，让患儿采取半卧位或头肩抬高，经常帮助患儿更换体位。集中进行护理操作，减少刺激，避免哭闹，减少耗氧量。

(3)耐心喂养，给予清淡易消化的高热量、高蛋白、高维生素的流质或半流质饮食。鼓励患儿多饮水，保证摄入充足的水分，必要时静脉补充营养和水分。

3. 保持呼吸道通畅

(1)有痰或分泌物时要随时吸痰(吸痰不能过频和过慢，吸痰后立即吸氧)，保证气道湿化。吸痰时应严格执行无菌操作，采用一次性吸痰管吸痰，动作要轻柔、迅速、敏捷；吸引时间不应超过 10 s，防止损伤呼吸道黏膜。

(2)对痰液黏稠不易咳出者，可用超声雾化吸入治疗，稀释痰液。方法列举：取 50 mL 生理盐水、50 mL 灭菌蒸馏水、4 万 U 庆大霉素、2 mg 地塞米松、5 mg α-糜蛋白酶，配制好雾化液，经超声雾化或氧气雾化后吸入，每次 20 min，每天可雾化数次，遵医嘱视病情轻重而定。

(3)指导家长为患儿轻拍背部，协助和鼓励患儿有效咳痰。拍背是痰液咳不出时保持呼吸通畅的方法之一。在患儿咳嗽间歇，协助患儿侧卧，拍背者应五指并拢，稍向内合使手掌成空心状，由下向上、从外侧至内轻拍患儿背部，边拍边鼓励患儿咳嗽，每侧拍 3～5 min，每天 2～3 次。

(4)遵医嘱给予抗生素、化痰止咳药、平喘药等。

4. 体温过高护理

(1)定时测量体温，体温 38.5 ℃以上时应对症治疗，如头部冷湿敷、枕冰袋，或用 30%～50%乙醇溶液擦浴，冷盐水灌肠，或遵医嘱给予药物降温。如患儿有高热惊厥史，退热应积极，一般在 38 ℃即应开始给予降温处理，并可给予镇静药如地西泮等预防惊厥。

(2)退热出汗后及时给患儿擦汗，更换衣物，衣被厚薄适度。每日用温水清洁皮肤，保持床单位清洁干燥。

(3)协助口腔护理，鼓励多漱口，口唇干燥时涂液体石蜡。

5. 氧疗

(1)患儿为轻中度呼吸困难可予鼻导管吸氧，吸入低流量氧气。操作前先清除鼻内分泌物，插入导管不易过深，防止导管与鼻腔黏膜接触，引起疼痛、鼻出血等，同时提高氧气利用效率；鼻导管和湿化瓶蒸馏水应每日更换。吸氧浓度不宜太高(0.5～1 L/min，氧气浓度＜40%)，持续时间不宜过长，以免发生晶体后纤维增生症造成失明。

(2)患儿呼吸困难明显，出现面色青紫、口唇发绀、精神烦躁，多功能参数监护仪显示血氧饱和度下降时，要及时遵医嘱给予正压吸氧。

(3)患儿呼吸困难明显加重，达到Ⅲ或Ⅲ度以上呼吸困难，多功能参数监护仪显示 SaO_2＜0.80，血气分析示 PaO_2＜60 mmHg，$PaCO_2$＞60 mmHg，经激素治疗无改善时就应及时行气管切开。气管切开一定要严格无菌操作，且切开后一定要注意伤口周围消毒，一般为每 6～8 h 一次，若有污染时需要随时更换纱布。

6. 合并心力衰竭的护理 观察患儿出现烦躁不安、面色苍白、气喘加剧并有心率加速（>160～180 次/分）、肝脏在短时间内急剧增大，是心力衰竭的表现，应及时报告医师，并减慢输液速度，准备好强心、利尿药物，以便及时应用。若患儿咳粉红色泡沫痰为肺水肿的表现，可给患儿吸入 20%～30%乙醇湿化的氧气，但每次吸入时间不宜超过 20 min，间隔 15～30 min 可重复 1～2 次。若出现呼吸衰竭，应用人工呼吸机。

7. 健康教育 向患儿家长讲解疾病的有关知识和护理要点，指导家长合理喂养，加强体格锻炼，以改善小儿呼吸功能。对易患呼吸道感染的患儿，在寒冷季节外出时，应注意保暖，避免着凉；定期健康检查，按时预防接种。向年长儿说明住院和注射等对疾病痊愈的重要性，鼓励患儿克服暂时的痛苦，与医护人员合作。教育患儿咳嗽时用手帕或纸捂嘴，不随地吐痰，防止病原菌污染空气而传给他人。

五、支气管哮喘

支气管哮喘简称哮喘，是儿童期最常见的慢性呼吸道疾病，以 1～6 岁小儿患病较多，大多在 5 岁内发病。哮喘是由肥大细胞、嗜酸性粒细胞和 T 淋巴细胞参与的气道慢性炎症，导致可逆性气道阻塞，其临床表现为反复发作性喘息、呼吸困难、胸闷或咳嗽，常在夜间或清晨发作或加剧，多数患儿可经治疗缓解或自行缓解，也可加重导致死亡。

【病因】

哮喘是一种多基因遗传病，与遗传、免疫、精神、神经和内分泌因素有关。常见的诱发因素如下。

1. 呼吸道感染 主要是病毒感染。

2. 过敏原 如花粉、灰尘、尘螨、烟雾、真菌等吸入；食物如鱼、虾、蛋、奶等异类蛋白的摄入。

3. 过敏体质 患儿多有其他过敏史，如湿疹、荨麻疹、血管神经性水肿等。

4. 其他 冷空气、情绪刺激、运动、某些药物均可诱发哮喘。

【临床表现】

1. 咳嗽、咳痰 咳嗽是支气管哮喘的常见症状，是由于气道的炎症和支气管痉挛引起的。作为哮喘的前兆症状，一般为干咳，到哮喘发作期咳嗽和咳痰反而减轻，以喘息症状为主。在哮喘发作接近尾声时，支气管痉挛和气道狭窄减轻，大量的呼吸道分泌物排出。该症状反复出现常于夜间或清晨加重。

2. 喘息和呼吸困难 喘息和呼吸困难是支气管哮喘的特征性临床表现，在哮喘的先兆症状之后，出现胸闷、胸紧、气短和呼吸困难，喘息往往发作较为突然。由于支气管哮喘是小气道痉挛，会出现呼气性呼吸困难症状，吸气时间短，呼气时间长，患儿感到呼气费力。

3. 胸闷和胸痛 哮喘发作时，可有胸闷和胸紧的感觉。如果哮喘发作较重，时间较长，可有胸痛，可能与呼吸肌过度疲劳和拉伤有关。突发的胸痛要考虑到自发性气胸的可能。

4. 哮喘持续状态 哮喘严重发作，极度呼吸困难，应用拟肾上腺素和茶碱类药物不能缓解，出现低氧血症和心功能不全，持续 24 h 以上称为哮喘持续状态。若不及时抢救，可因呼吸衰竭而死亡。

5. 其他 体检见不同程度的发绀，三凹征，胸廓前后径增加，叩诊鼓音，双肺布满哮鸣音，肺泡呼吸音减弱。肺部也能闻及粗湿啰音，在体位变化或咳嗽后被清除或部分清除。支气管哮喘不发作时可无异常体征。

【治疗要点】

去除病因、控制发作和预防复发，坚持长期、持续、规范、个体化治疗。发作期以解痉和抗炎为主，快速缓解症状，常用的支气管扩张剂包括β_2受体激动剂、糖皮质激素、茶碱类药物等；缓解期也应坚持预防性治疗。

【护理诊断】

1. 低效性呼吸型态 与支气管痉挛、呼吸道受阻有关。

2. 清理呼吸道无效 与呼吸道分泌物黏稠、体弱无力排痰有关。

3. 潜在并发症 呼吸衰竭。

4. 知识缺乏 与缺乏哮喘的防护知识有关。

【护理措施】

1. 一般护理

(1)保持室内空气清新、定时通风，避免接触过敏原及刺激性气体，温湿度适宜。尽可能集中护理，避免哭闹加重呼吸困难。

(2)喘息者绝对卧床，给予半坐卧位或端坐位。

(3)进食营养丰富的流质或半流质食物，如蛋羹、面条、稀饭等，多饮水，避免冷、硬、辣、油炸的食物，禁止进食已知过敏或可能引起过敏的食物，如虾、蟹、姜、木瓜等。

2. 密切观察病情 观察意识及生命体征变化、血氧饱和度，必要时监测血气分析，观察哮喘发作持续时间及伴随症状，及时正确判断哮喘的严重程度。

3. 缓解呼吸困难和维持呼吸道通畅

(1)保持呼吸道通路，及时氧疗。按医嘱给予吸氧，必要时给予人工呼吸机辅助治疗，缓解患者呼吸困难。

(2)指导痰多不易咳出者有效咳嗽、雾化吸入、翻身叩背，必要时行吸痰。

(3)根据医嘱及时准确应用抗生素及平喘药。茶碱类药应观察有无恶心、心律失常症状；β_2受体激动剂注意有无心悸及骨骼肌震颤等副作用；糖皮质激素应观察有无消化性溃疡等副作用；呼吸兴奋剂应观察呼吸、意识情况，保持呼吸道通畅。

向患儿及家属说明药物的作用、副作用以及治疗的重要性，配合注意事项。出现哮喘先兆或发作应立即使用止喘药物。指导年长儿使用气雾剂的方法：吸入前先缓慢呼气，呼气完毕立即将喷口放入口内，双唇含住喷口，经口缓慢呼气，在深吸气过程中按压驱动装置，继续吸气过程按压驱动装置，继续吸气，吸气末再屏气 5～10 s，然后再缓慢呼气。若再次吸入要等 3～5 min。指导年长儿激素药物吸入后漱口，防口咽部真菌感染。

(4)安慰患者哮喘发作时勿紧张焦虑，必要时进行放松训练，积极配合治疗。

(5)哮喘持续状态者，注意观察病情变化，保持呼吸道通畅，给予持续低流量吸氧，慎用或禁用镇静剂，以免抑制呼吸中枢和咳嗽反射；注意出入量的平衡，注意补液的速度，特别是使用大量激素时，必须慢速静滴。

4. 健康指导

(1)了解家庭及生活环境的过敏原，防止花粉、烟尘、异味气体的吸入；居室避免放置花草、皮毛等。经常调节干湿度，保持室内空气新鲜。

(2)指导患者避免诱发因素，注意戒烟、保暖，防止上呼吸道感染。指导正确使用气雾及自我监测病情，坚持长期正确服用哮喘药，防止复发，定时复诊。

(3)尽量少去公共场所，尤其在花粉和霉菌高峰季节应尽量减少外出，避免暴露在寒冷的空气中，避免与呼吸道感染者接触，积极防治上呼吸道感染。

(4)合理饮食，合理安排生活起居，保证充足的睡眠，避免劳累、情绪激动。

(5)坚持锻炼身体，以增强机体抵抗力，做呼吸运动操，但要避免剧烈运动。

(6)痰多者应尽量将痰液排出。

(7)了解自己的用药用量及方法，哮喘发作时正确使用止喘气雾剂，并随身携带，用药不能控制者应立即到医院就医。

(8)随身携带止喘气雾剂，注意有无哮喘发作先兆，发生干咳、连打喷嚏、流泪等，哮喘发作再现为呼吸困难、咳嗽、哮鸣，出现以上情况即使用定量气雾剂或立即就医。

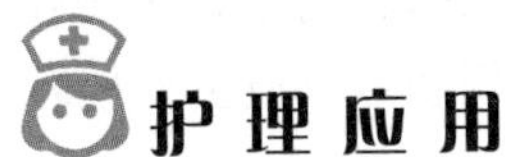

实训一　超声雾化吸入法

一、原理

应用超声波声能(通过超声发生器薄膜的高频振荡)，使液体变成细微的气雾(雾滴的大小与振荡的频率成反比，多数雾化器可产生直径 5 μm 以下的均匀的气雾颗粒)由呼吸道吸入，随深吸气可到达终末支气管和肺泡，治疗效果好。

二、目标要求

(1)湿化气道。

(2)控制呼吸道感染。

(3)改善通气功能。

三、评估与准备

1. 核对　二人核对医嘱。

2. 评估　评估小儿年龄、病情及治疗情况，是否适合超声雾化吸入法等；小儿心理状态、合作程度；对较大儿童及其家长做好解释及说明注意事项。评估环境：光线充足、安静、舒适、整洁。

3. 准备

(1)护士准备：衣帽整洁、洗手、戴口罩。

(2)用物准备：治疗车、快速手消毒液、棉签、安尔碘、清洁的小毛巾或纸巾、遵医嘱准备的药液、无菌注射器 30 mL 一支；超声雾化器一套、冷蒸馏水、水温计、漱口水、治疗碗。

(3)检查雾化器零件；将超声波雾化吸入器主机与各附件连接；在水槽内加入冷蒸馏水，液面高度约 3 cm(一般 250 mL)，要求浸没雾化罐底部的透声膜，将盖旋紧。把雾化罐放入水槽内，将水槽盖盖紧。

(4)药液准备：核对药品药名、剂量、浓度、有效期；检查瓶身有无破损、裂痕；药液有无沉淀混浊絮状物，将药液稀释至 30～50 mL 后加入雾化罐内。

(5)通电检查是否出雾气，检查正常可以使用。

四、操作步骤

(1)携用物至患者床旁。

(2)在颌下垫小毛巾。

(3)通电后打开定时开关至15～20 min处,打开电源开关,指示灯亮后,再调节雾量开关(大档雾量为3 mL/min、中档雾量为2 mL/min、小档雾量为1 mL/min),此时药液成雾状喷出。

(4)观察病情(面色、呼吸、咳嗽情况)及治疗效果,随时巡视病房。

(5)时间到,取下面罩(口含嘴),按顺序关开关(先关雾化开关,后关电源开关)。

(6)整理患儿床单位,妥善安置患儿,将用物置于治疗车下,正确处理用物(将水槽内的水及雾化罐内的药液倒掉,擦干水槽),用物送供应室处理。

(7)洗手,记录。

五、注意事项

(1)雾化液每日新鲜配制。

(2)治疗前先将痰液咳出或吸尽,以免妨碍雾滴深入。

(3)治疗时嘱患者进行慢而深的吸气,吸气末稍停片刻,使雾滴吸入更深。

(4)治疗开始后要注意有无呛咳和支气管痉挛。于雾量过大、雾化吸入时间过长、水分过多或应用对呼吸道有刺激的药物时,可引起支气管痉挛或水中毒。

(5)每日治疗结束时,面罩、雾化罐及管道要清洗及用含氯消毒液浸泡消毒。

(6)绿脓杆菌污染的用物要单独处理。

(7)如果气管切开的患者使用雾化吸入,一定告知患者家属在雾化吸入后,立即按呼叫器,护士必须及时吸痰,以防堵管。

(8)水槽内须保持有足够冷蒸馏水,槽内水温勿超过50 ℃,如果需要连续使用雾化器需间隔30 min,以免损坏机件。

实训二　临床见习——呼吸系统常见病

一、实训目标

(1)理解急性上呼吸道感染、肺炎患儿的身心状况。

(2)掌握急性上呼吸道感染、肺炎患儿的护理措施。

(3)在临床见习时表现出认真的态度,同情、爱护与关心患儿。

二、实训内容

(1)见习急性上呼吸道感染、肺炎患儿的身心状况和护理要点。

(2)选择个案情景,学生对患儿家长进行健康指导,主题是如何预防儿童呼吸系统感染。

三、实训方法

1. 实训地点　医院儿科病区或学校示教室。

2. 临床见习　集中由带教老师讲述后分组,每6～10人为一组,由学校和医院的带教老师带领，边观察、边讲解，最后小结。

3. 病例讨论　若无条件到临床见习，教师可选择1例个案，在示教室组织学生进行个案护理讨论。

病例：患儿，男，8岁。以发热、咳嗽5天为主诉入院。T 39.5 ℃，以刺激性干咳为主，清晨及夜间明显。来院前曾静脉滴注青霉素类抗生素共4天，疗效不明显。体检：双肺呼吸音粗糙，余正常。血常规无异常，X线胸片显示右肺中叶大片状阴影。临床诊断：支原体肺炎。

问题如下。

(1)归纳患儿重要的阳性症状及相关体征。

(2)初步分析患儿入院当天可能出现的心理反应。

(3)列出患儿现存的主要护理诊断及对应的护理目标。

(4)解释你将采取的护理措施。

(5)请对患儿入院当天的饮食进行指导。

直通护考

A_1型题

1. 新生儿呼吸频率每分钟为(　　)。

A. 20～25次　　B. 25～30次　　C. 30～40次

D. 40～45次　　E. 50～60次

2. 婴幼儿易患呼吸道感染与下列哪种免疫球蛋白低下有关？(　　)

A. SIgA　　B. IgD　　C. IgE　　D. IgG　　E. IgM

3. 咽-结合膜热的病原体是(　　)。

A. 腺病毒　　B. 埃可病毒　　C. 冠状病毒

D. 单纯疱疹病毒　　E. 呼吸道合胞病毒

4. 疱疹性咽峡炎的病原体是(　　)。

A. 腺病毒　　B. 冠状病毒　　C. 流感病毒

D. 柯萨奇病毒　　E. 呼吸道合胞病毒

5. 支气管肺炎区别于支气管炎的主要特点是(　　)。

A. 气促　　B. 白细胞数增高　　C. 发热、咳嗽

D. 呼吸音减弱　　E. 固定的细湿啰音

6. 婴儿肺炎合并心力衰竭时每分钟心率超过(　　)。

A. 180次　　B. 150次　　C. 140次　　D. 130次　　E. 120次

7. 治疗肺炎链球菌肺炎首选哪种抗生素？(　　)

A. 红霉素　　B. 青霉素　　C. 林可霉素

D. 先锋霉素　　E. 丁胺卡那霉素

8. 支原体肺炎治疗应首选(　　)。

A. 青霉素　　B. 红霉素　　C. 庆大霉素

D. 新青霉素Ⅱ　　E. 氨苄青霉素

9. 金黄色葡萄球菌肺炎最容易出现的并发症是(　　)。

A. 心肌炎　　B. 肺脓肿　　C. 肺不张

D. 肺气肿　　E. 心力衰竭

10. 一般情况下吸入氧浓度不宜超过(　　)。

A. 30%　　B. 40%　　C. 50%　　D. 65%　　E. 70%

11. 婴幼儿支气管肺炎最常见的并发症是(　　)。

A. DIC　　B. 心力衰竭　　C. 中毒性脑病

D. 中毒性休克　　E. 中毒性肠麻痹

12. 一般小儿细菌性肺炎应用抗生素的时间为(　　)。

A. 体温正常即可停药　　B. 肺部啰音消失后停药

C. 胸片复查正常后停药　　D. 白细胞数正常后停药

E. 体温正常后 5~7 天,临床症状基本消失后 3 天停药

13. 婴儿肺炎合并心力衰竭时每分钟呼吸次数超过(　　)。

A. 60 次　　B. 50 次　　C. 40 次　　D. 30 次　　E. 35 次

14. 2003 年在我国发生的一种传染性非典型性肺炎,现已初步确定病原体为(　　)。

A. 腺病毒　　B. 军团菌　　C. 柯萨奇病毒

D. 新型冠状病毒　　E. 呼吸道合胞病毒

15. 肺炎患儿宜采取的体位是(　　)。

A. 平卧位　　B. 半卧位　　C. 左侧卧位　　D. 去枕仰卧位

E. 头部抬高 20~30 cm,下肢抬高 10~20 cm

16. 关于小儿肺炎的护理措施哪项不妥?(　　)

A. 各种护理操作集中进行

B. 喘憋较重时镇静、平卧

C. 输液时要控制输液量和速度

D. 哺乳时应抱起患儿,以防呛咳

E. 严密观察病情,及时发现并发症

A_2型题

17. 保持呼吸道通畅的措施不正确的是?(　　)

A. 吸痰　　B. 超声雾化吸入　　C. 经常清除分泌物

D. 提高室内湿度至 60%~65%　　E. 常变换体位,并为患儿拍背

18. 3 岁小儿,高热、咳嗽伴呼吸急促 1 天入院。入院体查:T 40 ℃,R 64 次/分,P 168 次/分。精神差,面色苍白,烦躁不安,右肺可闻及较多的细湿啰音,心率 182 次/分,心音低钝,律齐,腹软,肝右肋下 3 cm 可及,脾未及,双下肢轻度水肿。最可能的医疗诊断是(　　)。

A. 心力衰竭　　B. 支气管炎　　C. 大叶性肺炎

D. 支气管肺炎　　E. 支气管肺炎并心力衰竭

19. 5 个月婴儿,受凉后第 2 天出现咳嗽,体温 38.5 ℃,呼吸急促,有喘憋症状,精神较差,食欲下降。体格检查:神清,R 50 次/分,P 120 次/分,鼻扇,口唇微发绀,三凹征(+),双肺下部可闻及中等量细湿啰音。最主要的护理诊断是(　　)。

A. 体温过高　　B. 活动无耐力　　C. 心输出量减少

D. 有感染的危险　　E. 气体交换受损

20. 患儿 8 岁,发热、咳嗽、咳痰 6 天。查体:T 38.2 ℃,R 24 次/分,肺部听诊有少量湿啰音。痰液黏稠,不易咳出,对患儿及家长进行健康指导哪项不必要?(　　)

A. 指导吸痰的方法　　B. 介绍本病的原因
C. 指导有效的咳嗽技巧　　D. 解释超声雾化吸入的作用
E. 解释恶心类祛痰剂的作用

(李军华)

任务四　循环系统疾病患儿的护理

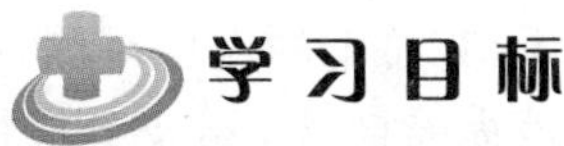

1. 能力目标：能确定先天性心脏病、病毒性心肌炎患儿的主要护理诊断并制订护理计划，正确实施护理措施。

2. 知识目标：掌握先天性心脏病的分类，正常各年龄期儿童心脏、心率、血压的特点。先天性心脏病、病毒性心肌炎的护理诊断和护理措施。法洛四联症的病理解剖及主要症状；熟悉临床常见的先天性心脏病的身心状况、辅助检查及治疗原则；了解出生前后循环系统的解剖生理变化，病毒性心肌炎的身心状况及治疗原则。

3. 素质目标：通过学习循环系统疾病，学会观察循环系统疾病的进程进展，遇到紧急情况具有一定应变能力和适应能力、操作能力。做到急而能安、缓而不辍，沉着冷静、灵活应变地处理问题。

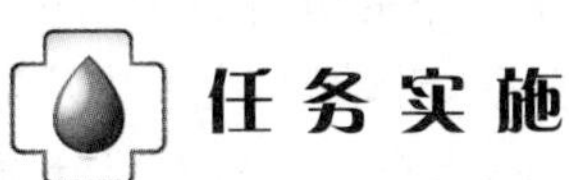

一、小儿循环系统解剖生理特点

（一）心脏的胚胎发育

人类胚胎早期，在 22 天左右原始心管形成。至 22～24 天，在一系列基因的调控下，由头至尾，形成了动脉干、心球、心室、心房与静脉窦等结构。与此同时，心管发生扭转，心球转至右尾侧位，心管逐渐扭曲旋转，心室的扩展和伸张较快，因此渐渐向腹面突出，这样使出自心球、原来处于心管前后两端的动脉总干和静脉窦都位于心脏的前端。心脏的流入及流出孔道并列在一端，四组瓣膜环也连在一起，组成纤维支架。

至胚胎 29 天左右，心脏外形基本形成，但此时心脏仍为单一的管道。房和室的最早划分为房室交界的背面和腹面长出心内膜垫，背侧内膜垫与腹侧内膜垫相互融合成为中间的分隔结构，将房室分隔开。心房的左右之分起始于胚胎第 3 周末，在心房腔的前背部长出一镰状隔，为第一房间隔，其下缘向心内膜垫生长，暂时未长合时所留孔道名第一房间孔。在第一房间孔未闭合前，第一房间隔的上部形成另一孔，名第二房间孔，这样使左右心房仍保持相通。至胚胎第5～6周，于第一房间隔右侧又长出一镰状隔，名第二房间隔，次隔在向心内膜垫延伸过程中，其游离缘留下一孔道，名卵圆孔，此孔与第一房间隔的第二房间孔上下相对。随着心脏继续成长，第一房间隔与第二房间隔渐渐接近而黏合、第二房间孔被第二房间隔完全掩盖，即卵圆孔处第一房间隔紧贴着作为此孔的幕帘，血流可由右侧推开幕帘流向左侧，反向时幕帘掩盖卵圆孔而阻止血液自左心房流向右心房。心房内分隔形成时，由心室底部突出室间隔基胚并向房室管方向生长，使心室分成左右两半，至胚胎第7周时室间隔上缘的结缔组织、漏斗部及心内膜垫融合成膜部室间隔，使室间孔完全闭合。室间隔的形成有三个来源：①肌隔，由原始心室底壁向上生长，部分地将左右二室分开；②心内膜垫向下生长与肌隔相合，完成室间隔；③小部分为动脉总干及心球分化成主动脉与肺动脉时的中隔向下延伸的部分，后两部分形成室间隔的膜部。室间隔发育过程中任何部分出现异常即可出现室间隔缺损，其中以室间隔膜周部缺损最常见。二尖瓣、三尖瓣分别由房室交界的左右侧及腹背侧心内膜垫及圆锥隔所组成。

原始的心脏出口是一根动脉总干，在总干的内层对侧各长出一纵嵴，两者在中央轴相连，将总干分为主动脉与肺动脉。由于该纵隔自总干分支处成螺旋形向心室生长，使肺动脉向前、向右旋转与右心室连接，主动脉向左、向后旋转与左心室连接。如该纵隔发育遇障碍，分隔发生偏差或扭转不全，则可造成主动脉骑跨或大动脉错位等畸形。

原始心脏于胚胎第2周开始形成，4周时心房和心室是共腔的，8周房室中隔形成，成为具有4腔的心脏。所以，胚胎发育2～8周为心脏形成的关键期，先天性心脏畸形的形成主要在这一时期。

（二）胎儿血液循环和出生后的改变

1. 正常胎儿的血液循环 胎儿时期的营养和气体交换是通过脐血管和胎盘与母体之间以弥散方式进行交换的。由胎盘来的动脉血液经脐静脉进入胎儿体内，至肝下缘分成两支，一支入肝与门静脉吻合，另一支经动脉导管入下腔静脉，与来自下半身的静脉血混合，共同流入右心房。由于下腔静脉瓣的隔阻，使来自下腔静脉的混合血(以动脉血为主)进入右心房后，约1/3经卵圆孔入左心房，再经左心室流入升动脉，主要供应心、脑及上肢，其余流入右心室。从上腔静脉回流的来自上半身的静脉血，入右心房后大部分流入右心室，与来自下腔静脉的血液一起进入肺动脉。由于胎儿肺部处于压缩状态，经肺动脉的血液只有少量流入肺，经肺静脉回到左心房；而大部分血液经动脉导管与来自升主动脉的血汇合后，进入降主动脉(以静脉血为主)，供应腹腔器官和下肢，同时，经过脐动脉回流至胎盘，摄取氧气及营养物质。故胎儿期供应脑、心、肝及上肢的血氧量较下半身高。

2. 出生后血液循环的改变 出生后脐血管阻断，呼吸建立，肺泡扩张，肺小动脉管壁肌层逐渐退化，管壁变薄、扩张、肺循环压力下降，从右心经肺动脉流入肺的血流增多，使肺静脉回流至左心房的血流量增加，左心房压力增高。当左心房压力超过右心房时，卵圆孔瓣膜功能上关闭，到出生后5～7个月，解剖上大多数闭合。自主呼吸建立后血氧量增高，动脉导管壁受到刺激后收缩，同时，低阻力的胎盘循环由于脐带结扎而终止，由于肺循环压力降低和体循环压力升高，流经动脉导管血流逐渐减少，高的动脉血氧分压和出生后体内前列腺素的减少，使导管壁平滑肌收缩，导管闭塞，最后血流停止，形成动脉韧带。足月儿约80%在出生后24 h形成功能性关闭，约80%婴儿于生后3个月、95%婴儿于生后一年内形成解剖性关闭。若动脉导管持续未闭，可认为有畸形的存在。脐血管血流停止6～8周完全闭锁，形成韧带。

（三）正常各年龄小儿心脏、心率、血压的特点

1. 心脏重量　在整个小儿时期，心脏重量的增长速度并非匀速，出生后6周内心脏重量增长很少。此后，心脏重量增长的速度呈持续和跳跃性增长。新生儿的心脏相对较成人大，其重量为20～25 g；1岁时心脏的重量为出生时的2倍，5岁时为出生时的4倍，9岁时为出生时的6倍，青春期后心脏重量的增长为出生时的12～14倍，达成人水平。

2. 心脏容积　出生时，心脏4个腔的容积为20～22 mL，1岁时达到出生时的2倍，2岁半增大到3倍，近7岁时5倍，为100～120 mL；其后增长缓慢，青春期始心脏容积仅为140 mL；以后增长又渐迅速，18～20岁时，心脏容积已达240～250 mL，为出生时的12倍。

3. 心脏位置　小儿心脏的位置随年龄而变化，新生儿心脏位置较高并呈横位，心尖搏动在第四肋间锁骨中线外，心尖部分主要为右心室。2岁以后，小儿心脏由横位逐渐转成斜位，心尖搏动下移至第五肋间隙，心尖部分主要为左心室。2～5岁时左心界位于第四肋间左锁骨中线外1 cm处，5～12岁在锁骨中线上，12岁以后在第五肋间锁骨中线内0.5～1 cm。

4. 血管的特点　小儿的动脉相对较成人粗。动、静脉内径比在新生儿为1∶1，成人为1∶2。随着年龄的增长，动、静脉相对变窄，在大血管方面，10岁以前肺动脉直径较主动脉宽，至青春期主动脉直径超过肺动脉，12岁始至成人水平。在婴儿期，毛细血管特别粗大，尤其是肺、肾、肠及皮肤的微血管内径较以后任何年龄时期都大，冠状动脉相对较宽，所以，心、肺、肾及皮肤供血较好，对这些器官的新陈代谢和发育起到重要的作用。

5. 心率特点　小儿的心率相对较快，主要是由于新陈代谢旺盛，身体组织需要更多的血液供给，而心搏量有限，只有增加心脏的搏动次数，才能满足身体生长发育的需要。同时，婴幼儿迷走神经兴奋性较低，交感神经占优势，心脏搏动较易加速。随年龄的增长，心率逐渐减慢，新生儿时期，心率120～140次/分，1岁以内110～130次/分，2～3岁100～120次/分，4～7岁80～100次/分，8～14岁70～90次/分。小儿的脉搏次数极不稳定，易受多种因素影响，如进食、活动、哭闹、发热等，因此。测量脉搏时，应排除干扰因素，在小儿安静状态下测量。凡脉搏显著增快，安静状态下或睡眠时不减慢者，应考虑有器质性心脏病的可能。

6. 血压特点　动脉血压的高低主要取决于每搏输出量和外周血管的阻力。婴儿期，由于心搏量较少，血管管径较粗，动脉血压较低。随着小儿年龄增长血压逐渐增高，1岁以内的婴儿收缩压为80 mmHg(10.67 kPa)，2岁以后小儿收缩压可用年龄×2＋80 mmHg(年龄×0.27＋10.67 kPa)公式计算，小儿的舒张压＝收缩压×2/3。1岁以上小儿，下肢血压比上肢血压高20～40 mmHg(2.67～5.33 kPa)，婴儿期，上肢血压比下肢血压略高。

静脉血压的高低与心搏量、血管功能、循环血量有关。上、下腔静脉血液返回右心室是否通畅也影响静脉压。

二、先天性心脏病

（一）先天性心脏病概述

先天性心脏病(congenital heart disease, CHD)是胎儿时期心脏及大血管发育异常而导致的畸形，是小儿最常见的心脏病。流行病学调查资料提示，活产婴儿先天性心脏病的发病率为6‰～10‰；若包括出生前已死亡的胎儿，本病的发病率更高；年龄越小，发病数越高。有研究对上海市两个区调查了2万多名活产婴儿，发现本病在生后第1年的发病率为6.9%。估计我国每年约出生15万患有先天性心脏病的新生儿，如未经治疗，约1/3的患儿在生后1年

内可因病情严重和复杂畸形而死亡。各类先天性心脏病的发病情况以室间隔缺损最多，其次为房间隔缺血、动脉导管未闭和肺动脉瓣狭窄。法洛四联症则是存活的发绀型先天性心脏病中最常见者。

近年来随着科学技术的不断发展，先天性心脏病的介入治疗，如关闭动脉导管、房间隔缺损和室间隔缺损，应用球囊导管和支架扩张狭窄的瓣膜和血管等技术的发展为先天性心脏病的治疗开辟了崭新的途径。心脏外科手术方面，体外循环、深低温麻醉下心脏直视手术的发展以及带瓣管道的使用不仅使大多数常见先天性心脏病根治手术的效果大为提高，新生儿期复杂心脏畸形手术成功率亦不断提高，先天性心脏病的预后已大为改观。

致病因素可分为两类，即遗传因素和环境因素。遗传因素，特别是染色体畸变，房、室间隔缺损和动脉干畸形等与第 21 号染色体长臂某些区带的过度复制或缺损有关。环境因素很多，重要的原因有宫内感染（风疹、流行性感冒、流行性腮腺炎和柯萨奇病毒感染等），孕母缺乏叶酸、与大剂量放射线接触、药物影响（抗癌药、甲苯磺丁脲等）、患有代谢性疾病（糖尿病、高钙血症）或能造成宫内缺氧的慢性疾病。所以，先天性心脏病可能是胎儿周围的环境和遗传因素相互作用的结果。

（二）先天性心脏病的分类

根据左右心腔或大血管间有无分流和临床有无青紫，可分为 3 类。

1. 左向右分流型　在左、右心之间或与肺动脉之间具有异常通路，正常情况下，体循环的压力高于肺循环的压力，左心压力高于右心压力，血液从左向右侧分流，故平时不出现青紫。当剧烈哭闹或任何原因使肺动脉或右心室压力增高并超过左心室时，血液自右向左分流，可出现暂时性青紫。常见的有房、室间隔缺损或动脉导管未闭。

2. 右向左分流型　为先天性心脏病最严重的一组，因心脏结构的异常，静脉血流入右心后不能全部流入肺循环达到氧合作用，有一部分或大部分自右心或肺动脉流入左心或主动脉，直接进入体循环，出现持续性青紫。常见的有法洛四联症、大动脉错位等。

3. 无分流型　心脏左、右两侧或动、静脉之间无异常通路或分流。通常无青紫，只有在心力衰竭时才发生。常见的有主动脉缩窄和肺动脉狭窄等。

（三）常见先天性心脏病

室间隔缺损

室间隔缺损（ventricular septal defect，VSD）由胚胎期室间隔（流入道、小梁部和流出道）发育不全所致，是最常见的先天性心脏病，约占我国先天性心脏病的 50%。约 40%的室间隔缺损合并其他先天性心血管畸形。室间隔缺损种类很多，通常根据缺损在室间隔的部位及其与房室瓣、主动脉瓣的关系分类。最多见为膜周部缺损，占 60%～70%，位于主动脉下，由膜部向与之接触的三个区域（流入道、流出道或小梁肌部）延伸而成；肌部缺损，占 20%～30%，又分为窦部肌肉缺损、漏斗隔肌肉缺损及肌部小梁部缺损。

【病理生理】

室间隔缺损的病理生理取决于控制分流量及分流方向的缺损的大小及肺血管阻力。若存在室间隔缺损，左心房血流进入左心室后，一部分从正常途径，即左心室到主动脉至体循环，为有效循环，另一部分则自左心室经室间隔缺损分流入右心室到肺动脉至肺循环，为无效循环。此时两个循环量不再相等，肺循环血流量大于体循环血流量，从肺动脉瓣或二尖瓣血流量中减去，主动脉瓣或三尖瓣血流量即所谓的分流量。分流量大小取决于缺损面积、心室间压差及肺小动脉阻力（图 3-4-1）。缺损大致可分为 3 种类型。

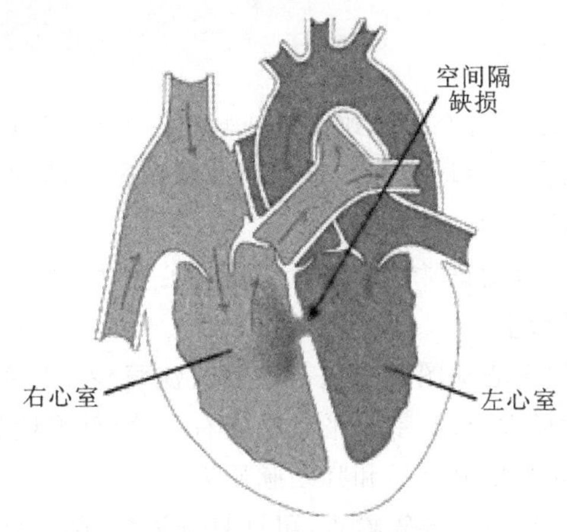

图 3-4-1　室间隔缺损示意图

1. 小型室间隔缺损　缺损直径＜5 mm 或缺损面积＜0.5 cm^2/m^2（体表面积），缺损小，心室水平左向右分流量少，血流动力学变化不大，可无症状。

2. 中型室间隔缺损　缺损直径为 5～10 mm 或缺损面积为 0.5～1.0 cm^2/m^2（体表面积）。缺损较大，分流量较多，肺循环血流量可达体循环的 1.5 倍以上，但因肺血管床有很丰富的后备容受量，肺动脉收缩压和肺血管阻力可在较长时期不增高。

3. 大型室间隔缺损　缺损直径＞10 mm 或缺损面积＞1.0 cm^2/m^2（体表面积），缺损巨大，缺损口本身对左向右分流量不构成阻力，血液在两心室自由交通，即非限制性室间隔缺损。大量左向右分流量使肺循环血流量增加，当超过肺血管床的容量限度时，出现容量性肺动脉高压，肺小动脉痉挛，肺小动脉中层和内膜层渐增厚，管腔变小、梗阻。随着肺血管病变进行性发展则渐变为不可逆的阻力性肺动脉高压。

【发病机制】

室间隔缺损主要是左、右心室之间有一异常通道，由于左心室压力高于右心室，缺损所引起的分流是自左向右，所以一般无青紫。哭闹时，可使右心室压力增加，缺损分流是自右向左，出现暂时性青紫。当肺动脉高压显著，产生自右向左分流时，临床出现持久性青紫，即称艾森曼格综合征。

【临床表现】

取决于缺损的大小。小型缺损（缺损直径＝0.5 cm），多发生于室间隔肌部，因分流量较小，患儿可无明显症状，生长发育不受影响。中型缺损（缺损为 0.5～1.0 cm），左向右分流多，体循环血流量减少，影响生长发育，患儿多有乏力、气短、多汗、生长发育缓慢，易患肺部感染。大型缺损（缺损＞1.0 cm）常有生长发育迟缓。左向右分流量增多，体循环减少，婴幼儿常出现心力衰竭，表现为乏力、气短、多汗、呼吸急促、喂养困难。当出现肺动脉高压右向左分流时，可出现青紫。查体可见胸骨左缘第 3～4 肋间可闻Ⅲ～Ⅴ/Ⅵ级全收缩期反流性杂音，第二心音（P_2）增强，伴有肺动脉高压者 P_2亢进。

室间隔缺损易合并支气管炎、支气管肺炎、充血性心力衰竭、肺水肿和急性细菌性心内膜炎。

预后：30％～60％膜周部缺损和肌部缺损可自行关闭，多在5岁以前，小型缺损关闭率高。中、大型缺损者，婴儿期可反复出现呼吸道感染，形成重度肺动脉高压，逆向分流形成艾森曼格综合征而危及生命。

【辅助检查】

(1)X线检查　小、中型缺损者心影大致正常或轻度左心房、左心室增大。大型缺损者，肺纹理明显增粗增多，左心室、右心室均增大。重度肺动脉高压时，以右心室大为主，肺动脉段明显凸出，肺门血管呈“残根状”，有肺门“舞蹈”征。

(2)心电图　小型缺损心电图正常。分流量大者左心房大、左心室肥厚或双室肥厚，重度肺动脉高压时以右心室肥厚为主。

(3)超声心动图　二维超声心动图及彩色多普勒血流显像示室间隔连续性中断可判定室间隔缺损的部位和缺损的直径大小；心室水平有左向右分流束(晚期肺动脉高压可出现右向左分流)；可探测跨隔压差，并计算出分流量和肺动脉压力。

(4)心导管检查　必要时行右心导管检查，可计算分流量、肺动脉压力及肺血管阻力，对鉴别诊断、判断病情和选择手术适应证均有重要参考意义。右心室平均血氧含量较右心房血氧含量高0.9百分容积以上，即有诊断意义。

【治疗原则】

(1)内科治疗　强心、利尿、抗感染、扩张血管及对症治疗。用抗生素控制感染，强心苷、利尿剂改善心功能。合并肺动脉高压者，应用血管扩张剂，控制潜在肺部感染，争取早期手术。

(2)外科治疗　小型缺损不需手术治疗，中、大型缺损可手术治疗。

(3)导管介入堵闭术　①适应证：膜部缺损，年龄≥3岁，缺损距主动脉瓣≥3 mm；肌部缺损≥5 mm或术后残余分流。②禁忌证：活动性感染性心内膜炎，心内有赘生物、血栓，重度肺动脉高压伴双向分流者。

房间隔缺损

房间隔缺损(atrial septal defect，ASD)是由于原始心房间隔发育、融合、吸收等异常所致，为最常见的先天性心脏畸形。该病活产婴儿的发病率约为1/5000，占先天性心脏病的20％～25％；也是成人最常见的先天性心脏病之一，男女比例为1∶2。

【病理解剖】

根据缺损的位置分为四种类型。

1.原发孔型房间隔缺损　也称为Ⅰ孔型房间隔缺损，约占15％，缺损位于心内膜垫与房间隔交界处。常合并二尖瓣或三尖瓣裂缺，此时又称为部分型房室间隔缺损。

2.继发孔型房间隔缺损　最常见，约占75％。缺损位于房间隔中心卵圆窝部位，亦称为中央型。

3.静脉窦型房间隔缺损　约占5％，分上腔型和下腔型。上腔静脉窦型的缺损位于上腔静脉入口处，右上肺静脉常经此缺损异位引流入右心房。下腔静脉型缺损位于下腔静脉入口处，常合并右下肺静脉异位引流入右心房，此种情况常见于弯刀综合征。

4.冠状静脉窦型房间隔缺损　约占2％，缺损位于冠状静脉上端与左心房间，造成左心房血流经冠状静脉窦缺口分流入右心房。此型缺损常合并左侧上腔静脉残存、左右侧房室瓣狭窄或闭锁、完全性房室间隔缺损、无脾综合征、多脾综合征等。

【发病机制】

出生后随着肺循环血量的增加，左心房压力超过右心房压力，分流自左向右，分流量的大小取决于缺损的大小和两侧心室顺应性。分流造成右心房和右心室负荷过重而产生右心房和右心室增大，肺循环血量增多和体循环血量减少。分流量大时可产生肺动脉压力升高，晚期当右心房压力大于左心房压力时，则可产生右向左分流，出现持续性青紫(图 3-4-2)。

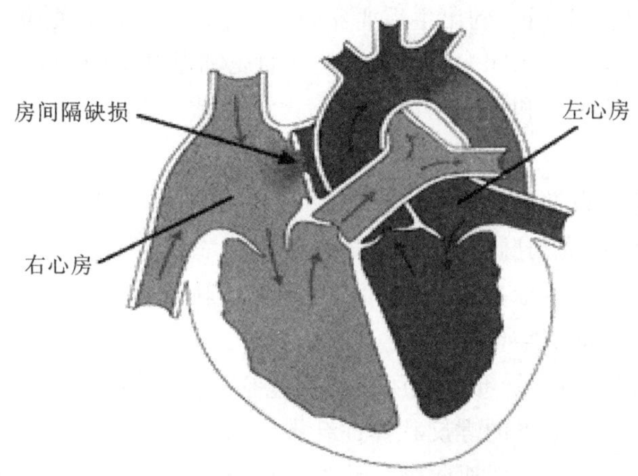

图 3-4-2 房间隔缺损示意图

【临床表现】

房间隔缺损的临床表现随缺损的大小而不同。缺损小者可无症状，仅在体检时发现胸骨左缘第 2～3 肋间有收缩期杂音，婴儿和儿童期多无症状。缺损大者，由于体循环血量减少而表现为气促、乏力和影响生长发育，当哭闹、患肺炎或心力衰竭时，右心房压力可超过左心房，出现暂时性青紫。查体可见体格发育落后、消瘦，心前区隆起，心尖搏动弥散，心浊音界扩大，胸骨左缘第 2～3 肋间可闻见Ⅱ～Ⅲ级收缩期喷射性杂音，肺动脉瓣区第二音增强或亢进，并呈固定分裂。

预后：小型房间隔缺损(直径<3 mm)，1 岁前有可能自然关闭，儿童时期大多数可保持正常生活，常因杂音不典型，而延误诊断。缺损较大时，分流量较大，分流量占体循环血量的 30%以上，不经治疗活至成年时，有可能出现肺动脉高压。

【辅助检查】

(1)胸部 X 线检查　心脏外形呈现轻、中度扩大，以右心房、右心室增大为主，肺动脉段突出，肺门血管影增粗，可见肺门“舞蹈”征，肺野充血，主动脉影缩小。

(2)心电图　电轴右偏+90°～+180°，不完全性右束支传导阻滞，部分患儿尚有右心房和右心室肥大。

【治疗原则】

(1)导管介入堵闭术　①适应证：二孔型 ASD，年龄≥3 岁，直径 5 ～36 mm；不合并必须外科手术的其他心脏畸形。②禁忌证：活动性感染性心内膜炎，出血性疾病，重度肺动脉高压导致右向左分流。

(2)外科治疗　一孔型 ASD 及静脉窦型 ASD，一般外科手术治疗，一旦出现艾森曼格综合征即为手术和介入治疗禁忌证。

动脉导管未闭

动脉导管未闭(patent ductus arteriosus,PDA)为小儿先天性心脏病常见类型之一,是指出生后动脉导管持续开放,血流从主动脉经导管分流至肺动脉,进入左心,并产生病理生理改变。胎儿期动脉导管被动开放是血液循环的重要通道,出生后大约 15 h 即发生功能性关闭,80%在生后 3 个月解剖性关闭。到出生后 1 年,在解剖学上应完全关闭。若持续开放,并产生病理生理改变,即称动脉导管未闭。但在某些先天性心脏病中,未闭的动脉导管可作为患儿生存的必须血流通道,自然关闭和手术堵闭可致死亡。动脉导管未闭占先天性心脏病发病总数的 15%~20%,女性较多见。

【病理分型及血流动力学】

1. 病理分型 未闭合的动脉导管的大小、长短和形态不一,一般分为三型。①管型:导管连接主动脉和肺动脉两端,粗细一致;②漏斗型:近主动脉端粗大,向肺动脉端逐渐变窄,临床多见;③窗型:导管很短,但直径往往较大。

2. 血流动力学 出生后动脉导管关闭的机制包括多种因素。在组织结构方面,动脉导管的肌层丰富,含有大量凹凸不平的螺旋状弹性纤维组织,易于收缩闭塞。出生后体循环中氧分压的增高,强烈刺激动脉导管平滑肌收缩。此外,自主神经系统的化学解体的释放也能使动脉导管收缩。

未成熟儿动脉导管平滑肌发育不良,更由于其平滑肌对氧分压的反应低于成熟儿,故早产儿动脉导管未闭发病率高,占早产儿的 20%,且伴呼吸窘迫综合征发病率很高。

动脉导管未闭引起的病理生理学改变主要是通过导管引起的分流,分流量的大小与导管的直径及长短,主、肺动脉的压差和体、肺循环的阻力差有关。由于主动脉在收缩期和舒张期的压力均超过肺动脉,因而通过未闭的动脉导管的左向右分流的血液连续不断,使肺循环及左心房、左心室、升主动脉的血流量明显增加,左心负荷加重,其排血量达正常时的 2~4 倍。

部分患者左心室搏出量的 70%可通过大型动脉导管进入肺动脉,导致左心房扩大,左心室肥厚扩大,甚至发生充血性心力衰竭。长期大量血流向肺循环的冲击,肺小动脉可有反应性痉挛,形成动力性肺动脉高压;继之管壁增厚、硬化,导致梗阻性肺动脉高压,此时右心室收缩期负荷过重,右心室肥厚甚至衰竭。当肺动脉压超过主动脉压时,左向右分流明显减少或停止,产生肺动脉血流逆向分流入降主动脉,患儿呈现差异性青紫,下半身青紫,左上肢有轻度青紫,而右上肢正常。

【发病机制】

动脉导管在胎儿期是肺动脉与主动脉之间正常血液通路。小儿出生后,随着呼吸的开始,肺循环压力降低,血氧分压提高,动脉导管于生后 10~15 h 在功能上关闭。若持续开放,血液自主动脉经未闭导管分流至肺动脉,使肺循环血量增多,左心室容量负荷加重,产生病理改变即为动脉导管未闭(图 3-4-3)。根据未闭的动脉导管大小、长短和形态不一,一般分为三型:管型、漏斗型、窗型。

【临床表现】

患儿女多于男,男女之比为 1∶(2~3)。临床症状的轻重,取决于导管管径粗细和分流量的大小。动脉导管较细者,症状较轻或无症状。导管粗大者,分流量大,表现为气急、咳嗽、乏力、多汗、生长发育落后等。偶见扩大的肺动脉压迫喉返神经而引起声音嘶哑,婴儿期可发生

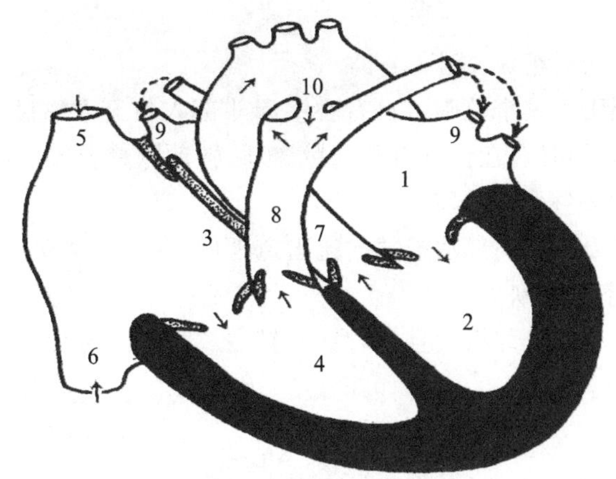

图 3-4-3　动脉导管未闭示意图

1—左心房；2—左心室；3—右心房；4—右心室；5—上腔静脉；6—下腔静脉；7—主动脉；8—肺动脉；9—肺静脉；10—动脉导管

心力衰竭，严重肺动脉高压时，产生差异性青紫，下肢青紫明显，杵状趾。查体：胸骨左缘第 2 肋间有响亮的连续性机器样杂音，占据整个收缩期和舒张期，伴震颤，传导广泛；分流量大时心尖部可闻高流量舒张期隆隆样杂音，P_2 增强或亢进；周围血管征阳性，脉压增大，可见甲床毛细血管搏动，触到水冲脉，可闻及股动脉枪击音等。

预后：动脉导管的介入治疗或手术治疗效果良好。常见并发症为充血性心力衰竭、感染性心内膜炎。

【辅助检查】

(1)X 线检查　分流量小者可正常；分流量大时左心房、左心室增大；肺动脉高压时，右心室也明显增大。

(2)心电图　可反映分流量大小和肺动脉压力变化，1/3 病例正常；分流量大左房、左室大；双室增大；肺动脉高压者右室大为主。

【治疗原则】

(1)手术根治　晚期艾森曼格综合征为手术禁忌证。

(2)保守治疗　前列腺素抑制剂，强心、利尿、抗感染。

(3)导管介入堵闭术　①适应证：不合并必须外科手术的其他心脏畸形。年龄通常≥6 个月、体重≥4 kg、动脉导管最窄直径≥2 mm，通常≤14 mm。可根据大小及形状选用不同的封堵器。②禁忌证：依赖未闭动脉导管生存的心脏畸形，严重肺动脉高压导致右向左分流、败血症等。

(4)外科手术结扎　手术适宜年龄为 1～6 岁，小于 1 岁婴儿反复发生心力衰竭，合并其他心脏畸形者应手术治疗。

法洛四联症

法洛四联症(tetralogy of Fallot，TOF)，也是婴儿期最常见的发绀型先天性心脏病，占先天性心脏病的 10％～14％，以肺动脉狭窄、室间隔缺损、主动脉骑跨和右心室肥厚为主要临床特征。其中以肺动脉狭窄为主要畸形。

【病理解剖】

法洛四联症由 4 种畸形组成（图 3-4-4）。

1. 右心室流出道梗阻　狭窄范围可自右心室漏斗部入口至左右肺动脉分支，可为漏斗部狭窄、动脉瓣狭窄或两者同时存在。常有肺动脉瓣环、肺动脉总干的发育不良和肺动脉分支的非对称性狭窄，狭窄的严重程度差异较大。

2. 室间隔缺损　缺损为膜周部缺损并向流出道延伸，多位于主动脉下，有时可向肺动脉下方延伸，称对位不良型室间隔缺损。

3. 主动脉骑跨　主动脉根部粗大且顺时针旋转右移并骑跨在室间隔缺损上，骑跨范围在15%～95%。

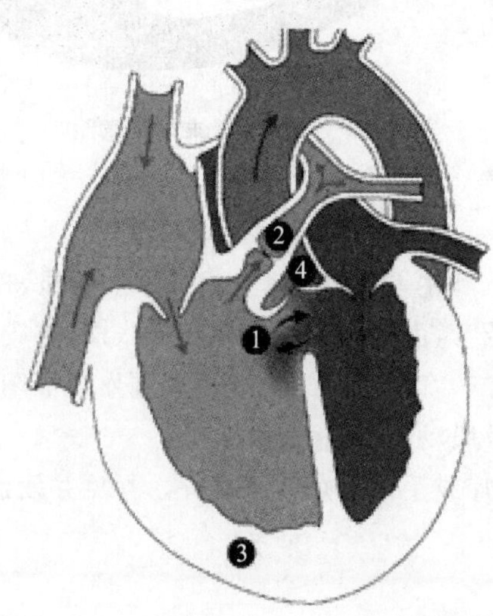

图 3-4-4　法洛四联症示意图

1—室间隔缺损；2—肺动脉狭窄；3—右心室肥厚；4—主动脉骑跨

4. 右心室肥厚　属于继发性病变。

以上 4 种畸形中室间隔缺损必须足够大，使左右心室的压力相等，右心室流出道狭窄是决定患儿的病理生理、病情严重程度及预后的主要因素。狭窄可随时间推移而逐渐加重。常见的并发症为脑血栓、脑脓肿及感染性心内膜炎。

【发病机制】

肺动脉狭窄，血液进入肺循环受阻，引起右心室代偿性增厚，右心室压力相对较高，右心室压力与左心室相似，此时，右心室血液大部分进入主动脉。

由于主动脉跨于两心室之上，主动脉除接受左心室血液外，还直接接受部分右心室的静脉血液，输送到全身各部，因而出现青紫。同时肺动脉狭窄，肺循环进行气体交换的血流减少，加重青紫程度。由于进入肺动脉的血流减少，增粗的支气管动脉与肺血管之间形成侧支循环。

动脉导管未关闭前，肺循环血流减少的程度较轻，青紫可不明显。随着动脉导管关闭和漏斗部狭窄逐渐加重，青紫日益明显，出现杵状指(趾)，红细胞代偿性增多。

【临床表现】

主要临床表现为青紫，其程度和出现早晚与肺动脉狭窄程度有关；多于生后 3～6 个月逐渐出现，见于毛细血管丰富的部位，如唇、指(趾)、甲床、球结膜等处。因患儿长期处于缺氧状态中，可使指(趾)端毛细血管扩张增生，局部软组织和骨组织也增生性肥大，出现杵状指(趾)。

蹲踞症状：患儿活动后，常主动蹲踞片刻，蹲踞时下肢屈曲，使静脉回心血量减少，减轻心脏负荷，同时，下肢动脉受压，体循环阻力增大，使右向左分流减少，使缺氧症状暂时得到缓解。

缺氧发作：婴儿期常有缺氧发作史，表现为呼吸急促、烦躁不安、发绀加重，重者发生晕厥、抽搐、意识丧失，甚至死亡。发作可持续数分钟或数小时，哭闹、排便、感染、贫血或睡眠苏醒后均可诱发。

查体：患儿发育落后，口唇、面部、外耳廓亦有青紫，舌色发暗，杵状指(趾)。心前区略隆起，胸骨左缘第 2～4 肋间有Ⅱ～Ⅲ级收缩期喷射性杂音，杂音响度与狭窄程度成反比；肺动脉第二心音减弱。

【辅助检查】

(1)血液检查　血红蛋白含量、红细胞计数、血细胞比容均升高。动脉血氧分压降低，动脉血氧饱和度低于正常。

(2)X 线检查　心影呈"靴形"，肺血流量减少，肺野清晰。

(3)心电图　电轴右偏，右心室肥厚，右心房肥大。

【治疗原则】

(1)缺氧发作处理　①立即予以膝胸体位。②吸氧、镇静。③吗啡 0.1～0.2 mg/kg，皮下或肌内注射。④β受体阻滞剂普萘洛尔每次 0.05～0.1 mg/kg，加入 10%葡萄糖液稀释后缓慢静脉注射，必要时 15 min 后再重复一次。⑤纠正代谢性酸中毒，给予碳酸氢钠($NaHCO_3$)1 mmol/kg，缓慢静脉注入，10～15 min 可重复应用。⑥严重意识丧失，血压不稳定，尽早行气管插管，人工呼吸。

每天摄入足够水分，腹泻、发热时及时补液。对缺氧发作频繁者，应长期口服普萘洛尔预防发作，剂量为 2～6 mg/(kg・d)，分 3～4 次口服。

(2)外科治疗　绝大多数患儿可施行根治术。轻症患儿，手术年龄以 5～9 岁为宜。根治有困难可做姑息手术，即体-肺分流术。

【预后】

本病未经治疗者，平均存活年龄 12 岁。常见并发症：脑血栓、脑脓肿、感染性心内膜炎、红细胞增多症。

(四) 先天性心脏病患儿的护理

【护理诊断】

1. 活动无耐力　与体循环血量减少和(或)血氧饱和度下降有关。

2. 营养失调　与喂养困难及体循环血量减少、组织缺氧有关。

3. 生长发育迟缓　与体循环血量减少和(或)血氧饱和度下降有关。

4. 有感染的危险　与肺循环充血及机体抵抗力低下有关。

5. 潜在并发症　支气管肺炎、充血性心力衰竭、脑血栓、感染性心内膜炎。

6. 焦虑　与担心疾病预后有关。

【护理措施】

1. 休息　是恢复心脏功能的重要条件。因休息可减少组织对氧的需要，减少心脏负担，可使症状缓解。所以应建立合理的生活作息时间，保证睡眠，根据病情安排适当活动量，减轻心脏负荷。

(1)学龄前儿童患心脏病时，易烦躁、哭闹，加重病情，此时须遵医嘱给镇静剂，以助患儿安静入睡，减轻心脏负担。

(2)学龄儿童虽患心脏病，但没有思想顾虑，自我控制能力差，活动量大，护理人员须对患儿进行宣教，争取得到患儿的配合。

(3)对心功能衰竭的重症患儿，如呼吸困难、心率加快、烦躁不安、肝大、水肿等情况须立即报告医师，遵医嘱给镇静剂，须绝对卧床休息、密切观察尿量、严格记录出入量。

2. 病室环境设置及要求

(1)室内温度适宜，20～22 ℃，湿度 55%～60%，空气新鲜，环境安静。

(2)室内备有抢救设备，如急救车、吸痰器、吸氧设备、心电监护仪等。

(3)轻、重症患儿分别放置，轻症患儿放置大病房，重症患儿放置抢救室。

(4)患儿衣服要合身、暖和、轻柔，床垫上放海绵垫，被褥要轻而暖和，床单平整，床头可抬高。

3. 注意观察病情，防止并发症发生　观察患儿情绪、精神、面色、呼吸、脉率、脉律、血压等。患儿突然烦躁，哭闹，呼吸加快，拒奶，听诊或数脉发现心律不齐、期前收缩、心率加快，立即报告医师，遵医嘱对症处理，详细记录病情变化。

(1)注意观察，防止法洛四联症患儿因活动、哭闹、便秘引起缺氧发作，一旦发生应将小儿置于膝胸卧位，给予吸氧，根据医嘱给予吗啡及普萘洛尔抢救治疗。

(2)法洛四联症患儿血液黏稠度高，发热、出汗、吐泻时，体液量减少，加重血液浓缩，易形成血栓，因此要注意供给充足液体，必要时可静脉输液。

(3)观察有无心率增快、呼吸困难、端坐呼吸、吐泡沫样痰、水肿、肝大等心力衰竭的表现，如出现上述表现，立即置患儿于半卧位，给予吸氧，及时与医生取得联系并按心力衰竭护理。

4. 饮食护理　心功能不全的患儿需准确记录出入量，饮食应是清淡易消化的食物，以少量多餐为宜。注意控制水及钠盐摄入，注意营养搭配，供给充足能量、蛋白质和维生素，保证营养需要。对喂养困难的小儿要耐心喂养，可少量多餐，避免呛咳和呼吸困难，应根据病情，采用无盐或低盐饮食。

5. 对症护理

(1)患儿出现呼吸困难、呼吸加快、青紫等症状，让其取半卧位休息，生活护理需护理人员协助。出现三凹征或点头呼吸，指(趾)甲、口周发绀，烦躁不安，给予氧气吸入，烦躁者遵医嘱给镇静剂。

(2)水肿患儿护理：给予无盐或少盐易消化饮食；尿少者，遵医嘱给利尿剂；每周测量体重 2 次，严重水肿者每日测体重 1 次；每日做皮肤护理 2 次，动作要轻，毛巾要柔软，如皮肤有破损应及时处理；定时翻身，预防压疮的发生；将患儿床上铺海绵垫，保持床单、衣服的清洁、平整、干燥。

(3)咳嗽、咯血的护理：心脏病患儿并发肺部感染，须绝对卧床休息；抬高床头，备好吸痰器、痰瓶，必要时协助患儿排痰；详细记录痰量、性质，应送痰培养检查。咳嗽剧烈的，应遵医嘱给止咳药物，发生病情变化，立即配合医师抢救；危重患儿应设专护，密切观察病情，详细记录。

(4)注意大便通畅，防止便秘，多食含纤维素丰富的食物。患儿超过 2 天无大便应立即报告医师处理，遵医嘱给缓泻剂，禁止下地独自排便，防止发生意外。

6. 用药护理　服用强心苷类药物后，应注意观察药物的作用，如呼吸平稳、心音有力、脉搏增强。观察强心苷毒性反应，如胃肠道、神经、心血管反应。服用利尿剂，注意患儿的尿量变化。

7. 预防感染　注意体温变化，按气温改变及时加减衣服，避免受凉引起呼吸系统感染。注意保护性隔离，以免交叉感染。做小手术如拔牙时，应给予抗生素预防感染，防止感染性心内膜炎的发生，一旦发生感染应积极治疗。

8. 心理护理　对患儿关心爱护、态度和蔼，建立良好的护患关系，消除患儿的紧张心理。对家长和患儿解释病情和检查、治疗经过，取得他们的理解和配合。

9. 健康教育　指导家长掌握先天性心脏病的日常护理，建立合理的生活制度，合理用药，预防感染和其他并发症。定期复查，调整心功能到最好状态，使患儿能安全达到手术年龄。

三、病毒性心肌炎

病毒性心肌炎是指因感染病毒或其他原因引起的局灶性或弥漫性心肌间质炎性渗出，心肌纤维变性或坏死，导致不同程度的心功能障碍和周身症状性的疾病，是小儿时期较常见的心脏病之一。

【病因及发病机制】

能引起心肌炎的病原体有很多种，主要是病毒，现已知的病毒有 20 余种，常见的有柯萨奇病毒、脊髓灰质炎病毒、流感病毒、EB 病毒、腺病毒、传染性单核细胞增多症病毒等。

本病的发病机理尚不完全清楚。随着分子病毒学、分子免疫学的发展，揭示了病毒性心肌炎的发病机制涉及病毒对感染的心肌细胞的直接损害和病毒侵犯人体自身免疫反应而引起心肌损害。

【临床表现】

1. 特点　①病情轻重悬殊。②自觉症状较检查所见为轻，多数在出现心脏症状前 2～3 周内有上感或其他病毒感染疾病，有时病毒可侵犯其他系统。

2. 分期

(1)急性期　病程不超过 6 个月。

轻型：症状轻，以乏力为主，有多汗、苍白、心悸、气短、胸闷、头晕、精神萎靡、食欲不振等。检查见面色苍白、口周发绀、听诊第一心音低钝。

中型：较为少见，起病急，除上述症状外，乏力为突出的表现，年长儿诉心前区痛。检查见心率过速或过缓，心律不齐，心脏略大，心音钝，肝脏增大。

重型：罕见，呈暴发型，起病急骤，1～2 日内出现心功能不全或突发心源性休克，患儿极度乏力、头晕、烦躁、呕吐、心前区痛，严重心律失常。病情发展迅速，不及时抢救，有生命危险。

(2)恢复期　急性期经积极治疗及足够的休息，临床表现和实验室检查逐渐好转，而进入临床恢复期，但此时尚未痊愈，病程多在半年以上。

(3)迁延期　急性期过后，临床症状反复出现，心电图和 X 线改变迁延不愈，病程多在一年以上。

(4)慢性期　进行性心脏增大，病程长达一年以上。患本病后机体抵抗力降低，易患呼吸道感染而致心肌炎复发，甚至心力衰竭。有的还可逐渐演变成心肌病。

【辅助检查】

1. 心电图　可见严重的心律失常，包括各种期前收缩，室上性、室性心动过速，房室传导阻滞，ST-T 改变。

2. 生化检查 磷酸激酶在早期多升高，以心肌同工酶(CK-MB)为主。乳酸脱氢酶(LDH)同工酶增高，在心肌炎的早期诊断有提示意义。心肌肌钙蛋白的变化，对心肌炎有特异性诊断意义。

【治疗原则】

1. 休息 一般应休息至症状消除后3～4周；心脏扩大者，休息应不少于6个月。在恢复期应限制活动至少3个月。

2. 保护心肌的药物治疗

(1)大量维生素C治疗 维生素C是一种较强的抗氧化剂，有清除自由基的作用，从而保护心肌，改善心肌功能，疗程为3～4周。

(2)1,6-二磷酸果糖(FDP) 可改善心肌细胞代谢，增加心肌能量，并可抑制中性粒细胞自由基生成，疗程1～3周。

(3)泛醌 又名辅酶Q_{10}，对受病毒感染的心肌有保护作用，持续应用2～3个月。

(4)黄芪口服液 主要成分有黄芪、麦冬、金银花、龟板等。它对柯萨奇病毒有明显的抑制作用，能增强心肌收缩力和改善心肌供血。

【护理诊断】

1. 活动无耐力 与心肌收缩力下降，组织供氧不足有关。

2. 潜在并发症 心律失常、心力衰竭、心源性休克。

3. 焦虑 与对疾病的担忧有关。

【护理措施】

(1)卧床休息至热退后3～4周，病情基本稳定后，逐渐增加活动量，但休息不得少于6个月。有心脏扩大的患儿，卧床休息半年至1年以上。

(2)给予高热量、高蛋白、高维生素、清淡易消化、营养丰富的饮食，少量多餐，多食新鲜蔬菜及水果(含维生素C)，但不要暴饮暴食，以免胃肠道负担过重，机体抵抗力下降，易外感风寒，引发疾病。

(3)遵医嘱给予营养心肌的药物，向患儿及家长讲明药物治疗的重要性，嘱患儿按时服药，坚持服药，不能因自觉症状好转，认为疾病痊愈，而放松治疗，使疾病复发。

(4)保持大小便通畅，防止便秘发生。

(5)保持情绪稳定，避免情绪紧张及激动，调动机体的免疫系统，发挥自身的抗病能力，使疾病得以恢复。

(6)保护性隔离，应积极预防各种感染，避免去人多的公共场所，防止各种感染的发生。

(7)出院后1个月、3个月、6个月、1年到医院检查。

四、充血性心力衰竭

充血性心力衰竭(congestive heart failure,CHF)简称心衰，是指心脏在充足的回心血量前提下，其排血量不能满足全身组织代谢的需要，而出现的一种病理状态。心衰是小儿时期常见的危重症之一，1岁以内婴儿发病率最高。

【病因】

1. 心血管因素 以先天性心脏病引起者最为多见。心肌炎、心包炎、心内膜弹力纤维增生症、风湿性心脏病、心糖原累积症等亦可引起。

2. 非心血管因素　①肺源性：婴幼儿时期常见于支气管肺炎、毛细支气管炎，儿童时期常见于哮喘持续状态。②肾源性：多见于急性肾炎急性期严重循环充血。③其他：如重度贫血、甲状腺功能亢进症、维生素 B_1 缺乏、电解质紊乱和酸中毒等均可引起心衰。

【护理评估】

1. 健康史　评估患儿的病史、发病过程；有无呼吸困难、咳嗽、气喘、胸闷、水肿及青紫史，发现心脏杂音及其他心脏疾病的具体时间。

2. 身体状况　年长儿心衰的症状与成人相似，表现为乏力、活动后气促、食欲减退、腹痛、咳嗽、水肿和尿少。体检心率增快，心音低钝，有奔马律；呼吸浅快，重症者有端坐呼吸，肺底部可听到湿啰音；颈静脉怒张，肝颈反流试验阳性。

婴幼儿心衰常表现为呼吸快速、表浅，喂养困难，烦躁多汗，哭声低弱，而水肿、颈静脉怒张和肺部湿啰音等体征不明显。

心力衰竭临床诊断指标：①安静时心率增快，婴儿＞180 次/分，幼儿＞160 次/分，不能用发热或缺氧解释；②呼吸困难，青紫突然加重，安静时呼吸达每分钟 60 次以上；③肝大，达肋下 3 cm 以上，或短时间内较前增大；④心音明显低钝或出现奔马律；⑤突然出现烦躁不安，面色苍白或发灰，不能用原发病解释；⑥尿少、下肢浮肿，除外营养不良、肾炎、维生素 B_1 缺乏等原因所致。以上前 4 项为主要指征，尚可结合其他几项以及 1～2 项辅助检查进行综合分析。

3. 辅助检查

(1)胸部 X 线检查　心影扩大，搏动减弱，肺纹理增多，肺部淤血。

(2)心电图　心动过速，有助于病因诊断及指导洋地黄的应用。

(3)超声心动图检查　可见心室和心房腔扩大，心室收缩时间间期(systolic time interval)延长，喷血分数(ejection fraction)降低。

4. 心理-社会状况　患儿可能因症状重、住院环境陌生而感到焦虑和恐惧，家长可能因本病属危重症、住院费用较高而产生焦虑和恐惧心理。

【治疗原则】

除对病因或原发病进行积极治疗外，还要改善心功能、去除潴留的钠和水、降低耗氧量和纠正代谢紊乱。

1. 一般治疗　卧床休息，对烦躁、哭闹的患儿给予镇静剂。限制钠盐和液体摄入量。对气急和发绀的患儿给予及时吸氧。

2. 洋地黄制剂的应用　地高辛是小儿时期最常用的洋地黄制剂，口服、静脉注射均可。病情较重或不能口服者可用地高辛静脉注射，首次给洋地黄化总量的 1/2，余量分 2～3 次、每隔 6～8 h 静脉注射 1 次，多数患儿可于 12～24 h 内达到洋地黄化。能口服的患儿，开始给予口服地高辛，首次给洋地黄总量的 1/3 或 1/2，余量分为 2 次、每隔 6～8 h 给 1 次。洋地黄化后 12 h 可开始给予维持量，维持量每日为洋地黄化总量的 1/5，分 2 次给予。对轻度慢性心衰者，可用地高辛维持量 5～7 天，进行缓慢洋地黄化。

3. 利尿剂的应用　对心力衰竭急重病例或肺水肿患儿，可选用快速强力利尿剂，一般应用呋塞米(速尿)。慢性心衰患儿一般联合应用噻嗪类和保钾利尿剂，如氢氯噻嗪(双氢克尿噻)和螺内酯(安体舒通)，并间歇用药，防治电解质紊乱。

4. 血管扩张剂的应用　近年来应用血管扩张剂治疗顽固性心衰取得一定疗效，常用药物有卡托普利(巯甲丙脯酸)、硝普钠和酚妥拉明(苄胺唑啉)。

【护理诊断】

1. 心排出量减少　与心肌收缩力降低有关。

2. 体液过多　与心排血量下降、静脉回流受阻、体内水钠潴留有关。

3. 气体交换受损　与肺循环淤血、肺水肿有关。

4. 潜在并发症　肺水肿、药物副作用 。

5. 焦虑 与担心疾病的危险程度及环境改变有关。

【护理目标】

预期目标：患儿心脏功能恢复正常，无活动后气促，无浮肿，尿量正常，心率恢复到正常范围，无心律失常；患儿及家长对本病有较多的了解，能消除焦虑和恐惧心理，并积极配合治疗和护理。

【护理措施】

1. 减轻心脏负担，增强心肌功能

(1)休息：应尽量避免患儿烦躁、哭闹，必要时可适当应用镇静剂。患儿宜取半坐位或侧卧位。根据心衰的不同程度安排不同的休息，心衰Ⅰ度可在室内进行轻微体力活动；心衰Ⅱ度应限制活动，延长卧床时间；心衰Ⅲ度应绝对卧床休息，避免各种精神刺激。随着心功能的恢复，逐步增加活动量。

(2)遵医嘱应用洋地黄制剂、利尿剂，评估用药效果。

知识链接

准确将医嘱中的“mg”转化为执行医嘱的“mL”。

例：一患儿需西地兰 0.08 mg，应抽取多少药液？

已知：西地兰为 2 mL∶0.4 mg，加 5%GS 2 mL 稀释为 4 mL∶0.4 mg，稀释后为 1 mL∶0.1 mg，再稀释后为 0.1 mL∶0.01 mg。所以，西地兰 0.08 mg 应加 5%GS 2 mL 稀释原液后，再抽取 0.8 mL。

(3)保持大便通畅，避免排便用力加重心脏负担。鼓励患儿多食含纤维较多的蔬菜、水果，必要时给予开塞露通便。

2. 控制水钠摄入量　给予低盐饮食，钠盐每日摄入量为 0.5～1 g，重症患儿可给无盐饮食。要少食多餐，防止过饱。水肿严重时应限制液体入量，每日液体入量宜控制在 75 mL/kg 以下。输液速度宜慢，以每小时<5 mL/kg 为宜。

3. 给氧，改善气体交换　患儿有呼吸困难和发绀时应给予吸氧。急性肺水肿的患儿吸氧时，可在氧气湿化瓶内放入 20%～30%酒精，间歇吸入，每次 10～20 min，间隔 15～30 min，重复 1～2 次。

4. 病情观察　密切观察患儿生命体征变化，必要时进行心电监护。详细记录出入量，定时测体重，了解水肿增减情况。

5. 合理用药，观察药物疗效和副作用

(1)应用洋地黄制剂时应注意给药方法，注意按时按量服药，仔细核对剂量、密切观察洋地黄的中毒症状。每次用药前应测量患儿脉搏，必要时听心率。婴儿脉率小于 90 次/分、年长儿小于 70 次/分时应暂停用药，报告医生。为了保证洋地黄剂量准确，应单独服用，勿与其他药物混用，如钙剂与洋地黄制剂有协同作用，应避免同时使用。如患儿服药后呕吐，要与医生联系，决定是否补服或用其他途径给药。如出现心率过慢、心律失常、恶心呕吐、食欲减退、色视症、视物模糊、嗜睡、头晕等毒性反应时，应先停服洋地黄，并及时与医生联系采取相应措施。用药其间应鼓励患儿进食含钾丰富的食物，如牛奶、柑橘、菠菜、豆类等，以免出现低钾血症而增加洋地黄的毒性反应。

(2)应用利尿剂时应注意用药时间和剂量，利尿剂宜于清晨或上午给予，以免夜间多次排尿而影响睡眠。每日测量体重，观察水肿消退情况，注意电解质变化，防止低钾血症。

(3)应用血管扩张剂时应密切观察心率和血压的变化，避免血压过度下降，给药时避免药液外渗，以免局部组织坏死。硝普钠遇光可降解，使用时应避光(滴瓶和管道均要用黑布遮光)，药要随用随配，变色的溶液应废弃。

6. 健康指导　向患儿和家长介绍心衰的有关知识、诱发因素及防治措施，根据病情制订适当的休息、饮食及生活制度，减少焦虑及恐惧。教会年长患儿自我监测脉搏的方法。教会家长掌握出院后所用药物的名称、剂量、给药时间、方法及常见副作用。为家长提供急救中心及医院急诊室电话。

【护理评价】

通过治疗和护理是否达到：患儿得到了充分休息，心脏功能恢复正常，无活动后气促，无水肿及尿少，家长及年长患儿对疾病有了较深的认识，能积极配合治疗和护理。

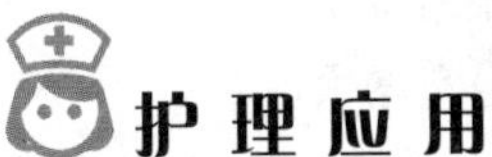

动脉血采集的方法和注意事项

采集动脉血标本的目的主要是进行血气分析，血气分析常用于呼吸衰竭、酸碱平衡失调的监护以及机械通气参数调节、疗效分析和预后判断。对于慢性呼吸系统疾病，可为医生确定治疗方案、调整药物、观察疗效等提供准确的依据。与静脉血标本采集相比，动脉血采集难度比较大，血管位置深，只能靠触摸，且不易一次成功，患者感觉也很疼痛。因一次穿刺不成功后，与患者的沟通比较困难，容易发生纠纷。若血标本采集的质量不高(标本内有凝块)，又会直接影响结果，而且对血气分析仪也会造成一定的损坏。

动脉血采集的方法和有关注意事项如下。

(1)评估患者的病情、年龄、意识状态，有无特殊用药及配合情况，做好沟通及心理护理，避免因二次穿刺引起与患者发生纠纷。

(2)在使用动脉血气针穿刺前，回抽活塞至 1 mm 处，因为在大部分情况下血液不能将活塞顶至 1 mm 处，采血量不够会直接影响检测结果，若穿刺后再回抽活塞，血气针内会出现大量的气泡。

(3)如在肱动脉或桡动脉处取血，针头与皮肤呈 30°～45°，穿刺的成功率会提高很多。

(4)标本采集成功后一只手用棉签重压取血部位 5～10 min，另一只手迅速将针头刺入橡胶塞内，以隔绝空气，并充分揉搓血标本，使其与抗凝剂混合并立即送检。

(5)动脉血必须防止空气混入,取血后不可抽拉注射器,以免空气混入,若血标本有气泡,针头向上竖直即可排除。

(6)下肢静脉血栓患者,避免从股动脉及下肢动脉采血。

(7)若饮热水、洗澡、运动后,需休息半小时再取血。

(8)如有特殊用药(例如抗凝药物)患者,应适当延长压迫止血时间,尽量避免进行股动脉穿刺。

(9)如标本不能立即送检,可放入 0 ℃冰盒内保存,最长不超过两小时,避免细胞代谢耗氧,PaO_2下降,$PaCO_2$升高。

(10)填写血气分析申请单时,务必要注明采血时间、体温,患者吸氧方法、氧浓度、氧流量、机械通气的参数等。

直通护考

A_1型题

1. 先天性心脏病,肺动脉瓣区第二音亢进和固定分裂常见于(　　)。
A. 房间隔缺损　B. 室间隔缺损　C. 动脉导管未闭
D. 法洛四联症　E. 肺动脉狭窄

2. 动脉导管未闭的特征性体征是(　　)。
A. 左心房、左心室增大　B. 股动脉枪击音　C. 青紫及气促
D. 胸骨左缘第 2 肋间连续性机器样杂音　E. 水冲脉

3. 室间隔缺损可引起下列哪一房室增大?(　　)
A. 左、右心室肥大　B. 右心房、右心室肥大　C. 左心室、左心房肥大
D. 右心室肥大　E. 左心室增大

4. 先天性心脏病术前最重要的确诊方法是(　　)。
A. 心电图　B. 超声心动图　C. X 线胸片　D. 导管检查　E. 螺旋 CT

5. 95%的小儿动脉导管在生后闭合的年龄是(　　)。
A. 3 个月内　B. 6 个月内　C. 1 岁内　D. 2 岁内　E. 3 岁内

6. 小儿心脏卵圆孔解剖上关闭的时间是出生后(　　)。
A. 6~8 周　B. 3~5 个月　C. 5~7 个月
D. 8~9 个月　E. 10~12 个月

7. 1 岁以内婴儿的正常心率是(　　)。
A. 120~140 次/分　B. 100~130 次/分　C. 110~130 次/分
D. 80~100 次/分　E. 70~90 次/分

8. 正常 5 岁小儿的血压为(　　)mmHg。
A. 90/60　B. 95/60　C. 100/70　D. 104/68　E. 108/70

9. 评估先天性心脏病患儿的健康史时,应重点评估其母亲怀孕前 3 个月是否有(　　)。
A. 细菌感染　B. 病毒感染　C. 糖尿病　D. 严重贫血　E. 接触过 X 线

10. 属青紫型先天性心脏病的是(　　)。
A. 室间隔缺损　B. 房间隔缺损　C. 动脉导管未闭

D. 法洛四联症　　E. 肺动脉狭窄

11. 最常见的先天性心脏病是(　　)。

A. 室间隔缺损　　B. 房间隔缺损　　C. 动脉导管未闭

D. 法洛四联症　　E. 肺动脉狭窄

12. 法洛四联症患儿出现蹲踞现象,是为了(　　)。

A. 增加心脑血供应量　　B. 缓解疲劳　　C. 减少回心血量

D. 增加体循环压力,减少静脉回心血量,减轻心脏负荷　　E. 减少下肢耗氧量

13. 法洛四联症患儿突然缺氧发作,是由于(　　)。

A. 长期脑缺氧　　B. 并发脑血栓　　C. 并发脑脓肿

D. 心力衰竭　　E. 肺动脉狭窄处肌肉痉挛

14. 护士评估先天性心脏病患儿时,如发现下半身青紫,应考虑(　　)。

A. 室间隔缺损　　B. 房间隔缺损　　C. 动脉导管未闭

D. 法洛四联症　　E. 肺动脉狭窄

15. 右向左分流型先天性心脏病由于畸形的存在,使含氧量低的右心血流入体循环而出现(　　)。

A. 多汗　　B. 消瘦　　C. 气促　　D. 青紫　　E. 疲劳

16. 易并发脑血栓的先天性心脏病是(　　)。

A. 室间隔缺损　　B. 房间隔缺损　　C. 动脉导管未闭

D. 法洛四联症　　E. 肺动脉狭窄

17. 法洛四联症的病理改变不包括(　　)。

A. 肺动脉狭窄　　B. 主动脉骑跨　　C. 右心室肥厚

D. 房间隔缺损　　E. 室间隔缺损

18. 护士对一即将出院的先天性心脏病患儿的父母进行健康指导后,其父母做出下面哪一项陈述,表明护士还需要做进一步解释?(　　)

A. “我的孩子以后要少量多餐”

B. “我的孩子可以适当参加一些能胜任的体力活动”

C. “我的孩子要多饮水”

D. “我的孩子要注意避免环境温度的过度变化”

E. “我的孩子以后不能接受预防接种”

19. 护理青紫型先天性心脏病患儿时,尤其要注意(　　)。

A. 休息　　B. 给氧　　C. 补充水分

D. 供给足够的营养　　E. 纠正贫血

20. 病毒性心肌炎的最常见的病原体是(　　)。

A. 柯萨奇病毒　　B. 脊髓灰质炎病毒　　C. 腺病毒

D. 乙型肝炎病毒　　E. 流感病毒

(张海宏)

任务五　消化系统疾病患儿的护理

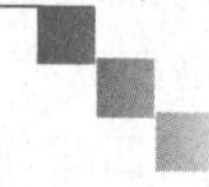

学习目标

1. 能力目标:运用腹泻病的有关知识,对个体、家庭、社区儿童进行卫生宣教和疾病预防;学会对腹泻病患儿实施正确的液体疗法;运用护理程序对腹泻病患儿实施整体护理。

2. 知识目标:识记小儿消化系统的解剖生理特点及其对消化系统疾病的影响;比较几种常见口炎的病因、临床表现特点及护理方法;陈述腹泻病的病因、临床表现、治疗原则、护理诊断和护理措施。

3. 素质目标:通过学习消化系统疾病相关知识,具备分析资料、解决临床实际问题、提高综合素质的能力。

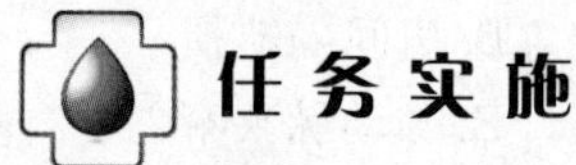

任务实施

一、儿童消化系统解剖生理特点

(一) 口腔

足月新生儿出生时已具有较好的吸吮和吞咽功能,早产儿则较差。新生儿及小婴儿口腔黏膜薄嫩,血管丰富,唾液腺发育不够完善,唾液分泌少,口腔黏膜干燥,因此易受损伤和细菌感染;婴儿 3～4 个月时唾液分泌开始增加,5～6 个月时明显增多,但由于婴儿口底浅,尚不能及时吞咽所分泌的全部唾液,常发生生理性流涎。

(二) 食管

食管长度新生儿为 8～10 cm,1 岁为 12 cm,5 岁为 16 cm,学龄期儿童为 20～25 cm,成人为 25～30 cm。新生儿和婴儿的食管呈漏斗状,黏膜薄嫩、腺体缺乏、弹力组织及肌层尚不发达,食管下端括约肌发育不成熟,控制能力差,常发生胃食管反流,一般在 8～10 个月内症状消失。

(三) 胃

婴儿胃呈水平位,开始行走后逐渐变为垂直位。胃幽门括约肌发育良好而贲门括约肌发育不成熟,加上吮奶时常吞咽过多空气,易发生溢奶和呕吐。胃黏膜有丰富的血管,但腺体和杯状细胞较少,盐酸和各种酶的分泌均比成人少且酶活力低,消化功能差。新生儿胃容量为 30～60 mL,1～3 个月为 90～150 mL,1 岁时为 250～300 mL,5 岁时为 700～850 mL,成人为 2000 mL。因哺乳后不久幽门开放,胃内容物逐渐流入十二指肠,故实际哺乳量常超过上述胃容量。胃排空时间因食物种类不同而异,一般水的排空时间为 1.5～2 h,母乳 2～3 h,牛乳 3

～4 h。早产儿胃排空慢，易发生胃潴留。

（四）肠

小儿肠管相对比成人长，一般为身长的 5～7 倍。小儿肠黏膜肌层发育差，肠系膜柔软而长，升结肠与后壁固定差，肠活动度大，易发生肠套叠、肠扭转。肠壁薄，通透性高，屏障功能差，肠内毒素、消化不全产物和过敏原等可经肠黏膜进入体内，引起全身感染和变态反应性疾病。

（五）肝

年龄愈小肝相对愈大，婴幼儿正常肝在右肋下可触及。婴儿肝细胞和肝功能不成熟，解毒能力差，在感染、缺氧、中毒等情况下易发生肝细胞肿胀、变性和坏死，影响其正常生理功能。婴儿肝结缔组织发育较差，肝细胞再生能力强，不易发生肝硬变，但胆汁分泌较少，故对脂肪的消化、吸收功能较差。

（六）胰腺

婴幼儿时期胰液及其消化酶的分泌极易受炎热天气和各种疾病影响而被抑制，容易发生消化不良。因 6 个月以内小儿的胰淀粉酶活性较低，1 岁后开始接近成人，故生后 3～4 个月以前不宜喂淀粉类食物。

（七）肠道菌群

胎儿消化道内无细菌，生后数小时细菌即从空气、乳头、用具等经口、鼻、肛门入侵至肠道，主要分布在结肠和直肠。肠道菌群受食物成分影响，母乳喂养儿以双歧杆菌为主，人工喂养儿和混合喂养儿肠内的大肠杆菌、嗜酸杆菌、双歧杆菌及肠球菌所占比例几乎相等。正常肠道菌群对侵入肠道的致病菌有一定的拮抗作用，婴幼儿正常肠道菌群脆弱，易受许多内外环境因素的影响，而发生消化功能紊乱。

（八）健康儿童粪便

1. 胎粪 新生儿生后 12 h 内开始排便，最初排出的大便称胎粪，为深墨绿色、黏稠、无臭味，由胎儿肠道脱落的上皮细胞、消化液及吞下的羊水组成，若喂乳充分，2～3 天后逐渐过渡为黄色糊状便。如出生后 24 h 内无胎粪排出，应注意检查有无肛门闭锁等消化道畸形。

2. 母乳喂养儿粪便 呈黄色或金黄色，糊状，偶有细小乳凝块，不臭，呈酸性反应，每日 2～4次。

3. 人工喂养儿粪便 呈淡黄色，较干稠，多成形，含乳凝块较多、较大，有臭味，呈中性或碱性反应，每日 1～2 次，易发生便秘。

4. 混合喂养儿粪便 与人工喂养儿粪便相似，但质地较软、颜色较黄。

5. 添加辅食后的粪便 外观褐色，添加谷类、蛋、肉、蔬菜等辅食后，粪便性状逐渐接近成人。

二、小儿口炎

口炎是指口腔黏膜的炎症，可由病毒、真菌、细菌等引起，亦可因局部受理化刺激而引起。如病变仅局限于舌、齿龈、口角亦可称为舌炎、齿龈炎或口角炎。本病多见于婴幼儿，可单独发生或继发于急性感染、腹泻、营养不良、维生素 B、维生素 C 缺乏等全身性疾病。临床特点是口腔黏膜破损合并感染，出现疼痛、流涎及发热。常见的口炎有鹅口疮、疱疹性口炎等。

【病因】

婴幼儿时期黏膜柔嫩、血管丰富，小婴儿唾液腺分泌少，口腔黏膜比较干燥，利于微生物繁殖。如食具消毒不严、不注意口腔卫生或由于各种疾病导致机体抵抗力下降等因素均可导致口炎的发生。

1. 鹅口疮 又名雪口病，为白色念珠菌感染在黏膜表面形成白色斑膜的疾病。多见于新生儿和婴幼儿，营养不良、腹泻、长期应用广谱抗生素或激素的患儿易发生本病。新生儿多由产道感染或因哺乳时奶头不洁及污染的乳具感染。

2. 疱疹性口炎 为单纯疱疹病毒感染所致。多见于1～3岁小儿，终年可发生，传染性强，常在集体托幼机构引起小流行。

3. 溃疡性口炎 主要由链球菌、金黄色葡萄球菌、肺炎球菌等感染引起，多见于婴幼儿，常发生于急性感染、长期腹泻等抵抗力下降时。

【临床表现】

1. 鹅口疮 口腔黏膜表面覆盖白色乳凝块样小点或小片状物，可逐渐融合成大片，不易擦去，强行剥离后，局部黏膜潮红，可有渗血。患处不痛、不流涎、不影响吃奶，一般无全身症状。最常见于颊黏膜，其次是舌、齿龈和上腭，重症则整个口腔均被白色斑膜覆盖，甚至可蔓延到咽、喉头、食管、气管、肺等处而出现低热、拒食、呕吐、吞咽困难或呼吸困难。取白膜少许放玻片上加10%氢氧化钠1滴，显微镜下可见真菌的菌丝和孢子。

2. 疱疹性口炎 起病时发热，体温可达38～40 ℃，1～2天后，齿龈、舌、唇内、颊黏膜处出现散在或成簇的黄白色小疱疹，直径2～3 mm，周围有红晕，迅速破溃后形成浅溃疡，上面覆盖黄白色纤维渗出物，有时累及上腭及咽部。口角及唇周皮肤亦常发生疱疹，局部疼痛、拒食、流涎、烦躁、颌下淋巴结肿大。体温在3～5天后恢复正常，病程1～2周。

本病应与由柯萨奇病毒引起的疱疹性咽峡炎相鉴别。后者疱疹主要在咽部和软腭，有时见于舌，但不累及齿龈和颊黏膜，颌下淋巴结不肿大，多发生于夏秋季。

3. 溃疡性口炎 起病时口腔黏膜充血、水肿，继而形成大小不等的糜烂面或浅溃疡，散在或融合成片，表面有纤维性炎性渗出物形成的灰白色假膜，易拭去。全身表现为患儿哭闹、烦躁、拒食、流涎，常有发热，体温可达39～40 ℃，颌下淋巴结肿大。

【治疗原则】

以清洁口腔及局部涂药为主，发热时可用退热剂，有继发细菌感染时可用抗生素，注意水分和营养的补充。

【护理诊断】

1. 口腔黏膜受损 与口腔不洁、抵抗力低下及病原体感染有关。

2. 疼痛 与口腔黏膜炎症有关。

3. 体温过高 与感染有关。

4. 知识缺乏 患儿及家长缺乏本病的预防及护理知识。

【护理措施】

1. 促进口腔黏膜愈合

(1)保持口腔清洁 鼓励患儿多饮水，进食后漱口，保持口腔黏膜湿润和清洁。用3%过氧化氢溶液或0.1%利凡诺溶液清洗溃疡面，较大儿童可用含漱剂，适用于各种口炎。鹅口疮患儿宜用2%碳酸氢钠溶液清洗口腔，每日2～4次，以餐后1 h左右为宜。对流涎者，及时清除流出物，保持皮肤干燥、清洁，避免引起皮肤湿疹及糜烂。

(2)遵医嘱正确涂药　涂药前先清洗口腔，然后用无菌纱布或干棉球放在颊黏膜腮腺管口处或舌系带两侧，以隔断唾液，再用干棉球将病变部黏膜表面吸干净后方能涂药；涂药后嘱患儿闭口10 min，然后取出隔离唾液的纱布或棉球，不可立即漱口、饮水或进食。小婴儿不配合时可直接涂药；在清洁口腔及局部涂药时应注意手法，用棉签在溃疡面上滚动式涂药，切不可摩擦，以免患儿疼痛加重。鹅口疮患儿局部可涂10万～20万U/mL制霉菌素鱼肝油混悬溶液，每日3～4次。疱疹性口炎患儿局部可涂疱疹净抑制病毒，易可喷撒西瓜霜、锡类散、冰硼散等；预防继发感染可涂2.5%～5%金霉素鱼肝油。

2. 减轻口痛　以温凉流质或半流质饮食为宜，避免酸、辣、热、粗、硬等刺激性食物以减轻疼痛。清洁口腔及局部涂药时，动作要轻、快、准，以免使患儿疼痛加重。对由于疼痛影响进食者，可遵医嘱在进食前局部涂2%利多卡因。

3. 维持正常体温　密切观察体温变化，体温超过38.5 ℃时，给予松解衣服、冷敷等物理降温，必要时遵医嘱给予药物降温，同时做好皮肤护理。

4. 健康指导　指导家长和患儿做好口炎护理及预防：①向家长解释勤喂温开水的意义，给家长示教清洁口腔及局部涂药的方法，为患儿做口腔护理前、后要洗手。②告诉家长患儿的食具、玩具、毛巾等要及时消毒，哺乳妇女的内衣要及时更换、保持乳头清洁。鹅口疮患儿使用过的奶瓶及奶嘴，应放于5%碳酸氢钠溶液浸泡30 min后再煮沸消毒。疱疹性口炎具有较强的传染性，应注意隔离，以防传染。③教育孩子养成良好的卫生习惯，纠正患儿吮指、不刷牙等不良习惯；年长儿进食后漱口。④宣传均衡营养对提高机体抵抗力的重要性，避免偏食、挑食，培养良好的饮食习惯。⑤食具专用，做好清洁消毒工作。

三、小儿腹泻

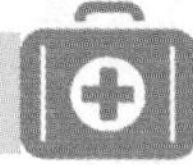

案例引入

患儿，男，8个月，因腹泻、呕吐3天入院。患儿于入院前3天无明显原因出现腹泻，大便为蛋花汤样，15～20次/天，伴低热、呕吐，近1天来尿少，6 h无尿。患儿系足月顺产，混合喂养，6个月添加换乳期食物。

体格检查：T 38 ℃，P 140次/分，R 38次/分，W 8.0 kg，精神萎靡，口干，眼窝及前囟明显凹陷，皮肤弹性极差，双肺(－)，心音有力，腹部稍胀气，四肢凉。

辅助检查：血钠135 mmol/L，血钾3.2 mmol/L，血HCO_3^- 20 mmol/L。

问题：

1. 该患儿的临床诊断是什么？

2. 第一个24 h输液总量是多少？

3. 本病例目前主要的护理诊断有哪些？

4. 列出主要护理措施。

小儿腹泻(infantile diarrhea)或称腹泻病，是一组由多病原、多因素引起的以大便次数增多和性状改变为特点的消化道综合征，是我国婴幼儿最常见的疾病之一。6个月～2岁婴幼儿发病率高，一年四季均可发病，但夏秋季多见，严重者可引起脱水和电解质紊乱，是造成小儿营养不良、生长发育障碍的主要原因之一。

【分类】

临床上根据腹泻的病因可分为感染性腹泻和非感染性腹泻；根据病程可分为急性腹泻(病程在2周以内，最多见)、迁延性腹泻(病程在2周至2个月)和慢性腹泻(病程在2个月以上，多与营养不良和急性期未彻底治疗有关)。根据病情轻重分为轻型腹泻及重型腹泻。

【病因】

1. 易感因素

(1)婴幼儿消化系统发育尚未成熟　消化酶分泌少，不能适应食物质和量的较大变化；婴幼儿水代谢旺盛，一岁以内每日摄入及排出的水分占体内总液量的1/2(成人为1/7)。对缺水的耐受力差，一旦失水容易发生体液紊乱。

(2)生长发育快　所需营养物质相对较多，胃肠道负担重，容易发生消化道功能紊乱。

(3)机体防御功能差　婴儿胃内酸度偏低，对进入胃内的细菌杀灭能力较弱；血清免疫球蛋白和胃肠道分泌型IgA均较低。

(4)肠道菌群失调　新生儿出生后尚未建立正常肠道菌群或因使用抗生素等导致肠道菌群失调，使正常菌群对入侵肠道致病微生物的拮抗作用丧失，而引起肠道感染。

(5)人工喂养　不能从母乳中获得SIgA、乳铁蛋白、巨噬细胞和粒细胞等抗肠道感染作用的物质，且食物和食具易受污染。

2. 感染因素

1)肠道内感染　可由病毒、细菌、真菌、寄生虫等引起，以前两者多见，尤其是病毒。

(1)病毒感染　80％寒冷季节的婴幼儿腹泻由病毒感染引起，以轮状病毒引起的秋冬季儿童腹泻最为常见，其次有星状病毒、杯状病毒和肠道病毒(包括柯萨奇病毒、埃可病毒、诺沃克病毒、腺病毒等)。

(2)细菌感染(不包括法定传染病)　以致腹泻大肠埃希菌为主，包括致病性大肠埃希菌(EPEC)、产毒性大肠埃希菌(ETEC)、侵袭性大肠埃希菌(EIEC)、出血性大肠埃希菌(EHEC)和黏附-集聚性大肠埃希菌(EAEC)五组。其次是空肠弯曲菌和耶尔森氏菌等。

(3)其他　真菌和寄生虫也可引起肠炎，如白色念珠菌、蓝氏贾第鞭毛虫和阿米巴原虫等。

2)肠道外感染　如患中耳炎、上呼吸道感染、肺炎或急性传染病时，可由于发热和病原体的毒素作用使消化功能紊乱，或肠道外感染的病原体同时感染肠道而导致腹泻。

3. 非感染因素

(1)饮食因素　常因喂养不定时，饮食量不当，或食物成分不适宜等引起；含高果糖或山梨醇的果汁可引起高渗性腹泻；对牛奶或某些食物成分过敏或不耐受，而引起腹泻；原发性或继发性双糖酶缺乏，乳糖酶的活力降低，肠道对糖的消化吸收不良而引起腹泻。

(2)气候因素　腹部受凉使肠蠕动增加；天气过热使消化液分泌减少，均可诱发腹泻。

【发病机制】

腹泻的发病机制：①分泌型腹泻——肠腔内电解质分泌过多；②渗出型腹泻——炎症所致的液体大量渗出；③渗透型腹泻——肠腔内存在大量不能吸收的具有渗透活性的物质；④肠道

功能异常型腹泻——肠道运动功能异常。

1. 感染性腹泻

(1)分泌型腹泻(如 ETEC 所致腹泻)　由于病原菌不侵入肠上皮细胞，故肠上皮细胞无充血坏死，对钠和糖的偶联转运不受影响，双糖酶活性不受影响，而是以肠腺分泌增加为主，称分泌型腹泻，大便呈水样、蛋花汤样，无红细胞、白细胞。

(2)渗出型腹泻(如 EIEC、空肠弯曲菌、鼠伤寒等所致腹泻)　细菌直接侵袭肠黏膜组织，使黏膜发生炎症改变，充血、水肿、炎细胞浸润引起渗出和溃疡，称为渗出性腹泻，临床上以黏液血便为特征，大便镜检见大量红细胞、白细胞。

(3)病毒性肠炎(如轮状病毒所致腹泻)　以病毒破坏小肠绒毛上皮细胞的结构，使肠黏膜吸收面积缩小而导致对水、电解质的吸收能力下降；微绒毛破坏使载体减少，上皮细胞钠转运功能障碍，水、电解质进一步丧失；同时肠黏膜细胞受损，继发双糖酶活性下降，双糖(乳糖)吸收减少，肠腔渗透压增加，出现水样腹泻。

2. 非感染性腹泻　主要由饮食不当引起。当进食过量或食物成分不当时，消化过程障碍，食物积滞小肠上部，胃酸度下降，细菌上移并繁殖，产生内源性感染，使消化功能更加紊乱。加之食物分解后腐败性毒性产物刺激肠道，使肠蠕动增加，引起腹泻、脱水、电解质紊乱及中毒症状。

临床上的腹泻是多种机制共同作用的结果。

【临床表现】

不同病因引起的腹泻常具有相似的临床表现，同时各有其特点。

1. 急性腹泻

1)腹泻的共同临床表现

(1)轻型腹泻　常由饮食因素及肠道外感染引起。以胃肠道症状为主，食欲不振，偶有呕吐，大便次数增多，一般每天多在 10 次以内，但每次大便量不多，稀薄带水，呈黄色或黄绿色，有酸味，常见白色或黄白色奶瓣和泡沫；无脱水及全身中毒症状，多在数日内痊愈。

(2)重型腹泻　多由肠道内感染引起或由轻型腹泻发展而来，除有较重的胃肠道症状外，还有较明显的脱水、电解质紊乱和全身中毒症状。

①严重的胃肠道症状：腹泻频繁，每日大便 10 次以上，多者可达数十次，多为黄色水样便或蛋花汤样便，量多，可有少量黏液。由于频繁大便刺激，肛周皮肤可发红或糜烂。常有呕吐，严重者可吐咖啡色液体。

②全身中毒症状：发热或体温不升、烦躁不安、精神萎靡、嗜睡，甚至昏迷、惊厥、休克。

③水、电解质及酸碱平衡紊乱症状，具体如下。

脱水：由于吐泻丢失体液及摄入不足，使体液总量减少，导致不同程度的脱水(表 3-5-1)。

表 3-5-1　不同程度脱水的临床表现

脱水程度	轻　度	中　度	重　度
失水占体重百分比	3%～5%	5%～10%	>10%
累积损失量(mL/kg)	30～50	50～100	100～120
精神状态	稍差、略烦躁	烦躁或萎靡	昏睡甚至昏迷
皮肤弹性	稍差	差	极差

续表

脱水程度	轻　度	中　度	重　度
口腔黏膜	稍干燥	干燥	极干燥
眼窝及前囟	稍凹陷	明显凹陷	深凹陷,眼不能闭合
眼泪	有	少	无
尿量	稍减少	明显减少	极少或无尿
休克征	无	不明显	有,脉细,血压下降

由于水和电解质丢失的比例不同而导致不同性质的脱水,以等渗性、低渗性脱水多见(表3-5-2)。由于决定细胞外液渗透压的主要成分是钠,故通常用血钠浓度判定细胞外液的渗透压情况。a.等渗性脱水:水与电解质丢失大致相同,血清钠浓度为130～150 mmol/L,为腹泻患儿最常见的脱水类型。b.低渗性脱水:以失盐为主,血钠＜130 mmol/L,细胞外液呈低渗状态,水分渗入细胞内造成细胞外液容量减少,其脱水症状比其他两种类型严重,容易发生休克。c.高渗性脱水:以失水为主,血钠＞150 mmol/L,细胞外液呈高渗状态,水从细胞内向细胞外转移,使细胞内脱水,而细胞外液容量却得到部分补偿,故在失水量相等的情况下,其脱水症状比其他两种类型轻,循环障碍症状不明显。由于细胞内脱水,患儿呈现黏膜和皮肤干燥、烦渴、高热、烦躁不安、肌张力增高,甚至惊厥。

表3-5-2　不同性质脱水的临床表现

脱水性质	低渗性	等渗性	高渗性
血钠/(mmol/L)	＜130	130～150	＞150
口渴	不明显	明显	极明显
皮肤弹性	极差	稍差	尚可
血压	明显下降	下降	正常或稍低
神志	嗜睡或昏迷	萎靡	烦躁或惊厥

代谢性酸中毒产生的原因如下:①由于腹泻丢失大量碱性物质;②进食少及肠吸收不良,摄入热量不足,体内脂肪分解增加,产生大量酮体;③脱水时血液浓缩,组织灌注不足和缺氧,致乳酸堆积;④肾血流量不足,尿量减少,体内酸性代谢产物潴留,故中、重度脱水多有不同程度的酸中毒。患儿可出现精神萎靡或烦躁不安、恶心呕吐、口唇樱红,呼吸深快、有丙酮味等症状,但小婴儿可以很不典型。酸中毒时,实验室检查可出现血浆 HCO_3^- 和 pH 值降低。

低钾血症产生原因如下:①胃肠液中含钾较多,呕吐和腹泻丢失大量钾盐;②进食少,钾摄入量不足;③肾保钾功能比保钠差,在缺钾时仍有一定量的钾继续排出。上述因素使腹泻患儿都有不同程度缺钾。但在脱水未纠正前,由于血液浓缩,酸中毒时钾由细胞内向细胞外转移以及尿少而致钾排出量减少等原因,钾总量虽减少,而血清钾浓度多正常。当输入不含钾的溶液时,随着血液被稀释,脱水、酸中毒被纠正,排尿后钾排出增加以及腹泻继续失钾等因素使血钾水平迅速下降。当血清钾低于3.5 mmol/L时出现不同程度低钾症状,具体如下:①神经、肌肉兴奋性减低,骨骼肌无力、腱反射减弱或消失;平滑肌无力,出现腹胀、肠鸣音减弱,严重者出现肠麻痹。②循环系统出现心率增快、心肌收缩无力、心音低钝、血压降低、心脏扩大、心律不齐，可危及生命，心电图改变有 T 波增宽、低平倒置，Q-T 间期延长、ST 段下降、出现 U 波等。③肾损害表现为肾脏浓缩功能下降，出现多尿，远曲小管排 K^+ 减少，排 H^+ 增多，导致低钾性碱中毒。

低钙血症和低镁血症：腹泻患儿进食少，吸收不良，从大便丢失钙、镁，可使体内钙、镁减少，活动性佝偻病和营养不良患儿更多见，但脱水和酸中毒时，由于血液浓缩，患儿可不出现相应的症状。当脱水、酸中毒纠正后易出现手足搐搦和惊厥等低钙症状；极少数久泻和营养不良患儿输液后出现震颤、抽搐，用钙治疗无效时应考虑有低镁血症可能。

2)不同原因所致腹泻的临床特点

(1)轮状病毒肠炎　轮状病毒是秋、冬季小儿腹泻最常见的病原体。本病呈散发或小流行，多发生在 6～24 个月婴幼儿。经粪-口传播，潜伏期 1～3 天，起病急，常伴发热和上呼吸道感染症状，无明显感染中毒症状。病初 1～2 天发生呕吐，随后出现腹泻。大便特点为“三多”(即量多、水分多、次数多)，每日 10 次以上，呈黄色或淡黄色，水样或蛋花汤样，无腥臭味，常出现脱水和酸中毒症状。本病为自限性疾病，数日后呕吐渐停，腹泻减轻，3～8 天自行恢复。

(2)大肠杆菌肠炎　以 5—8 月份气温较高季节多见。产毒性大肠杆菌肠炎患儿大便呈蛋花汤样或水样、混有黏液，常伴呕吐，严重者可伴发热、脱水、电解质紊乱和酸中毒；侵袭性大肠杆菌肠炎可排出痢疾样黏液脓血便，常伴腹痛和里急后重，可出现严重的全身中毒症状甚至休克。出血性大肠杆菌肠炎开始为黄色水样便，后转为血水便，有特殊臭味，伴腹痛，大便镜检有大量红细胞，常无白细胞。

(3)抗生素相关性腹泻　①金黄色葡萄球菌肠炎：多继发于使用大量抗生素后；表现为发热、呕吐、腹泻、不同程度中毒症状、脱水和电解质紊乱，甚至发生休克。典型大便为暗绿色，量多带黏液，少数为血便；大便镜检有大量脓细胞和成簇的 G^+ 球菌，培养有葡萄球菌生长，凝固酶阳性。②假膜性小肠结肠炎：为难辨梭状芽孢杆菌所致，多种抗生素可诱发。主要症状为腹泻，轻症每日大便数次，停用抗生素后即很快痊愈；重症腹泻频繁，为黄绿色水样便或血便，可见伪膜排出，可有脱水、电解质紊乱、酸中毒、腹痛和全身中毒症状。大便厌氧菌培养或组织培养法检测细胞毒素可协助确诊。③真菌性肠炎：多为白色念珠菌感染所致，2 岁以下小儿多见。与患儿免疫力低下或长期用抗生素有关。病程迁延，常伴鹅口疮。主要表现为大便次数增多、稀黄，泡沫较多，带黏液，有时可见豆腐渣样细块(菌落)。大便镜检可见真菌孢子和假菌丝，真菌培养阳性。

2. 迁延性和慢性腹泻　迁延性和慢性腹泻多与营养不良及急性腹泻未彻底治疗有关，以人工喂养儿和营养不良儿多见。表现为腹泻迁延不愈，病情反复，大便次数和性质不稳定，严重时可出现水、电解质紊乱。营养不良时发生腹泻的机制：①胃黏膜萎缩，胃液分泌少，胃杀菌屏障作用减弱；②肠绒毛萎缩、变性，吸收面积减少，双糖酶缺乏；③免疫功能缺陷，增加了对病原的易感性；④有肠动力的改变。由于营养不良儿腹泻易迁延不愈，持续腹泻又加重了营养不良，两者可互为因果，形成恶性循环，最终引起免疫功能低下，继发感染，导致多脏器功能异常。

3. 生理性腹泻　多见于 6 个月以内婴儿，外观虚胖，常有湿疹，生后不久即腹泻，除大便次数增多外，无其他症状，精神、食欲好，体重增长正常，不影响生长发育。可能为乳糖不耐受的一种，不需特殊治疗，添加辅食后，大便即逐渐转为正常。

【辅助检查】

1. 血常规 白细胞总数及中性粒细胞数增多提示细菌感染，降低提示病毒感染，嗜酸性粒细胞增多可能为寄生虫感染或过敏性腹泻。

2. 大便检查 大便内无或偶见白细胞者常为侵袭性细菌以外的病因引起，大便内有较多白细胞者多由于各种侵袭性细菌感染引起。大便细菌培养和PCR检查有助于明确病原。

3. 血液生化检查 血钠测定可提示脱水性质，血钾测定可反映体内缺钾的程度。血气分析及测定二氧化碳结合力可了解酸碱平衡。重症患儿应同时测尿素氮，必要时查血钙和血镁。

【治疗原则】

调整饮食，预防和纠正脱水，合理用药，加强护理，预防并发症。

1. 调整饮食 强调继续饮食，严重呕吐者可暂时禁食4～6 h(不禁水)病情好转后，尽快恢复喂养。详见饮食护理。

2. 纠正水、电解质及酸碱平衡紊乱 参见小儿液体疗法。

3. 药物治疗

(1)控制感染 病毒、非侵袭性细菌所致肠炎，以饮食疗法和支持疗法为主，一般不用抗生素；侵袭性细菌所致肠炎，使用抗生素，如大肠杆菌、空肠弯曲菌、耶尔森氏菌、鼠伤寒沙门菌所致感染者常选用抗革兰阴性杆菌或大环内酯类抗生素。金黄色葡萄球菌肠炎、假膜性小肠结肠炎、真菌性肠炎应立即停用原来使用的抗生素，选用苯唑西林钠、万古霉素、利福平、甲硝唑或抗真菌药物。

(2)肠道微生态疗法 常选用双歧杆菌、嗜酸乳杆菌等制剂，有助于恢复肠道正常菌群生态平衡，抑制病原菌的定植和侵袭。

(3)肠黏膜保护剂 如蒙脱石粉，能吸附病原体和毒素，维持肠细胞的吸收和分泌功能，与肠道黏膜中的糖蛋白相互作用增强其屏障功能，阻止病原微生物的攻击。

(4)避免用止泻剂 腹泻前3天避免用止泻剂，因止泻会增加细菌繁殖和毒素的吸收，对于感染性腹泻有时是很危险的。

(5)补锌治疗 对于急性腹泻患儿，6个月以下婴儿应给予元素锌10 mg/d，6个月以上儿童应给予20 mg/d，疗程10～14天，可缩短病程。

4. 预防并发症 迁延性、慢性腹泻常伴营养不良或其他并发症，病情较复杂，必须采取综合治疗措施。

(1)积极寻找病因 积极寻找引起迁延性、慢性腹泻的原因，针对病因进行治疗，切忌滥用抗生素，避免肠道菌群失调。

(2)营养治疗 ①调整饮食：详见饮食护理。②要素饮食：由氨基酸、葡萄糖、中链甘油三酯、多种维生素和微量元素组合而成，是肠黏膜受损患儿最理想的食物，使用时可根据病情决定其浓度和量。③静脉营养：对于肠道功能差、不能耐受口服营养物质者，可采取静脉营养。推荐方案为脂肪乳2～3 g/(kg·d)，复方氨基酸2～2.5 g/(kg·d)，葡萄糖12～15 g/(kg·d)，维生素、电解质及多种微量元素适量，液体120～150 mL/(kg·d)，热量50～90 kcal/(kg·d)；病情好转后改为口服。④药物治疗：抗生素仅用于分离出特异病原的感染患儿，并根据药敏试验选用；补充微量元素和维生素，应用微生态制剂和肠黏膜保护剂。

知识链接

抗生素相关性腹泻（antibiotic associated diarrhea，AAD）是指应用抗生素后导致肠道菌群失调而引起的最常见的医源性腹泻。

微生态制剂指一切能促进正常微生物群生长繁殖并产生一定生态效应的制剂。分为三大类：①益生菌：一类对宿主有益的活性微生物，是定植于人体肠道、生殖系统内，能产生确切健康功效从而改善宿主微生态平衡、发挥有益作用的活性有益微生物的总称。如酪酸梭菌、乳酸菌、双歧杆菌、嗜酸乳杆菌、放线菌、酵母菌等。②益生元：一种膳食补充剂，通过选择性的刺激一种或数种菌落中的细菌的生长与活性而对宿主产生有益的影响从而改善宿主健康的不可被消化的食品成分。③合生素：指益生菌与益生元结合使用的生物制剂，其特点是同时发挥益生菌和益生元的作用。重建肠道微生态系统是治疗AAD的理想措施。

【护理评估】

1. 健康史　评估喂养史，如所采用喂养方式、喂何种乳品、冲调浓度、喂哺次数及量、添加辅食及断乳情况；有无不洁饮食史，是否接触可能被污染的食物及暴露于感染源，是否用过缓泻剂或抗生素。既往有无腹泻史、有无药物或牛奶过敏史等。

2. 身体状况　评估患儿生命体征如神志、体温、呼吸、脉搏、血压等；评估患儿体重、前囟及眼窝凹陷程度、皮肤黏膜弹性、循环状况和尿量等；评估脱水程度和性质，有无低钾血症和代谢性酸中毒等症状；检查肛周皮肤有无发红、糜烂和破损。

了解血常规、大便常规、致病菌培养、血生化等检查结果及临床意义。

3. 心理-社会状况　注意评估家长对疾病的心理反应及认识程度、文化程度、喂养及护理知识等；还应评估患儿家庭的经济状况、居住环境、卫生习惯等。

【护理诊断】

1. 体液不足　与腹泻、呕吐引起胃肠道液体丢失过多有关。

2. 腹泻　与喂养不当、感染、肠道功能紊乱等有关。

3. 营养失调：低于机体需要量　与腹泻、呕吐的丢失和摄入不足有关。

4. 体温过高　与肠道感染有关。

5. 有皮肤黏膜完整性受损的危险　与频繁大便刺激臀部皮肤有关。

6. 知识缺乏　家长缺乏喂养知识及相关的护理知识。

【预期目标】

(1)患儿的脱水和电解质紊乱被纠正。

(2)患儿腹泻、呕吐次数逐渐减少至停止，大便性状正常。

(3)患儿能获得与年龄相适应的营养，体重恢复正常。

(4)患儿体温逐渐恢复正常。

(5)患儿臀部皮肤保持完整、无破损。

(6)家长能掌握儿童喂养知识及腹泻的预防、护理知识。

【护理措施】

1. 维持水、电解质及酸碱平衡　脱水及电解质紊乱往往是急性腹泻死亡的主要原因，合理的液体疗法是降低病死率的关键。根据病情可选择口服或静脉补液（参见小儿液体疗法）。

(1)口服补液：采用口服补液盐溶液(oral rehydration salts，ORS)，主要用于腹泻时预防脱水及纠正轻、中度脱水。

(2)静脉补液：用于中、重度脱水或呕吐严重或腹胀的患儿。

(3)严格记录出入量，包括尿、大便及呕吐量。每 8 h 测一次尿比重。

(4)每日测体重以评估脱水情况。评估生命体征、皮肤弹性、黏膜和精神状态，每 4 h 一次或根据需要进行。

2. 调整饮食，供给足够营养 适宜的营养对促进恢复、减少体重下降和生长停滞的程度、缩短腹泻病程、预防营养不良非常重要。故腹泻脱水患儿除严重呕吐者暂禁食 4～6 h(不禁水)外，均应继续进食。

(1)母乳喂养儿继续哺乳，暂停辅食。

(2)人工喂养者，可喂以等量稀释的牛奶或其他代乳品，腹泻次数减少后，可给予半流质，少量多餐，逐渐过渡到正常饮食。

(3)不鼓励为患儿提供香蕉、米饭、苹果酱、烤面包或茶。因为这些食物营养价值(含热量、蛋白质)低，且含碳水化合物高而含电解质少。

(4)病毒性肠炎多有乳糖酶缺乏，对可疑病例可暂停乳类喂养，改为豆制代乳品、发酵乳或去乳糖配方奶，以减轻腹泻，缩短病程。

(5)观察并记录喂食后的反应以评估对喂养的耐受情况。

3. 控制感染 按医嘱选用抗生素以控制感染对感染性腹泻患儿应消化道隔离，感染性腹泻与非感染性腹泻患儿应分室居住，护理患儿前后认真洗手，腹泻患儿用过的尿布、便盆应分类消毒，防止交叉感染。

4. 加强臀部皮肤护理

(1)由于腹泻频繁，大便呈酸性或碱性，含有大量肠液及消化酶，对皮肤有很强的刺激性。故每次便后用温水清洗臀部并吸干，可涂氧化锌软膏；选用柔软、吸水性好的布类尿布，勤更换，避免使用不透气塑料布或橡皮布；保持臀部及会阴部皮肤干燥、清洁，防止尿布皮炎发生。

(2)对已发生臀红者，局部皮肤发红处可涂以氧化锌软膏、尽可能暴露于空气中，避免使用含酒精的面巾纸以防刺激破损处皮肤，局部可用红外线灯照射(注意照射时要有专人看护，避免烫伤)，每次 15～20 min，每日 2～3 次，照射灯距一般为 35～45 cm。

5. 密切观察病情

(1)监测生命体征：如神志、体温、脉搏、呼吸、血压等。

(2)观察大便情况：观察并记录大便次数、颜色、气味、性状、量，做好动态监测和比较。

(3)观察全身中毒症状：如发热、精神萎靡、嗜睡、烦躁等。

(4)观察水、电解质和酸碱平衡紊乱症状：如脱水程度及性质、代谢性酸中毒表现、低钾血症表现等。

6. 健康教育

(1)向家长介绍有关患儿疾病及治疗措施的知识，指导家长及时报告脱水的表现及口服补液中出现的问题。

(2)帮助家长采取促进患儿舒适及支持患儿的措施，允许家庭成员参加患儿护理。

(3)指导家庭成员关于防止感染传播的措施。清洁处理排泄物，注意食物新鲜、清洁和食具消毒，喝安全的饮用水，避免肠道内感染。进行如厕训练，教育儿童饭前、便后洗手，勤剪指甲。

（4）做好腹泻预防：①宣传母乳喂养的优点，指导合理喂养，避免在夏季断奶，按时逐步添加辅食，防止过食、偏食及饮食结构突然改变；②及时治疗营养不良、佝偻病等，加强体格锻炼，适当户外活动；③气候变化时防止受凉或过热，夏天多喝水；④避免长期滥用广谱抗生素。

【护理评价】

患儿脱水、电解质及酸碱平衡紊乱是否得到纠正，尿量有无增加；大便次数是否减少；体温及体重是否恢复正常；臀部皮肤是否保持正常；家长能否掌握儿童喂养知识及腹泻的预防、护理知识。

四、小儿液体疗法

【儿童体液平衡的特点】

1. 体液总量与分布　体液分布于两个区，即细胞内液和细胞外液，后者分为血浆及间质液两部分。年龄越小，体液总量相对越多，这主要是间质液的比例较高，而血浆和细胞内液量的比例则与成人相近。新生儿体液占体重的78%，婴儿占70%，2～14岁占65%，成人占55%～60%（表3-5-3）。

表3-5-3　不同年龄儿童的体液分布（占体重的比例（%））

年龄	细胞内液	细胞外液		体液总量
		间质液	血浆	
足月新生儿	35	40	6	78
～1岁	40	25	5	70
2～14岁	40	20	5	65
成人	40～45	10～15	5	55～60

2. 体液的电解质组成　小儿与成人相似，但早期新生儿的血钾、氯、磷和乳酸偏高，血钠、钙、碳酸氢盐偏低。但细胞外液和细胞内液的电解质组成差别显著，细胞外液的电解质以Na^+、Cl^-、HCO_3^-等为主，其中Na^+占阳离子总量90%以上，对维持细胞外液的渗透压起主导作用；细胞内液以K^+、Ca^{2+}、Mg^{2+}、HPO_4^{2-}和蛋白质等离子为主，其中K^+占78%，是维持细胞内液渗透压的主要离子。

3. 小儿水代谢

（1）水的需要量　儿童每日所需水量与热量消耗成正比。儿童代谢旺盛，需热量多，需水量也多。每代谢418 kJ（100 kcal）热量，需消耗水120～150 mL。每天排出的水分包括如下几方面。①不显性失水：肺呼出的水量为14 mL/418 kJ，皮肤为28 mL/418 kJ；②汗液的排出为20 mL/418 kJ；③大便中的水分为8 mL/418 kJ；④尿液为50～80 mL/418 kJ。

（2）水的交换　儿童由于新陈代谢旺盛，排泄水的速度也较成人快。年龄愈小，出入水量相对愈多。婴儿每日水的交换量为细胞外液量的1/2，成人仅为1/7，故婴儿体内水的交换率比成人快3～4倍。因此，婴儿对缺水的耐受力比成人差，病理情况下如进水不足，同时又有水分继续丢失时，由于肾脏的浓缩功能有限，将比成人更易发生脱水。

（3）小儿水代谢特点　①小儿水代谢旺盛；②不显性失水多，体温每升高1 ℃，不显性失水每日增加10～15 mL/kg；③消化液分泌吸收量大；④肾调节能力差。

【液体疗法时常用的溶液及其配制】

1. 非电解质溶液 常用的有5%葡萄糖溶液和10%葡萄糖溶液，5%葡萄糖溶液为等渗液，10%葡萄糖溶液为高渗液。葡萄糖输入体内后，很快被氧化成二氧化碳和水，或转变成糖原而储存体内，失去其渗透压的作用。故输入葡萄糖溶液，主要供给水分和供应部分热量。

2. 电解质溶液 主要用于补充损失的液体和所需的电解质，纠正体液的渗透压和酸碱平衡失调。

1)生理盐水(0.9%氯化钠)和复方氯化钠溶液 二者均为等渗液。生理盐水含 Na^+ 和 Cl^- 各为154 mmol/L，Na^+ 接近于血浆浓度(142 mmol/L)，而 Cl^- 比血浆浓度(103 mmol/L)高，故输入过多可使血氯过高，有引起高氯性酸中毒的危险。临床常以2份生理盐水和1份1.4%碳酸氢钠溶液混合使用，使其钠和氯之比为3∶2，与血浆中钠氯之比相近。

2)高渗氯化钠溶液 常用的有3%氯化钠溶液和10%氯化钠溶液，3%氯化钠溶液用以纠正低钠血症，10%氯化钠溶液用于配制各种混合液。

3)碱性溶液 用于纠正酸中毒。

(1)碳酸氢钠溶液 治疗代谢性酸中毒的首选药物，1.4%溶液为等渗液。5%碳酸氢钠溶液为高渗液，可用5%或10%葡萄糖溶液稀释3.5倍即为等渗液。在抢救重度酸中毒时可直接静脉注射5%碳酸氢钠溶液，但不宜多用。

(2)乳酸钠溶液 需要在有氧条件下，经肝脏代谢产生 HCO_3^- 而起作用，显效缓慢。因此，在肝功能不全、休克、缺氧、新生儿或乳酸潴留性酸中毒时不宜使用。1.87%乳酸钠溶液为等渗液；11.2%乳酸钠溶液为高渗液，稀释6倍即为等渗液。

4)氯化钾溶液 用于纠正低钾血症，常用10%氯化钾溶液，需稀释成0.15%～0.3%溶液静脉滴注，含钾溶液不能静脉注射，注入速度过快可发生心肌抑制而死亡。

3. 混合溶液 临床应用液体疗法时，常用几种溶液按一定比例配成不同的混合液，以满足患儿不同病情时输液的需要。常用混合溶液的组成见表3-5-4。

表3-5-4 几种常用混合溶液的组成

混合溶液	生理盐水(份)	5%～10%葡萄糖(份)	1.4%碳酸氢钠(份)(1.87%乳酸钠)	张力	应用
1∶1	1	1	—	1/2	轻、中度等渗性脱水
2∶1	2	—	1	等张	低渗性或重度脱水
2∶3∶1	2	3	1	1/2	轻、中度等渗性脱水
4∶3∶2	4	3	2	2/3	中度、低渗性脱水
1∶2	1	2	—	1/3	高渗性脱水
1∶4	1	4	—	1/5	生理需要

4. 口服补液盐溶液(ORS) ORS是世界卫生组织(WHO)推荐用以治疗急性腹泻合并脱水的一种溶液，在临床应用中取得良好的效果。目前常用的配方是氯化钠2.6 g、枸橼酸钠2.9 g、葡萄糖13.5 g，临用前以温开水1000 mL溶解，总渗透压为245 mmol/L。一般用于轻度或中度脱水无严重呕吐者。

【液体疗法的实施】

液体疗法是儿科护理的重要组成部分，包括口服补液和静脉补液，补充的液体包含三部分：生理需要量、累积损失量和继续丢失量。

1. 口服补液　适用于腹泻时脱水的预防，轻、中度脱水无严重呕吐及腹胀患儿。口服补液主要用于补充累积损失量和继续丢失量。

(1)补充累积损失量　轻度脱水 50～80 mL/kg，中度脱水 80～100 mL/kg，每 5～10 min 喂一次，每次 10～20 mL，8～12 h 内喂完。

(2)补充继续丢失量　按实际丢失量补给。

2. 静脉补液　适用于严重呕吐、腹泻伴中、重度脱水的患儿。在静脉补液实施过程中需掌握以下原则：三定（定量、定性、定速）、三先（先盐后糖、先浓后淡、先快后慢）及两补（见尿补钾、见惊补钙）。

1)定输液量（定量）　第一天补液总量应包括补充生理需要量、累积损失量和继续丢失量。其中轻度脱水为 90～120 mL/kg、中度脱水为 120～150 mL/kg、重度脱水为 150～180 mL/kg。第二天以后的补液量需根据病情估计脱水情况来决定，一般补充继续丢失量和生理需要量。现以婴儿腹泻脱水为例，制订第一天的液体疗法。

(1)累积损失量　婴儿轻度脱水为 30～50 mL/kg，中度 50～100 mL/kg，重度 100～120 mL/kg。婴儿期以后上述补液量应减少 1/3～1/2。

(2)继续丢失量　继续丢失量是补液开始后继续丢失的液体量。补充继续丢失量一般用 1/3～1/2 张含钠液。

(3)生理需要量　供给基础代谢需要的水 60～80 mL/kg，实际用量应除去口服部分，用 1/5～1/4 张含钠液。

2)定输液性质（定性）　根据脱水性质决定输液种类。一般情况下，低渗性脱水补 2/3 张～等张含钠液，等渗性脱水补 1/2 张～2/3 张含钠液，高渗性脱水补 1/4 张～1/3 张含钠液。如临床判断脱水有困难时，可先按等渗性脱水处理。

3)定输液速度（定速）　补液的速度取决于脱水的程度，原则上先快后慢。累积损失量应在 8～12 h 内补足。滴速为每小时 8～10 mL/kg。在重度脱水，有明显周围循环衰竭者，应先补等渗液，即 2∶1 液，20 mL/kg，总量不超过 300 mL，于 30～60 min 内快速静滴。该部分液体属于累积损失量。

继续丢失量和生理需要量在后 12～16 h 内输入，滴速为每小时约 5 mL/kg，并根据治疗效果，随时进行调整。婴儿腹泻第一天具体的补液方案见表 3-5-5。

表 3-5-5　婴儿腹泻第一天的补液方案

		累积损失量	继续丢失量	生理需要量
定量	轻度脱水	30～50 mL/kg		
	中度脱水	50～100 mL/kg	10～40 mL/kg	60～80 mL/kg
	重度脱水*	100～120 mL/kg		
定性	低渗性脱水	2/3 张		
	等渗性脱水	1/2 张	1/3～1/2 张	1/5～1/4 张
	高渗性脱水	1/5～1/3 张		
定时		8～10 mL/(kg·h)	5 mL/(kg·h)	
		8～12 h	12～16 h	

*注：重度脱水时应先扩容。

4)纠正酸中毒 ①轻、中度酸中毒无需另行处理;②重度酸中毒可用1.4%碳酸氢钠溶液扩容,也可根据临床症状和血气分析测定结果,另给碱性液纠正。

5)纠正低血钾 ①见尿补钾,或就诊前6 h曾排过尿;②补钾浓度:0.15%~0.3%(<0.3%);③静脉补钾时间:不能少于6~8 h;④补钾时间:4~6天;⑤禁忌:直接静脉推注。

6)纠正低血钙和低血镁 ①出现抽搐:10%葡萄糖酸钙5~10 mL及葡萄糖溶液10~20 mL,缓慢静脉注射。②补钙无效:25%硫酸镁0.1 mg/kg,深部肌内注射,每6 h一次,每日3~4次,症状缓解后停用。

第二天补液,补充继续丢失量和生理需要量。继续丢失量,丢多少补多少,用1/2~1/3张液;生理需要量60~80 mL/kg,1/5张液12~24 h内匀速滴入,继续补钾,供给热量。

【补液护理】

1. 补液前的准备阶段 应全面了解患儿的病情、补液目的及其临床意义,熟悉所输液体的组成、张力、配制方法;以高度的责任心,迅速认真地做好补液的各项准备工作。向家长解释补液目的,以取得配合;做好年长患儿的解释和鼓励工作,以消除其恐惧心理,不合作患儿加以适当约束或给予镇静剂。

2. 输液过程中注意事项

(1)注意观察病情,边补边观察,边调整,最后达到补其所失、纠其所偏、供其所需。

(2)严格掌握输液速度,明确每小时输入量。计算出每分钟输液滴数,防止输液速度过快或过缓。有条件者最好使用输液泵,以便更精确地控制输液速度。

(3)观察补液效果:准确记录第一次排尿时间,若补液合理,3~4 h应排尿,表明血容量恢复;若24 h患儿皮肤弹性及前囟、眼窝恢复,说明脱水已纠正;若仅是尿量多而脱水未纠正,可能是输入的液体中葡萄糖比例过高;若补液患儿出现眼睑水肿,可能是电解质溶液比例过高。

(4)密切观察病情:①观察生命体征及一般情况,警惕心力衰竭和肺水肿的发生;②注意有否输液反应,一旦发现应及时与医师联系,并寻找原因和采取措施;③观察静脉滴注是否通畅,有无堵塞、肿胀及漏出血管外等;④注意脱水是否改善及尿量情况,观察输液效果;⑤观察酸中毒表现,注意酸中毒纠正后,有无出现低钙惊厥,补充碱性液体时勿漏出血管外,以免引起局部组织坏死;⑥观察低血钾表现,并按照见尿补钾的原则,严格掌握补钾的浓度和速度,绝不可直接静脉推注。

(5)记录24 h出入量:液体入量包括口服液体量、静脉输液量和食物中含水量。液体出量包括尿量、呕吐和大便丢失的水量、不显性失水量。婴幼儿大小便不易收集,可用称尿布法计算液体排出量。

【常见的补液方法】

1. 新生儿液体疗法 新生儿体液总量多,约占体重的80%,细胞外液相对多,心、肺功能差,肾调节水、电解质和酸碱平衡能力较差。故新生儿补液时应注意以下几点:①控制输液总量;②生后头1天可不给电解质,以后用1/5张液;③减慢输液速度;④酸中毒用1.4%碳酸氢钠;⑤生后10天内,一般不补钾,及时补钙、镁。

2. 婴幼儿肺炎的液体疗法 ①尽量口服,静脉补液量为60~80 mL/(kg·d);②浓度低,用1/5~1/3张液或生理维持液;③速度慢,控制在5 mL/(kg·h);④伴心力衰竭时,液量和钠量减少,速度要慢;⑤伴腹泻时,按腹泻补,总量及钠量减1/3,速度要慢;⑥伴酸中毒,重点纠正缺氧和改善通、换气功能,严重酸中毒酌情少量用碳酸氢钠,先给1/2,根据病情变化再调整。

3. 营养不良伴腹泻时的液体疗法　①总量比腹泻减少1/3，分2～3天完成；②多为低渗性脱水，补液含钠量要高，用2/3张液；③速度要慢，为3～5 mL/(kg·h)；④及时补钾、钙、镁；⑤补热量和蛋白质。

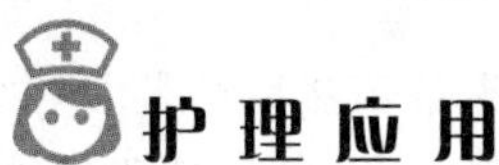

护理应用

实训一　口服给药法

一、实训目标

(1)协助患儿安全、正确地服下药物，以达到用药效果。

(2)能说出口服给药的注意事项；能演示口服给药的基本操作。

二、实训地点

医院或儿童护理示教室。

三、实训学时

1学时。

四、评估和准备

1. 评估　评估小儿年龄、病情及治疗情况，是否适合口服给药等；小儿心理状态、合作程度；对较大儿童及其家长解释药物名称、药理作用及注意事项。

2. 准备

(1)物品准备及备药　服药本、发药车、药盘、小药卡、药杯、药勺、量杯、滴管、研钵、湿纱布、吸水管、水壶、温开水。喂婴幼儿固体药时先将药片研成粉状再用10 mL糖水溶化；液体药先摇匀药液再取药。

(2)环境准备　调整至环境明亮。

(3)护士准备　操作前洗手，戴口罩。

五、实训方法及操作步骤

1. 实训方法　在医院先集中由带教老师讲解并演示儿童口服给药的方法及注意事项，然后学生分组，每6～8人为一组进行见习。在儿童护理示教室可用模拟娃娃练习。

2. 操作步骤

(1)将准备好的温开水与药带至床旁，放于床旁桌上，为患儿围上饭巾。

(2)护士抱起患儿坐在凳上，然后护士以左臂固定患儿的双臂及头部(图3-5-1)，如不宜抱起者需抬高头部，面部稍偏向一侧。

(3)用小药勺盛药液，从口角处顺口颊方向慢慢倒入，待药液已咽下后再将药勺拿开，以防患儿将药液吐出。

(4)若患儿不肯咽下时，可将拇指轻轻捏双颊，使之吞咽。

(5)喂药后再喂少量水，冲净口中药液。

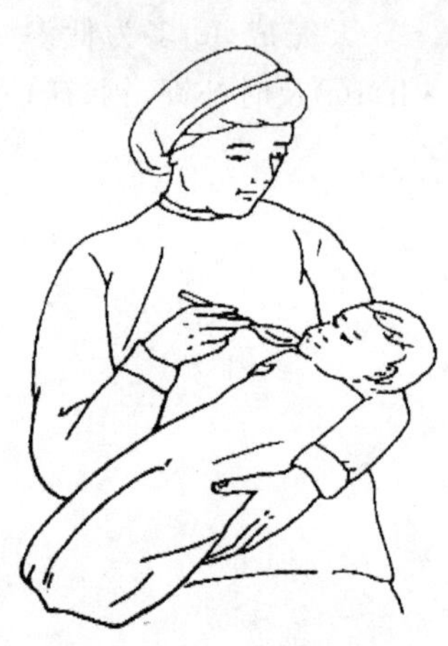

图 3-5-1　喂药约束法

(6)为患儿擦净口周,撤去饭巾。

(7)记录药及水量。

六、注意事项

(1)先备药然后给药,严格查对制度,在喂药中患儿若出现恶心,应暂停喂药,轻拍其背部或分散注意力,待好转后再喂,不能避免呕吐时,应将患儿头转向一侧,避免吸入气管。

(2)不可将药物混于乳汁中同时喂哺,也不宜用奶瓶喂药;同时服多种药物时,宜先服用甜药,后服用苦药。

(3)鼓励年长儿自愿服药。

(4)给油剂药物(如鱼肝油)时,可在小勺内放少许温开水,滴入水面上同服,或用滴管直接滴入患儿口中,吞咽障碍者或新生儿应注意避免强喂油剂,以免发生吸入性肺炎。

(5)中药喂药与西药方法相同,可少量多次喂之。任何药不应混于奶中哺喂。

(6)最后带教老师总结。

实训二　约束保护法

一、实训目标

(1)防止患儿不合作而导致碰伤、抓伤、拔管、拔针或坠床等意外。

(2)防止患儿过度活动,以利于诊疗和操作顺利完成。

(3)能说出常用约束法的适应证及注意事项;能演示全身约束、手足约束的基本操作。

二、实训地点

医院或儿童护理示教室。

三、实训学时

1 学时。

四、评估和准备

1. 评估　评估患儿病情、约束的目的,向家长做好解释工作。

2. 物品准备

(1)全身约束法　方便包裹患儿的物品均可,如大毛巾或床单、毯子、包被等,根据需要可备绷带。

(2)手足约束　棉垫、绷带或手足约束带。

3. 环境准备　安静,避免噪声。

4. 护士准备　了解患儿病情及约束相关知识和注意事项。

五、实训方法及操作步骤

1. 实习方法　在医院先集中由带教老师讲解并演示儿童口服给药的方法及注意事项,然后学生分组，每 6～8 人为一组进行见习。在儿童护理示教室可用模拟娃娃练习。

2. 操作步骤

1)全身约束法一

(1)折叠大毛巾或床单，能达到盖住患儿由肩至脚跟部的宽度。

(2)将患儿放在大毛巾中间，以大毛巾一边紧紧包裹患儿手足，上端掖于对侧腋下，下端拉平压在身下。

(3)将大毛巾另一边紧紧包裹对侧手臂，经胸压于背下(图 3-5-2)。

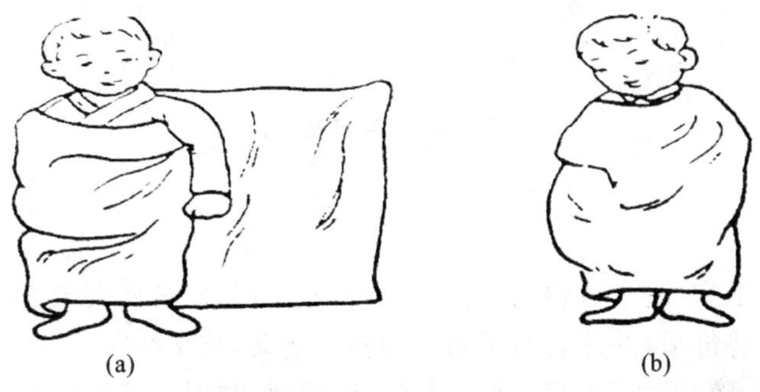

(a)　(b)

图 3-5-2　全身约束法一

2)全身约束法二

(1)折叠大毛巾或床单，使其能盖住患儿由肩至脚跟部。

(2)将患儿放在大毛巾一侧，以其多的一边紧紧包裹患儿手臂，连同肩部从腋下经后背到达对侧腋下拉出，再包裹对侧手臂，压在身上。

(3)将大毛巾另一边包裹患儿，经胸压于背下(图 3-5-3)。

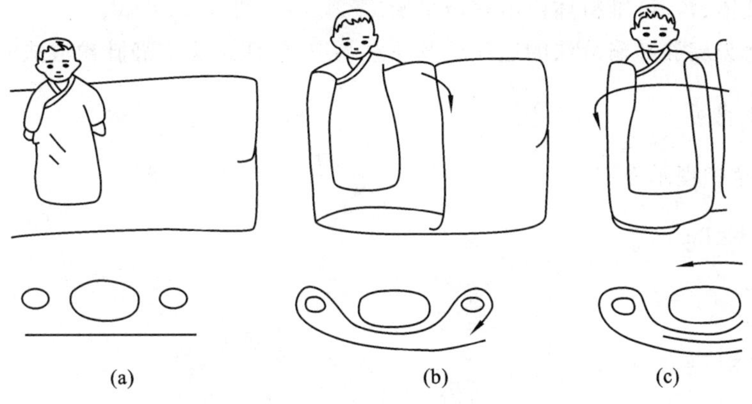

(a)　(b)　(c)

图 3-5-3　全身约束法二

3)手或足约束法

(1)将患儿手或足置于甲端中间，再将乙、丙端绕手腕或踝部对折，再以带子系好(图 3-5-4)。

(2)使患儿手或足姿势合适。

(3)将丁端系于床栏上。

(4)松紧度以手或足不易脱出且不影响血液循环为宜。

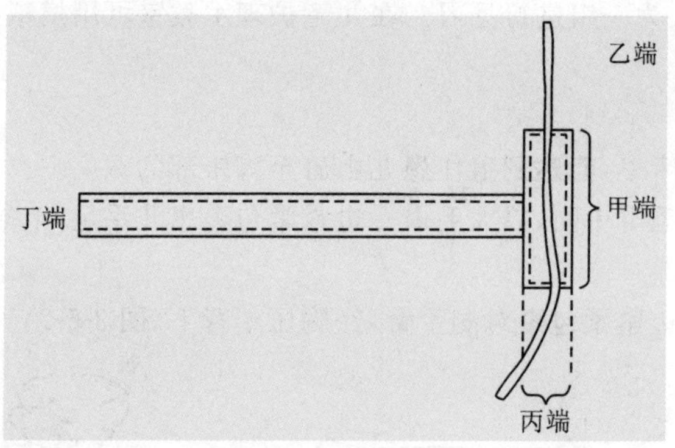

图 3-5-4　手足约束带

六、注意事项

(1)包裹松紧要适宜,过紧可损伤皮肤,影响血液循环,而过松则失去约束意义。

(2)保持患儿姿势舒适,并注意给予短时的姿势变动,防止疲劳。

(3)在约束期间,随时注意观察局部皮肤颜色、温度,掌握血液循环情况。最后带教老师总结,学生们写实习报告。

实训三　头皮静脉输液法

一、实训目标

(1)使药物快速进入体内。

(2)补充液体、营养,维持体内电解质平衡。

(3)能说出头皮静脉输液法的适应证及注意事项,能演示头皮静脉输液法的基本操作。

二、实训地点

医院或儿童护理示教室。

三、实训学时

1 学时。

四、评估和准备

1. 评估　评估患儿身体,了解用药情况和头皮静脉情况。

2. 准备

(1)物品准备　输液器、液体及药物。②治疗盘内置碘伏消毒液及容器、棉签、弯盘、胶贴、备用头皮针等。③其他物品:剃须刀、污物杯、肥皂、纱布、治疗巾,必要时备沙袋或约束带。

(2)环境准备　清洁、安静,操作前半小时停止扫地及更换床单。

(3)患儿准备　排尿,为其更换尿布,顺头发方向剃净局部毛发。

(4)护士准备　操作前洗手、戴口罩。

五、实训方法及操作步骤

实训方法：在医院先集中由带教老师讲解并演示儿童口服给药的方法及注意事项，然后学生分组，以每 6～8 人为一组进行见习。在学校示教室可用模拟娃娃练习。

操作步骤如下。

(1)在治疗室内核对、检查药液及输液器，按医嘱加入药物，将输液器针头插入输液瓶塞内，关闭调节器。

(2)携用物至患儿床旁，核对患儿，再次核对药液，将输液瓶挂于输液架上，排尽空气。

(3)将枕头放于床沿，使患儿横卧于床中央，必要时约束患儿。如两人操作，则一人固定患儿头部，另一人立于患儿头端以便于操作。

(4)选择静脉，常选用额上静脉、颞浅静脉及耳后静脉等(图 3-5-5)，根据需要剃去穿刺部位的毛发。

(5)穿刺者立于患儿头端，消毒皮肤后，一手紧绷血管两端皮肤，另一手持头皮针柄，在距静脉最清晰点向后移 0.3 cm 处将针头沿静脉向心方向平行刺入皮肤，然后将针头稍挑起，沿静脉走向徐徐刺入，见回血后推液少许，如无异常，用胶布固定。

(6)调节滴速，将输液管妥善固定。

(7)整理用物，记录输液时间、输液量及药物。

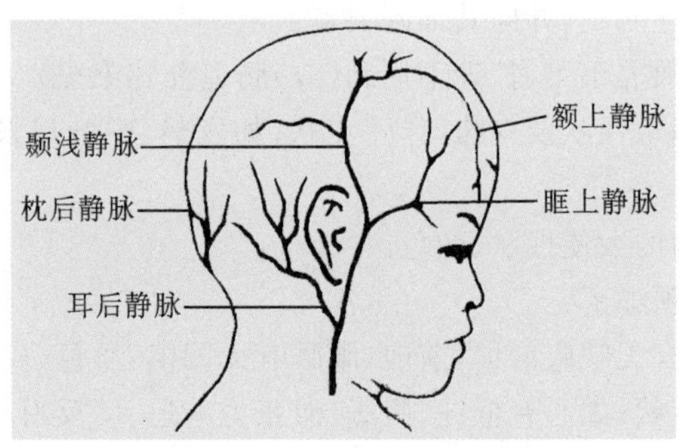

图 3-5-5　头皮静脉示意图

六、注意事项

(1)认真查对，遵守无菌操作原则，注意药物配伍禁忌。

(2)注意区分头皮动静脉。

(3)密切观察输液是否通畅，局部是否肿胀，针头有无移动和脱出，特别是输注刺激性较强的药物时，应注意观察。

(4)穿刺中观察患儿的面色及一般情况，合理调节输液速度。

(5)头皮针和输液管的固定应牢固，防止头皮针移动、脱落。

实训四　临床见习——小儿腹泻和液体疗法

一、实训目标

(1)熟悉本病的临床表现、医疗诊断与护理诊断。

(2)掌握本病的病因及液体疗法对本病的应用价值。

(3)了解本病的发病机理及预防措施。

(4)熟悉小儿水、电解质平衡的特点。

(5)熟悉小儿液体疗法中常用液体的组成及应用。

二、实训地点

儿科病房、门诊或儿科示教室。

三、实训学时

2 学时。

四、评估和准备

1. 评估　评估患儿病情、液体疗法的目的,向家长做好解释工作。

2. 准备　不同病因所致腹泻的病例。常用输液用液体:生理盐水、2∶1 含钠等渗液、1.4%或 5%碳酸氢钠液、5%或 10%葡萄糖液。

五、实训内容及方法

(1)先由患儿家长讲述病史,并向其询问要点。

①有无发病诱因(如喂养不当、护理不周和(或)肠道外感染史)。

②每天腹泻的次数、量、性状及气味,伴随症状,如发热、呕吐以及食欲、精神状况,尿量有无改变。

③观看不同病因腹泻的大便性状、颜色。

(2)体格检查注意事项如下:

①精神、神志、血压,有无呼吸深促,前囟、眼眶有无凹陷,唇色、皮肤弹性、四肢温度、脉搏。

②有无电解质紊乱症状,如心音低钝、腹胀、肌张力减退、膝反射减弱或消失。

③实验室检查资料:大便常规及培养结果分析、二氧化碳结合力、血清电解质、血气分析等。

④学生根据收集的临床资料,判断患儿腹泻的病因及分型,水、电解质紊乱的程度。

⑤由教师发起提问,讨论发病机理并小结。

⑥教师介绍不同年龄小儿的体液总量及分布,说明液体疗法对小儿治疗的重要性。

⑦教师示范小儿常用混合液体的配制。

六、思考题

(1)小儿腹泻轻型与重型如何区别?

(2)小儿腹泻常见的病因有哪些?如何根据其临床特点判断可能的病因?

(3)如何根据临床资料判断腹泻患儿水、电解质紊乱的性质及程度?

七、病案分析

1 岁小儿,因呕吐 3 天,加重 1 天,急诊入院。患儿起病后每日腹泻 10~20 次,黄色水样稀便,量多,无脓血,呕吐频繁,进食即呕,以致无法进食。入院当天发热、口渴,约 10 h 未解小便，精神差。

体检：一般情况较差，体温 38 ℃，呼吸深，44 次/分，脉细弱，132 次/分，倦怠嗜睡状，四肢凉，面色苍白，皮肤弹性差，前囟及眼眶下陷，口舌黏膜干燥，颈软，两肺未闻及啰音，心音较低钝，腹较软，肝脾未扪及，膝反射迟钝，无病理反射特征，血钠 140 mmol/L。请写出该患儿的诊断、护理诊断及护理措施，并制订第一个 24 h 液体疗法方案。

直通护考

A_1型题

1. 以下哪项不是引起婴儿溢乳的原因？（　　）

A. 胃呈水平位　　B. 常发生胃肠逆蠕动　　C. 幽门括约肌发育好

D. 胃酸分泌少　　E. 贲门括约肌较松弛

2. 以下口腔炎的护理哪项不妥？（　　）

A. 保持口腔清洁　　B. 清洗口腔应在饭后立即进行

C. 饮食以微温或凉的流质为宜　　D. 清洗口腔时动作应轻、快、准

E. 局部涂药后勿立即饮水或进食

3. 鹅口疮的病原体为（　　）。

A. 葡萄球菌　B. 变形杆菌　C. 白色念珠菌　D. 乳酸杆菌　E. 双歧杆菌

4. 下列哪项不是婴幼儿腹泻的易感因素？（　　）

A. 消化系统发育不成熟　　B. 消化道负担重　　C. 肠道内感染

D. 血中免疫球蛋白及胃肠道分泌型 IgA 水平低　　E. 胃内酸度低

5. 2∶1 等渗液的成分为（　　）。

A. 2 份 10%葡萄糖液∶1 份生理盐水　　B. 2 份生理盐水∶1 份 10%葡萄糖液

C. 2 份生理盐水∶1 份 1.4%碳酸氢钠　　D. 2 份 1.87%乳酸钠∶1 份生理盐水

E. 2 份 10%葡萄糖液∶1 份 1.4%碳酸氢钠

6. 小儿腹泻重症与轻症的区别点主要是（　　）。

A. 是否为蛋花汤样大便　　B. 每日大便是否达 10 余次

C. 大便是否腥臭、有黏液　　D. 有无水、电解质紊乱及酸中毒

E. 大便镜检是否有大量脂肪球

7. 判断脱水性质最有效的指标是（　　）。

A. 体重　　B. 尿量　　C. 血钠浓度

D. 血钾浓度　　E. 二氧化碳结合力

8. 引起秋季腹泻最常见的病原体是（　　）。

A. 柯萨奇病毒　　B. 诺沃克病毒　　C. 轮状病毒

D. 致病性大肠埃希菌　　E. 金黄色葡萄球菌

9. 婴儿腹泻引起的等渗性脱水，补累积损失量宜用下列哪种液体？（　　）

A. 1/2 张含钠液　　B. 1/3 张含钠液　　C. 1/4 张含钠液

D. 1/5 张含钠液　　E. 等张含钠液

10. 评估脱水程度的内容，不包括（　　）。

A. 皮肤弹性　　B. 体重减轻情况　　C. 腹泻次数

D. 眼窝及前囟　　E. 尿量

11. 等渗性脱水血清钠的浓度为(　　)。

A. <130 mmol/L　　B. 130～150 mmol/L　　C. >150 mmol/L

D. 300 mmol/L　　E. 320 mmol/L

12. 迁延性腹泻的病程为(　　)。

A. 2 周内　　B. 2 周至 2 个月　　C. 2 个月以上

D. 3 个月以上　　E. 2～3 个月

13. 轮状病毒肠炎多见于(　　)。

A. 新生儿　　B. 6 个月以内婴儿　　C. 6～24 个月小儿

D. 4 岁以上儿童　　E. 4～10 岁儿童

14. 轮状病毒肠炎常伴有(　　)。

A. 皮疹　　B. 肝炎　　C. 肠穿孔

D. 淋巴结肿大　　E. 上呼吸道感染症状

15. 大肠杆菌肠炎多发生于(　　)。

A. 1—3 月份　　B. 3—6 月份　　C. 5—8 月份

D. 8—10 月份　　E. 10—12 月份

A_2型题

16. 1 岁小儿，因呕吐、腹泻 5 天，4 h 无尿入院。体检：重度脱水貌，四肢凉。首选的措施是快速滴注(　　)。

A. 2∶1 等张含钠液 20 mL/kg　　B. 生理盐水 20 mL/kg

C. 5%碳酸氢钠 20 mL/kg　　D. 1/2 张含钠液 20 mL/kg

E. 5%葡萄糖液 20 mL/kg

17. 7 个月婴儿，生后人工喂养，因腹泻伴中度等渗性脱水入院。经补液治疗后，该患儿脱水体征基本消失，呼吸平稳，但精神仍差，腹胀明显，四肢软弱无力，应考虑合并(　　)。

A. 低血糖　　B. 低钙血症　　C. 低钾血症

D. 低镁血症　　E. 代谢性酸中毒

18. 腹泻、脱水患儿经补液治疗后已排尿，按医嘱继续输液 400 mL 需加入 10%氯化钾，最多不应超过(　　)。

A. 6 mL　　B. 8 mL　　C. 10 mL　　D. 12 mL　　E. 14 mL

19. 3 个月小儿，腹泻 2 天，每天 10 余次，稀水便，呕吐，尿少，前囟凹陷，精神萎靡，呼吸深快，口唇樱红色，考虑腹泻伴有(　　)。

A. 休克　　B. 酸中毒　　C. 中毒性脑病

D. 低钾血症　　E. 败血症

20. 患儿，2 个月，因腹泻入院，近 2 日臀部皮肤发红，伴有皮疹，护理时应采取的措施是(　　)。

A. 每天便后冲洗臀部，吸干水分，涂软膏　　B. 涂青霉素软膏

C. 涂甲紫(龙胆紫)　　D. 保暖　　E. 用塑料布包裹

21. 患儿，男，3 岁，昨日因腹泻脱水、电解质紊乱而入院治疗，经 6 h 补液后患儿出现明显眼睑水肿，说明(　　)。

A. 输入葡萄糖液过多　　B. 补液量不足　　C. 血容量未恢复

D. 酸中毒未纠正　　　　　E. 输入电解质溶液过多

22. 患儿，男，4 个月，因腹泻 2 日就诊，每日大便 10 余次，臀部皮肤潮红，伴有皮疹，有少许脱皮。臀部皮肤护理不妥的操作是(　　)。

A. 每次大便后用温水洗净　　　　B. 洗后用小毛巾吸干水分

C. 可用鹅颈灯照射臀部　　　　D. 灯光照射时间是 30 min

E. 灯光照射后可涂鱼肝油软膏

A_3型题

(23～24 题基于以下病例)

1 岁患儿，呕吐、腹泻稀水便 5 天，1 天来尿量极少，精神萎靡，前囟及眼窝极度凹陷，皮肤弹性差，四肢发凉，脉细弱，血清钠 125 mmol/L。

23. 判断该患儿脱水程度与性质为(　　)。

A. 轻度低渗性脱水　　B. 重度低渗性脱水　　C. 中度等渗性脱水

D. 重度等渗性脱水　　E. 中度高渗性脱水

24. 根据患儿脱水程度和性质，应首先给下列哪一种液体？(　　)

A. 2∶1 等张含钠液　　B. 1/2 张含钠液　　C. 1/3 张含钠液

D. 1/4 张含钠液　　E. 1/5 张含钠液

(25～27 题基于以下病例)

6 个月小儿，因腹泻、呕吐 2 天，伴口渴、尿少半天，门诊以婴儿腹泻伴脱水收入院。体检：枕秃，脱水征明显，精神萎靡，呼吸深快，口唇樱红色。

25. 该患儿呼吸深快最可能是由以下哪种因素引起？(　　)

A. 休克　　B. 代谢性酸中毒　　C. 中毒性脑病

D. 低钾血症　　E. 败血症

26. 该患儿此时应做的主要辅助检查为(　　)。

A. 血常规　　B. 尿常规

C. 二氧化碳结合力测定　　D. 大便常规

E. 大便细菌培养

27. 若需给该患儿补钾，以下哪项不正确？(　　)

A. 有尿后补钾　　B. 必要时可静脉缓慢推注　　C. 尽量口服

D. 静脉补钾的浓度不超过 0.3%　　E. 滴注速度不宜过快

(28～30 题基于以下病例)

9 个月男婴，腹泻、呕吐 4 天，大便为蛋花汤样，1 天来伴明显口渴、尿少、精神不振。查体：方颅，皮肤弹性差，眼窝及前囟明显凹陷，血清钠 140 mmol/L。

28. 判断该患儿的脱水程度及性质为(　　)。

A. 轻度等渗性脱水　　B. 中度等渗性脱水　　C. 重度等渗性脱水

D. 轻度高渗性脱水　　E. 中度低渗性脱水

29. 对该患儿的补液应首先选用以下哪种液体？(　　)

A. 1/2 张含钠液　　B. 2∶1 等张含钠液　　C. 1/3 张含钠液

D. 1/4 张含钠液　　E. 1/5 张含钠液

30. 若患儿经输液后尿量增加，皮肤弹性、眼眶、前囟基本恢复正常，突然出现惊厥，应首先考虑为(　　)。

A. 中毒性脑病　　B. 化脓性脑膜炎　　C. 急性颅内高压症
D. 低钙血症　　E. 高钾血症

（31～33 题基于以下病例）

11 个月患儿，因呕吐、腹泻 3 天来院，初步诊断为婴儿腹泻伴脱水。

31. 考虑为等渗性脱水，应选用下列哪种液体？（　　）
A. 等张含钠液　　B. 1/2 张含钠液　　C. 1/5 张含钠液
D. 1/3 张含钠液　　E. 1/4 张含钠液

32. 患儿经输液 6 h 后，脱水情况好转，开始排尿，但又出现精神萎靡，心音低钝，腹胀，肠鸣音减弱，这时应首先考虑为（　　）。
A. 酸中毒未纠正　　B. 中毒性肠麻痹　　C. 低血钾
D. 低血钙　　E. 低血镁

33. 如患儿需要静脉补钾，应把氯化钾稀释至何种浓度？（　　）
A. 0.2%～0.3%　　B. 0.3%～0.5%　　C. 0.5%～1.0%
D. 1.0%～1.5%　　E. 1.5%～3.0%

（林建荣）

任务六　造血系统疾病患儿的护理

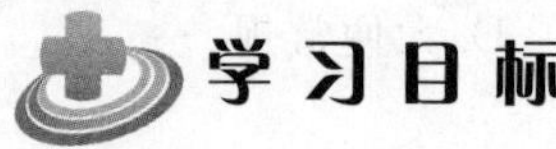

1. 能力目标： 能够运用整体护理模式对营养性贫血、急性白血病的患儿进行护理，能够为家庭、社区提供良好的健康指导。

2. 知识目标： 掌握营养性贫血和急性白血病的病因、临床表现、护理诊断、护理措施及健康指导；熟记小儿贫血的分度和分类，营养性贫血和急性白血病的治疗要点、护理诊断、护理目标；了解小儿造血和血液的特点，急性白血病的临床表现、护理评估、护理措施。

3. 素质目标： 培养同情、关爱患儿的基本素质，具有关爱儿童、珍爱生命的责任意识。

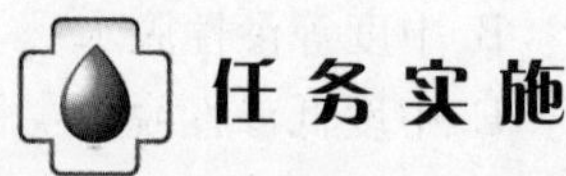

一、小儿造血特点

小儿造血通常分为两个阶段，即胚胎期造血和出生后造血。

(一) 胚胎期造血

根据造血组织发育和造血部位发生先后的不同，将此期分为三个阶段。

1. 中胚叶造血期 此期造血器官是卵黄囊，大约于胚胎第 3 周开始造血，主要为初级原始红细胞，于胚胎第 6 周后造血功能减退。

2. 肝脾造血期 肝脏于胚胎第 6～8 周时开始出现活动的造血组织，4～5 个月造血功能达到高峰，6 个月后逐渐减退，主要产生有核红细胞和少量粒细胞、巨核细胞。肝脏是胎儿中期主要的造血器官。

脾脏约于胚胎第 8 周开始参与造血，主要产生红细胞、粒细胞、淋巴细胞和单核细胞，至 5 个月后造血功能逐渐减退，仅保留造淋巴细胞功能并维持终生。

胸腺和淋巴结于胚胎第 8～11 周开始参与造淋巴细胞。

3. 骨髓造血期 骨髓约胚胎第 6 周出现，第 4 个月开始造血，第 6 个月成为主要造血器官，直至出生 2 周后成为唯一的造血场所。

(二) 出生后造血

1. 骨髓造血 出生后主要是骨髓造血。婴幼儿期所有骨髓均为红骨髓，全部参与造血，以满足生长发育的需要。从幼儿期开始，脂肪组织(黄髓)之间代替长骨干中的造血组织，至青少年和成人期红骨髓仅存于颅骨、锁骨、胸骨、肋骨、脊椎、骨盆及长骨近端，但黄髓依然具有潜在的造血功能，当造血量需要增加时，可转变为红骨髓而恢复造血功能。

2. 骨髓外造血 在正常情况下，骨髓外造血极少，这是小儿造血器官的一种特殊反应。婴幼儿期，因缺少黄髓，造血的代偿能力甚弱，一旦发生严重感染或溶血性贫血等使造血需要增加时，肝、脾、淋巴结会恢复到胎儿时期的造血状态，表现为肝、脾、淋巴结肿大，同时外周血中出现有核红细胞和(或)幼稚中性粒细胞，感染和贫血纠正后继而恢复正常。

二、小儿血液特点

(一) 红细胞数与血红蛋白量

由于胎儿期处于相对缺氧的状态，故红细胞数及血红蛋白量较高，出生时红细胞数为 $(5.0\sim7.0)\times10^{12}/L$，血红蛋白量为 150～220 g/L。出生后由于自主呼吸的建立，血氧含量增加，红细胞生成素减少，骨髓造血功能暂时下降；又因为新生儿生理性溶血、婴儿期生长发育迅速、循环血量迅速增加等，红细胞数和血红蛋白量逐渐下降，至 2～3 个月时，红细胞数约为 $3.0\times10^{12}/L$，血红蛋白量约为 100 g/L，呈轻度贫血，称为“生理性贫血”。3 个月后，红细胞数和血红蛋白量又逐渐上升，约 12 岁时达成人水平。

(二) 白细胞数与分类

出生时白细胞数为 $(15\sim20)\times10^9/L$，出生后 6～12 h 可达到 $(21\sim28)\times10^9/L$，然后逐渐下降，至出生后 10 天左右约为 $12\times10^9/L$，婴儿期白细胞数维持在 $10\times10^9/L$ 左右，至 8 岁后接近成人水平。

白细胞分类主要是中性粒细胞(N)与淋巴细胞(L)比例的变化。出生时中性粒细胞约占 65%，淋巴细胞约占 30%。随着白细胞数的下降，中性粒细胞比例也相应下降，至出生后4～6 天时两者比例接近相等；随后淋巴细胞比例上升，婴幼儿时期淋巴细胞约占 60%，中性粒细胞约占 35%，至 4～6 岁两者又相等；以后中性粒细胞比例增加，分类逐渐达成人水平。

（三）血小板数

血小板数与成人相似，为(150～250)×10^9/L。

（四）血红蛋白种类

出生时，以胎儿血红蛋白（HbF）为主，约占 70%；出生后 HbF 迅速被成人血红蛋白(HbA)所代替，至 4 个月时 HbF＜20%，1 岁时＜5%，2 岁后达成人水平(＜2%)。

（五）血容量

儿童血容量相对较成人多，各年龄段血容量占体重的比例为新生儿 8%～10%（平均 300 mL)，儿童 8%～10%，成人 6%～8%。

三、小儿贫血概述

贫血是指末梢血中单位容积内红细胞数或血红蛋白量低于正常。由于小儿的红细胞数和血红蛋白量随年龄不同而有差异，在诊断贫血时必须参照不同年龄的正常值。

按照世界卫生组织(WHO)的资料，血红蛋白(Hb)量的低限值，6 个月至 6 岁为 110 g/L、6～14 岁为 120 g/L。海拔每升高 1000 m，血红蛋白量上升 4%，低于低限值为贫血。6 个月以下的婴儿由于生理性贫血等因素，血红蛋白值变化较大，目前国际尚无统一标准。全国小儿血液病学术会(1988 年)暂定：新生儿期血红蛋白＜145 g/L、1～4 个月血红蛋白＜90 g/L、4～6 个月血红蛋白＜100 g/L 者为贫血。

（一）贫血的分度

根据末梢血中血红蛋白量和红细胞数可将贫血分为四度(表 3-6-1)。

表 3-6-1　小儿贫血分度

	轻度	中度	重度	极重度
血红蛋白/(g/L)	90～120	60～90	30～60	＜30
红细胞/(×10^{12}/L)	3～4	2～3	1～2	＜1
新生儿血红蛋白/(g/L)	120～144	90～120	60～90	＜60

（二）贫血的分类

一般采取病因学分类和形态学分类。

1. 病因学分类　临床最为常用，根据引起贫血的原因及发病机制将其分为以下三类。

(1)红细胞和血红蛋白生成不足导致的贫血　①造血物质缺乏：铁、维生素 B_{12}、叶酸、铜、维生素 C、蛋白质等缺乏引起的贫血，如营养性贫血、营养性巨幼细胞性贫血。②骨髓造血功能障碍：骨髓造血功能衰竭或各种原因（如放射线、化学物质、药物等）所致的骨髓抑制造成再生障碍性贫血。③感染性、炎症性贫血：如慢性感染、儿童类风湿病、系统性红斑狼疮等。④其他：铅中毒、慢性肾脏疾病所致的贫血；骨髓浸润伴发的贫血，如白血病、恶性淋巴瘤等。

(2)溶血性贫血　由红细胞内在或外在有害因素造成红细胞破坏增多所致。①红细胞内在因素：如遗传性球形细胞增多症、葡萄糖-6-磷酸脱氢酶(G-6-PD)缺陷症、地中海贫血等。②红细胞外在因素：如新生儿溶血性贫血、药物所致的免疫性溶血性贫血、自身免疫性溶血性贫血以及感染、物理化学因素等。

(3)失血性贫血　①急性失血，如创伤性大出血、出血性疾病等；②慢性失血，如溃疡病、钩虫病、鲜牛奶过敏、肠息肉等引起的贫血。

2. 形态学分类　根据红细胞平均容积(MCV)、红细胞平均血红蛋白量(MCH)、红细胞平均血红蛋白浓度(MCHC)的值将贫血分四类(表 3-6-2)。

表 3-6-2　小儿贫血形态学分类

	MCV/fL	MCH/pg	MCHC/(%)
正常值	80～94	28～32	32～38
大细胞性	>94	>32	32～38
单纯小细胞性	<80	<28	32～38
小细胞低色素性	<80	<28	<32
正细胞正色素性	80～94	28～32	32～38

四、小儿营养性贫血

(一) 营养性缺铁性贫血

营养性缺铁性贫血(nutritional iron deficiency anemia，NIDA)是由于体内铁的缺乏，导致血红蛋白合成减少而引起的一种贫血，是小儿贫血中最常见的类型，以婴幼儿发病率最高，是我国儿童保健重点防治的常见病之一。临床上以小细胞低色素性贫血、血清铁蛋白减少和铁剂治疗有效为特点。

【病因】

1. 铁摄入量不足　喂养方式、辅食添加不当与缺铁性贫血密切相关。辅食添加过早或过晚都可能会导致铁的摄入不足。年长儿偏食、挑食或摄入动物性食物过少等也易发生缺铁性贫血。

2. 先天储铁不足　母亲妊娠中期铁缺乏可减少胎儿铁储备，使新生儿铁储备不足，是早期婴儿缺铁性贫血的重要原因。母亲妊娠期贫血还可增加新生儿早产、极低出生体重的风险，而早产、极低出生体重本身亦是婴幼儿缺铁和缺铁性贫血的高危因素。

3. 生长发育因素　婴儿期、青春期生长发育迅速，血容量增加较快，故需铁量也增加，如不及时添加含铁丰富的辅食就容易造成缺铁。早产儿和低出生体重儿出生后生长发育更快，更容易发生缺铁。

4. 铁吸收障碍及丢失过多　喂养不当、生长发育过快等见于 2 岁以下婴幼儿，学龄前幼儿及学龄期儿童缺铁的原因以铁吸收障碍及丢失过多为主，如食物搭配不合理造成铁吸收减少。对于 2～10 岁儿童，消化系统疾病导致铁缺乏多见，例如胃炎、肠道溃疡等疾病。

【发病机制】

1. 缺铁对血液系统的影响　缺铁时血色素生成不足，血红蛋白合成减少，红细胞内血红蛋白含量不足，细胞质较少，细胞体积变小，所以血红蛋白减少明显，而缺铁对细胞核的分裂、增殖影响较小，故红细胞数量没有明显减少，会出现小细胞低色素性贫血。

从缺铁到引起贫血一般经过三个阶段：①铁减少期：体内储存铁已减少，但供红细胞合成血红蛋白的铁尚未减少。②红细胞生成缺铁期：储存铁进一步消耗，红细胞生成所需的铁也不足，但循环中血红蛋白量尚未减少。③缺铁性贫血期：体内储存铁已经耗竭，出现小细胞低色素性贫血和一些非造血系统的症状。

2. 缺铁对其他系统的影响 ①影响肌红蛋白的合成。②使某些酶的活性降低，如单胺氧化酶、细胞色素C、琥珀酸脱氢酶等，使细胞功能紊乱，出现一些非血液系统症状，如消化系统功能和神经系统改变、免疫功能低下等。

【护理评估】

1. 健康史 重点询问患儿的喂养方法及饮食习惯，辅食添加的时间及种类，是否合理添加富含铁的食物。评估母亲孕期有无贫血，是否早产、多胎。患儿有无消化道畸形、慢性腹泻、肠息肉或反复感染等疾病以及用药情况。

2. 身体状况 本病起病较缓慢，临床表现随病情轻重而有不同。

(1)一般表现 皮肤黏膜逐渐苍白，以口唇、口腔黏膜及甲床最为明显。易疲劳无力、不爱活动，常有烦躁不安或精神不振，体重不增或增长缓慢。年长儿可诉头晕、眼前发黑、耳鸣等。

(2)髓外造血表现 出现骨髓外造血现象，肝、脾、淋巴结轻度肿大。年龄越小，病程越久，贫血越重，肝脾肿大越明显。

(3)非造血系统表现

①消化系统症状：食欲减退，可有呕吐、腹泻，少数有异食癖(喜食泥土、墙皮、煤渣等)，可出现口腔炎、舌炎或舌乳头萎缩；重者可出现萎缩性胃炎或吸收不良综合征等。

②神经系统症状：婴幼儿表现为烦躁不安、易激惹或萎靡不振，年长儿表现为注意力不集中、记忆力减退、多数智力低于同龄人。

③循环系统症状：明显贫血时心率增快、心脏扩大，重者发生心力衰竭。

④其他：免疫功能低下，常合并感染。可因上皮组织异常而出现指甲薄脆、不光滑甚至反甲(匙状指)。

3. 心理-社会状况 评估患儿及家长的心理状态，对本病病因及预防知识的了解程度。病情较重、病程较长的年长儿由于学习时注意力不集中、记忆力减退、学习成绩下降，而产生焦虑、厌学等心理问题；如家长对本病知识缺乏，对患儿异食癖现象不能正确对待，会对患儿的心理产生极其不良的影响。

4. 辅助检查

(1)血常规 末梢血中血红蛋白量、红细胞数均低于正常，且血红蛋白量的减少比红细胞数的减少更明显，呈小细胞低色素性贫血。红细胞大小不一，以小细胞为主，中央淡染区扩大。网织红细胞数正常或轻度减少，白细胞及血小板无改变。

(2)骨髓象 可见红细胞增生活跃，以中、晚幼红细胞增生为主。各期红细胞均较小，显示胞质成熟程度落后于胞核。粒细胞和巨核细胞系一般无明显改变。

(3)铁代谢检查

①血清铁蛋白(SF)：反映体内储存铁情况的敏感指标，$<12\ \mu g/L$时提示缺铁。

②红细胞内游离原卟啉(FEP)$>0.9\ \mu mol/L$时提示红细胞内缺铁。

③血清铁(SI)、总铁结合力(TIBC)、转铁蛋白饱和度(TS)：这三项指标反映了血浆中铁的含量，通常在缺铁性贫血期出现异常，即SI$<10.7\ \mu mol/L$，TIBC$>62.7\ \mu mol/L$，TS$<15\%$。

5. 治疗要点

(1)祛除病因 合理喂养，及时添加含铁丰富的食物，正确搭配食物，纠正不良饮食习惯。积极治疗原发病，如慢性失血性疾病等。

(2)铁剂治疗 铁剂是治疗缺铁性贫血的特效药。

①口服铁剂：常用二价铁剂，如硫酸亚铁、富马酸亚铁、葡萄糖酸亚铁等。口服铁剂经济、安全、副作用小。每日口服元素铁 4～6 mg/kg，分 2～3 次口服，铁剂应持续服用至血红蛋白达正常水平后 6～8 周，以增加铁的储存。

②注射铁剂：一般在口服铁剂无效、无法进行或反应重时应用；常用的注射铁剂有右旋糖酐铁、山梨醇枸橼酸铁复合物。

③输血治疗：一般患儿无需输血。重症贫血并发心功能不全或明显感染者，可输浓缩红细胞，速度宜慢，可少量分次输入。

【护理诊断/问题】

1. 活动无耐力　与贫血导致组织器官缺氧有关。

2. 营养失调：低于机体需要量　与铁的供应不足、吸收不良、丢失过多或消耗增加有关。

3. 知识缺乏　患儿及家长缺乏相关营养知识及疾病的预防或护理知识。

【护理目标】

(1)患儿倦怠、乏力感减轻，活动耐力逐渐增强，活动量增加。

(2)患儿食欲恢复正常，缺铁因素消除，贫血纠正。

(3)患儿及家长能说出贫血的原因，正确选择含铁丰富的食物，能根据指导正确服用铁剂。

【护理措施】

1. 合理安排休息和活动

(1)轻、中度贫血患儿一般不需要卧床休息，但应避免剧烈活动。不必严格限制日常活动，应充分休息，保证足够睡眠，适当活动，以患儿不感到疲乏为度。

(2)重度贫血患儿可有心悸、气短，活动后症状加重。应卧床休息，给予吸氧，以减轻心脏负担，协助患儿日常活动，定时测量心率。

2. 合理安排饮食

(1)提倡母乳喂养，按时添加含铁丰富的辅食或补充铁强化食物(如铁强化奶等)。母乳含铁虽少，但吸收率高达 50%，人工喂养时鲜牛乳必须经加热处理后再喂养婴儿，以减少因过敏而致的肠出血。

(2)指导合理安排饮食，提供含铁丰富且容易吸收的食物，如肉类、鱼类、动物血和肝脏、豆制品、海带、黑木耳等。向家长及年长儿解释不良饮食习惯会导致本病，协助纠正不良饮食习惯，避免挑食、偏食等。

(3)创造良好的进食环境，保持患儿心情愉快；经常更换食物品种，注意色、香、味的调配。

3. 遵医嘱应用铁剂，观察疗效

(1)口服铁剂　铁剂对胃肠道有刺激，可导致恶心、呕吐、腹泻或便秘、厌食、胃部不适及疼痛等。服用铁剂时应注意：①宜从小剂量开始，1～2 天内加至足量，并在两餐间服用；②铁剂可与维生素 C、果汁同服，以利于吸收；③忌与妨碍铁吸收的食物如牛奶、咖啡、茶、钙片等同服；④液体铁剂可使牙齿染黑，应用吸管或滴管服用，直接将药液送到舌根部；⑤如用铁剂后大便可变黑或呈柏油样，停药后可恢复，应向家长说明原因，以消除紧张心理。

(2)注射铁剂　因容易出现不良反应，仅在不能口服铁剂的情况下使用。用药时应注意：①深部肌内注射，最好分层注射(“Z”注射法)，以利于吸收、减轻疼痛、避免硬结形成；②抽药后更换针头或注射器内留微量(约 0.1 mL)气体，以避免铁剂带入皮下，造成注射部位皮肤着色、疼痛，甚至局部坏死；③每次更换注射部位，减少局部刺激；④首次注射应严密观察 1 h，警惕过敏现象的发生。注射铁剂可引起过敏，如面红、荨麻疹、发热、关节痛、头痛或局部淋巴结肿大，个别可发生过敏性休克。

(3)观察疗效 ①在用药后3～4天网织红细胞数开始上升，7～10天达高峰，2～3周后下降至正常；治疗约2周后血红蛋白量逐渐上升，患儿临床症状减轻，食欲增加；如服药3～4周仍无效，应查找原因。②疗程：铁剂用至血红蛋白达正常水平后再用2个月左右，以补充铁的储存量。

4. 健康指导

(1)合理安排患儿日常生活，注意休息，向家长和年长儿解释适度活动和休息的意义。

(2)做好预防贫血的宣教。①大力宣传母亲孕期及哺乳期增加摄入含铁丰富食物的重要性，患贫血时应及时治疗。②提倡母乳喂养，按时添加含铁较多的辅食，早产儿和低出生体重儿宜于出生后2个月左右遵医嘱补充铁剂；足月儿出生4个月后，可在粥、米糊、汤里加蛋黄、鱼泥、肝泥、动物血等含铁多且易消化的食物；9～12月龄婴儿应进行贫血筛查，并增加1～5岁高危儿童的贫血筛查。③人工喂养儿应喂强化铁的配方奶，并及时添加辅食；如喂鲜牛乳必须加热处理，以减少牛乳过敏所致的肠道失血。④贫血纠正后仍要坚持合理安排小儿膳食，培养良好的饮食习惯，纠正挑食、偏食等不良饮食习惯。

【护理评价】

经过治疗和护理后评价：患儿倦怠、乏力感有无减轻，活动耐力是否逐渐增强，活动量增加后有无心慌、气短；是否达到食欲恢复正常，缺铁因素消除，贫血纠正；家长及年长患儿是否知道本病的发病原因，能否遵指导正确服用铁剂，并能正确选择含铁较多的食物，纠正不良的饮食习惯，合理搭配饮食。

知识链接

对于新生儿，尤其是早产儿，延迟结扎脐带可以预防缺铁性贫血的发生，越来越多的证据表明，延迟结扎脐带可改善产后6个月的铁营养状况。美国儿科学会认为，宝宝出生时，让脐带继续搏动1～1.5 min，再夹住剪断，是预防婴儿期宝宝缺铁的最佳方法。

(二) 营养性巨幼细胞性贫血

营养性巨幼细胞性贫血(nutritional megaloblastic anemia，NMA)是脱氧核糖核酸合成的生物化学障碍及DNA复制速度减缓所致的疾病。本病绝大多数是由于缺乏维生素B_{12}和(或)叶酸所致，属于大细胞性贫血，其主要临床特点为贫血、神经精神症状、红细胞数减少比血红蛋白减少更明显、红细胞胞体变大、骨髓中出现巨幼细胞、用维生素B_{12}和(或)叶酸治疗有效。本病多见于婴幼儿，2岁以内居多。

【病因】

1. 摄入量不足 常见于单纯母乳喂养而母亲长期素食或单纯母乳喂养而未添加动物性辅食。人工喂养不当及严重偏食的婴幼儿，饮食中缺乏肉类、动物肝脏及绿色蔬菜者等，都可出现维生素B_{12}和叶酸缺乏。单纯羊乳喂养者，易出现叶酸缺乏。年长儿挑食或偏食也易出现缺乏。

2. 需要量增加 婴儿因生长发育迅速，尤其是早产儿，对维生素B_{12}和叶酸需要量增加；严

重感染时维生素 B_{12} 消耗量增加。

3. 吸收或代谢障碍　胃底壁细胞分泌的糖蛋白缺乏可引起维生素 B_{12} 吸收减少；慢性腹泻、小肠病变、手术切除回肠、先天性叶酸代谢障碍等可使叶酸缺乏。

4. 药物影响　长期或大量应用广谱抗生素可抑制肠道有益菌，使其合成叶酸功能减退；抗叶酸制剂（如甲氨蝶呤）及某些抗癫痫药（如苯妥英钠、苯巴比妥）可致叶酸缺乏。

【发病机制】

1. DNA 合成障碍　当维生素 B_{12} 和叶酸缺乏时，DNA 合成障碍，使细胞的分裂和增殖时间延长，而血红蛋白的合成不受影响，故红细胞数减少较血红蛋白减少更明显，胞质成熟但胞核发育落后，细胞胞体变大，形成巨幼红细胞，引起大细胞性贫血。

2. 中枢和外周髓鞘受损　维生素 B_{12} 与神经髓鞘中脂蛋白的形成有关，它能保持中枢和外周髓鞘神经纤维的完整功能，当其缺乏时，可引起中枢和外周髓鞘受损，出现神经精神症状。

【护理评估】

1. 健康史　询问患儿喂养史，患儿是否及时添加转换期食物，有无偏食等；了解患儿既往病史、用药史等。

2. 身体状况　起病缓慢，以 6 个月至 2 岁儿童多见。

（1）一般贫血表现：多呈轻度或中度贫血。患儿皮肤蜡黄，眼结膜、口腔黏膜、口唇、指甲等处苍白，毛发稀疏、发黄，虚胖或颜面轻度水肿，疲乏无力，常伴有肝、脾肿大。严重病例可有皮肤出血点或皮肤淤斑。

（2）神经精神症状：患儿可出现烦躁不安、易怒等。维生素 B_{12} 缺乏者表现为表情呆滞、对外界反应迟钝、嗜睡、少哭不笑、智力和动作发育落后甚至倒退等；重症者可出现肢体、躯干、头部和全身不规则的震颤，甚至抽搐等。

3. 心理-社会状况　严重贫血会影响患儿心理行为的正常发展，如注意力不集中、反应迟钝、情绪不稳定等；有震颤的患儿不能正常游戏和生活，会出现易怒、烦躁、哭闹甚至拒绝他人照顾等现象。年长儿则产生焦虑或抑郁、自卑等改变。家长由于缺乏本病的知识，担心患儿的病情会对今后造成影响，因而出现焦虑、担忧、自责的心理。

4. 辅助检查

（1）血象　末梢血中红细胞数、血红蛋白量均低于正常，红细胞数减少比血红蛋白量减少更明显。呈大细胞性贫血，血涂片可见红细胞大小不等，以大细胞为多，中间淡染区不明显，可见有核红细胞、巨大幼稚粒细胞和中性粒细胞呈分叶过多现象。

（2）骨髓象　增生明显活跃，以红细胞系增生为主；粒、红细胞系均出现巨幼样变，表现为胞体变大，胞核的发育落后于胞质。

（3）血清维生素 B_{12} 和叶酸测定　血清维生素 B_{12} <100 ng/L（正常值 200～800 ng/L），血清叶酸小于 3 μg/L（正常值 5～6 μg/L）。

5. 治疗要点

（1）一般治疗　加强营养，及时添加转换期食物。

（2）祛除病因　祛除造成维生素 B_{12} 缺乏和叶酸缺乏的病因。

（3）用药　肌内注射维生素 B_{12}，每次 100 μg，每周 2～3 次；口服叶酸，每次 5 mg，每日 3 次。对有明显神经、精神症状的患儿可用镇静剂；重症贫血并发心功能不全或明显感染者可输入红细胞制剂；有感染者可用抗生素治疗。

【护理诊断/问题】

1. 活动无耐力 与贫血致组织、器官缺氧有关。

2. 营养失调:低于机体需要量 与维生素 B_{12} 和(或)叶酸摄入不足、吸收不良等有关。

3. 有受伤的危险 与肢体或全身震颤甚至抽搐有关。

4. 生长发育迟缓 与营养不足、贫血及维生素 B_{12} 缺乏,影响生长发育有关。

【护理措施】

1. 注意休息,适当活动 根据患儿情况,安排休息和活动。一般不需要严格卧床,严重贫血者适当限制活动,协助满足其日常生活所需。有烦躁、震颤、抽搐者限制活动,必要时遵医嘱用镇静剂。

2. 饮食指导 改善哺乳母亲营养,及时添加富含维生素 B_{12} 的食物,如肝、肾、肉类、蛋类、海产品等;添加含叶酸的食物,如新鲜绿色蔬菜、水果、酵母、谷类和动物肝、肾等。对年长儿要耐心喂养,少量多餐,注意食物色、香、味的调配,以引起患儿食欲。

3. 加强护理,防治受伤 震颤严重者应按医嘱给予镇静剂;上下门齿之间可垫缠有纱布的压舌板,以防咬破口唇、舌尖;限制活动,防止发生外伤。

4. 加强锻炼,促进生长发育 部分患儿可有体格、动作、智力发育落后和倒退现象,需进行检测和评估,并加强护理和训练。如指导家长给患儿做被动体操,逐渐训练坐、立、行等运动功能,并尽早给予药物治疗,以促进动作和智力发育。

5. 观察用药效果

(1)补充维生素 B_{12} 和(或)叶酸,坚持用足疗程,至临床症状好转,血常规恢复正常为止。一般 2～4 天后患儿精神症状好转、食欲增加,随即网织红细胞数上升,5～7 天达高峰,2 周后降至正常。2～6 周红细胞和血红蛋白恢复正常,但神经精神症状恢复较慢。

(2)单纯维生素 B_{12} 缺乏时,不宜加用叶酸治疗,以免加重神经精神症状;维生素 C 有助于叶酸的吸收,同时服用可提高疗效;恢复期应加用铁剂,防止红细胞增加过快时出现缺铁。

6. 健康教育

(1)向家长介绍本病的发病原因、表现特点,指导合理用药,告知家长预防的要点,即按时添加含维生素 B_{12} 和叶酸丰富的辅食,要耐心说服年长儿改变不良饮食习惯。

(2)大力宣传母亲孕期及哺乳期营养的重要性。

(3)由于患儿抵抗力低、易发生感染,因此要加强护理,防治并发感染。

五、小儿白血病

白血病(leukemia)是造血系统的恶性增生性疾病,其特点是造血组织中某一血细胞系过度增生并浸润各组织和器官,从而引起的一系列临床表现。根据调查,我国 10 岁以下小儿白血病的发生率为(3～4)/10 万,在 15 岁以下儿童的恶性肿瘤患病构成的调查中约占 35%。白血病是我国最常见的小儿恶性肿瘤,男性发病率高于女性,任何年龄均可发病,但以学龄前期和学龄期小儿多见。急性白血病占 90%～95%,慢性白血病仅占 3%～5%。

【概述】

1. 病因与发病机制 白血病的病因及发病机制尚未完全明了,主要与以下因素有关。

(1)病毒因素 目前已知反转录病毒(又称人类 T 淋巴细胞白血病病毒)可引起人类 T 淋巴细胞白血病。

(2)化学因素　氯霉素、合霉素引起的白血病已有很多报道，装修材料中的苯、甲醛，以及农药、食品污染中很多致癌物等都可诱发白血病。

(3)物理因素　核武器爆炸地区白血病发生率极高，接受大剂量放射线治疗的患者白血病发生率比未接受者高10倍。孕妇腹部经X线透视后，小儿出生后患白血病的机会比一般儿童要大得多。

(4)遗传或体质因素　患有遗传性疾病或严重联合免疫缺陷的患儿，其白血病的发病率明显高于普通儿童。

白血病的发病机制尚未明了，但原癌基因的转化、抑癌基因畸变以及细胞凋亡受抑制，在发病中起重要作用。

2. 分类与分型　白血病的分类、分型有利于诊断、治疗及提示预后。根据增生细胞种类的不同，分为两大类，即急性淋巴细胞白血病(简称急淋，ALL)与急性非淋巴细胞白血病(简称急非淋，ANLL)。儿童急淋发病率最高，为70%～85%。目前主要采用形态学(M)、免疫学(I)、细胞遗传学(C)、分子生物学(M)综合分型，即MICM综合分型，以指导治疗和判断预后。其中根据形态学将急淋分为L_1、L_2、L_3三型，将急非淋分为M_1～M_7七个亚型。

【护理评估】

1. 健康史　了解患儿有无接触电离辐射、有无长期入住新装修的房子，有无使用细胞毒性药物、氯霉素等，其母孕期有无接触放射性物质，询问家族史和既往史。

2. 临床表现　各型急性白血病的临床表现基本相同，大多起病较急，少数缓慢。早期表现有面色苍白、精神不振、乏力、食欲低下、鼻出血或牙龈出血等；少数患儿以发热和类似风湿热的骨、关节疼痛为首发症状。

(1)发热　多数患儿起病时有发热、热型不定，一般不伴寒战。白血病性发热多为低热，抗生素治疗无效。合并感染者多出现高热，重症感染为白血病常见的死亡原因。

(2)贫血　主要由于骨髓造血干细胞受到抑制所致。出现较早，呈进行性加重，表现为面色苍白、虚弱无力、活动后气促等。

(3)出血　主要由于骨髓被白血病细胞浸润，巨核细胞受抑制使血小板的生成减少所致。出血以皮肤、黏膜多见，表现为紫癜、淤斑、鼻出血、牙龈出血、消化道出血及血尿，偶有颅内出血，是引起死亡的重要原因。

(4)白血病细胞浸润引起的症状和体征

①肝、脾、淋巴结肿大：以急淋显著，可有压痛，淋巴结肿大多局限于颈部、颌下、腋下及腹股沟等处。

②骨和关节疼痛：约25%患儿为首发症状，其中部分呈游走性关节痛，局部红肿现象多不明显，并常伴有胸骨压痛。

③中枢神经系统白血病(CNSL)：因白血病细胞侵犯脑实质和(或)脑膜所致，出现头痛、呕吐、嗜睡、视神经乳头水肿、脑神经麻痹、截瘫、惊厥甚至昏迷、脑膜刺激征等颅内压增高的表现，脑脊液中可发现白血病细胞。由于多数化疗药物不易通过血-脑屏障，故CNSL是导致白血病复发的主要原因。

④睾丸白血病：因白血病细胞侵犯睾丸所致，表现为局部肿大、触痛，阴囊皮肤可呈红黑色。由于化疗药物也不易进入睾丸，此处白血病细胞可长期存在，因而常成为导致白血病复发

的另一个重要原因。

⑤绿色瘤：因白血病细胞浸润眶骨、颅骨、胸骨、肋骨或肝、肾、肌肉等组织所致，在局部呈块状隆起，此瘤切面呈绿色，暴露于空气中绿色迅速消退，这种绿色素的性质尚未明确。

⑥其他器官浸润：可浸润皮肤、心脏等。

3. 心理-社会状况 评估患儿的心理状况，如烦躁、焦虑、恐惧、悲观等不良心理；评估患儿家长对本病的了解程度及承受能力；评估患儿家庭经济能力、社会资源对治疗与护理的支持度。

4. 辅助检查

(1)血常规 红细胞及血红蛋白均减少，呈正细胞正色素性贫血。网织红细胞数大多较低，偶在外周血中见到有核红细胞。白细胞数高低不一，增高者占50%以上，以原始细胞和幼稚细胞占多数。血小板减少。

(2)骨髓检查 骨髓检查是确立诊断和评定疗效的重要依据。典型的表现为该型白血病的原始细胞及幼稚细胞极度增生，幼红细胞和巨核细胞减少。少数患儿表现为骨髓增生低下。

【治疗要点】

采取以化疗为主的综合疗法，其原则是早期诊断、早期治疗、严格分型，按型选方案。同时注意早期预防中枢神经系统白血病和睾丸白血病。通常按照治疗次序分为四个阶段，包括诱导缓解、巩固治疗、预防髓外白血病、维持及加强治疗，持续完全缓解2.5～3.5年者，方可停止治疗。停药后尚需继续追踪观察数年，条件允许时也可做骨髓造血干细胞移植。

知识链接

造血干细胞移植是将正常的造血干细胞移植到患儿的骨髓内，使其增殖、分化，以取代病变的造血细胞，重建其造血和免疫功能。随着医学的发展，干细胞被发现可用于越来越多的疑难疾病的治疗，如白血病、再生障碍性贫血、某些恶性肿瘤、免疫缺陷病、代谢性疾病、遗传性疾病等。造血干细胞可从骨髓、外周血及脐带血中获取，因此，造血干细胞移植(HSCT)又分别称为骨髓移植、外周血造血干细胞移植和脐带血血造血干细胞移植。由于脐带血采集对孩子和母亲没有任何不良影响，因此保存脐带血被越来越多的家长接受。目前我国脐带血最长保存时间为20年，而理论上可以保存更久。

【护理诊断/问题】

1. 体温过高 与大量白血病细胞浸润、坏死和(或)感染有关。

2. 活动无耐力 与贫血组织器官缺氧、恶性疾病本身消耗有关。

3. 营养失调：低于机体需要量 与疾病过程中消耗增加、食欲下降、摄入不足有关。

4. 潜在并发症 感染、出血、药物副作用。

5. 疼痛 与白血病细胞浸润有关。

6. 恐惧 与病情重、侵入性治疗、护理技术操作多、预后不良有关。

【护理措施】

1. 维持正常体温 检测体温，观察热型及热度，遵医嘱给予物理降温和药物降温，观察降温效果，防治感染。但忌用安乃近和酒精擦浴，以免降低白细胞数和增加出血倾向。

2. 生活护理

(1)合理安排生活作息　既不要过多卧床，又要防止活动过度。严重虚弱患儿需卧床休息，护理人员协助其日常生活，并经常更换体位，预防压疮。

(2)加强营养，注意饮食卫生　给予高蛋白、高维生素、高热量的饮食。鼓励进食，不能进食者可静脉补充。食物应新鲜、卫生，食具应消毒。多喝水以利尿，防止高尿酸血症。

3. 防治感染

(1)保护性隔离　白血病患儿应安置在相对洁净、无菌的病室内，与其他病种患儿分室居住。病室每日用紫外线灯照射1次，墙壁、地板每日用10：20氯己定溶液擦洗。粒细胞数极低和免疫功能明显低下者应住单间，有条件者采用空气层流室或无菌单人层流床。医护人员进入前需更换拖鞋及隔离衣、戴口罩，接触患儿前认真洗手，必要时以消毒液洗手。护理人员应具有严格的无菌观念，遵守操作流程，对粒细胞减少的患儿进行操作时(如静脉穿刺、肌内注射等)除需按照常规消毒外，宜用浸过乙醇的无菌纱布覆盖局部皮肤5 min再行穿刺。

(2)注意个人卫生　化疗期间最容易发生感染的部位是呼吸道、皮肤黏膜，尤其是口腔、鼻、外耳道及肛周等部位。保持口腔清洁，进食前后应用温开水或漱口液漱口，宜用软毛牙刷或海绵，以免损伤口腔黏膜及牙龈，导致出血和继发感染；每日清洁鼻前庭并用氯己定油膏或液状石蜡抹鼻；有黏膜真菌感染者，可用氟康唑或依曲康唑涂抹患处；勤换衣裤，每日沐浴，以利于汗液排泄，减少皮肤感染；保持大便通畅，便后用温开水或盐水清洁肛周，以防肛周脓肿；肛周溃烂者，每日用高锰酸钾液坐浴。

(3)避免有关预防接种　免疫功能低下者，避免用麻疹、风疹、水痘、流行性腮腺炎等减毒活疫苗和脊髓灰质炎糖丸预防接种，以防发病。

(4)观察感染早期征象　检测生命体征，检查皮肤有无破损、红肿，外阴、肛周有无黏膜糜烂、渗出、脓肿等，有无牙龈肿胀、咽红、咽痛等，发现感染先兆及时处理，遵医嘱用抗生素。

4. 防治出血　出血是白血病患儿死亡的又一个主要原因。

(1)注意安全，避免出血　提供安全的生活环境，加强护理，避免碰伤、刺伤或摔伤出血。禁食坚硬、多刺的食物，防止损伤口腔黏膜及牙龈出血。保持大便通畅，防止腹腔压力增高而诱发颅内出血。尽量减少肌内注射或深静脉穿刺抽血，各种穿刺需按压穿刺部位10 min，以防出血。

(2)注意有无出血表现　观察皮肤有无淤斑及其他变化，检测血小板的数量变化。监测生命体征，观察神志、面色，如面色苍白加重，呼吸、脉搏增快，出汗，血压下降提示失血性休克；若患儿烦躁、嗜睡、头痛、呕吐，甚至惊厥、昏迷、颈抵抗等提示颅内出血；若呼吸变慢或不规则，双瞳孔不等大，对光反射迟钝或消失提示可能合并脑疝。如有消化道出血则常伴有腹痛、便血，肾出血则伴血尿、腰痛。

(3)出血处理　口鼻黏膜出血可用浸有1%麻黄碱或0.1%肾上腺素的棉球、纱条或明胶海绵局部压迫止血。无效者，可请耳鼻喉科医生会诊，以油纱条填塞，2～3天后更换。严重出血者遵医嘱给予止血药、输同型血小板。

5. 用药护理

(1)护理人员应熟悉各种化疗药物的药理作用和特性，了解化疗方案及给药途径，按医嘱正确给药，操作中要注意自我保护。化疗药物有较强的刺激性，注射前应确认静脉通畅后方可注入，并注意输注速度。药液渗漏可致局部疼痛、红肿甚至坏死，一旦发现立即停止注射，并用

25%硫酸镁局部热敷。因患儿需要长期静脉用药，要注意保护和合理使用静脉，一般从远端小静脉开始；某些药（如门冬酰胺酶）可致过敏反应，用药前应询问用药史及过敏史，用药过程中要观察有无过敏反应；光照可使某些药物（依托泊苷、替尼泊苷）分解，静脉滴注时应避光；鞘内注射时浓度不宜过大，药量不宜过多，缓慢推入，术后应平卧 4～6 h。

(2)观察及处理药物毒性反应，绝大多数化疗药物均可致骨髓抑制而使患儿易感染，应监测血常规，及时防治感染。有口腔溃疡者，宜给予清淡、易消化的流质或半流质饮食；疼痛明显者，进食前可给予局麻药或敷以溃疡膜、溃疡糊剂；恶心、呕吐严重者，用药前半小时给予止吐药。告知家长及年长儿应用糖皮质激素可出现满月脸及情绪改变等，停药后会消失；环磷酰胺可致出血性膀胱炎、脱发，应保证输入液量，脱发后可戴假发、帽子或围巾，应多关心患儿，勿嘲笑或讥讽患儿。

6. 缓解疼痛　提高诊疗技术，尽量减少因治疗、护理带来的痛苦。选用适当的非药物性止痛技术或遵医嘱给予止痛药，以减轻疼痛。监测患儿生命体征，注意有无烦躁、易激惹等症状，及时发现止痛需求并评价止痛效果。

7. 心理护理

(1)关心并帮助患儿　让家长及患儿了解本病的国内外治疗进展情况，树立战胜疾病的信心。

(2)操作前充分告知和解释　进行各项诊疗、护理操作前，要向家长及患儿充分告知其意义、操作步骤、配合要点及可能出现的不良反应，以减轻其恐惧心理。

(3)提供心理支持　为新老患儿及家长提供交流机会，让患儿及家长之间相互交流护理经验，提高心理应对能力。

(4)提供相关知识　告知家长化疗方案、用药目的、药物不良反应及相关的必要检查，使其能理解、坚持化疗。某些药物会导致脱发，要提前告知家长及患儿，备好帽子、纱巾、假发；应用糖皮质激素会出现暂时性满月脸及情绪改变，要多关心爱护患儿。

8. 健康指导　讲解白血病相关知识，告知家长坚持按时化疗的重要性；教会家长及患儿预防出血和感染的措施，告知出血及感染的征象，教会其止血方法；鼓励患儿进行适宜的体格锻炼，增强抵抗力；定期随访，监测治疗方案的执行情况。

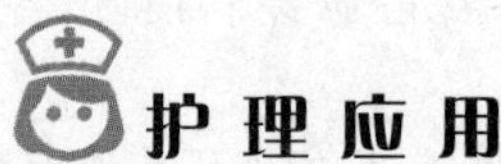

临床见习——小儿贫血

一、见习目的

通过社区卫生服务站、各级医院儿科门诊或病区见习，熟练掌握贫血患儿的护理评估、护理诊断及护理措施，能对患儿及家长进行有效的健康教育。在实践中学习认真负责的态度，培养同情和关爱患儿的基本素质。

二、见习方法

(1)联系好当地医院贫血患儿，向患儿及家长说明进行护理实践的目的，取得配合。

(2)每 6～10 名学生为一个小组，每组对一名患儿进行护理评估，组长负责安排每位同学的任务分工，做好记录。带教老师只是指导和纠正，以保证见习合理、有序地进行。

(3)组织学生讨论贫血患儿的护理评估，拟做出护理诊断，制订护理计划，鼓励学生提出问题，各组汇报见习结果。

三、小结

(1)带教老师对本次实践课进行汇总和小结。

(2)评价学生医院见习情况及家长的态度，评价学生参与讨论的积极性和态度。

(3)完成一份关于贫血患儿完整的护理计划。

直通护考

A_1型题

1. 缺铁性贫血患儿为改善贫血症状最佳的食物是(　　)。

A. 牛奶和乳制品　　B. 鱼、虾及高热量饮食

C. 动物肝脏及高蛋白饮食　　D. 海带、紫菜及高蛋白饮食

E. 紫皮茄子及高蛋白饮食

2. 关于铁的吸收，正确的是(　　)。

A. 高价铁比亚铁易吸收　　B. 与维生素 C 同服不一定好

C. 磷酸盐不抑制其吸收　　D. 主要在十二指肠、空肠上段吸收

E. 儿童每天需要量为 1 mg

3. 为预防缺铁性贫血，早产儿应在下列哪个年龄阶段服用铁剂？(　　)

A. 出生后 1 周　B. 出生后 2 周　C. 1 个月　D. 2 个月　E. 3 个月

4. 营养性缺铁性贫血患儿服用铁剂应至(　　)。

A. 血红蛋白量恢复正常后　　B. 血红蛋白量恢复正常 2 周后

C. 血红蛋白量恢复正常 2 个月后　　D. 血红蛋白量恢复正常 1 周后

E. 血红蛋白量恢复正常 1 个月后

5. 营养性缺铁性贫血患儿用铁剂治疗后最早出现的治疗反应是(　　)。

A. 面色红润　　B. 食欲增加　　C. 血红蛋白量增加

D. 红细胞数增加　　E. 网织红细胞数增加

6. 营养性巨幼细胞性贫血患儿有神经精神症状时可以(　　)。

A. 口服叶酸　　B. 口服维生素 C　　C. 口服叶酸加维生素 C

D. 口服铁剂　　E. 维生素 B_{12} 肌注

7. 维生素 B_{12} 缺乏与叶酸缺乏的营养性巨幼细胞性贫血区别在于(　　)。

A. 贫血的症状　　B. 肝脾肿大

C. 血象(红细胞系巨幼样变)　　D. 神经精神症状

E. 消化系统症状

8. 婴幼儿最常见下列哪种贫血？(　　)

A. 营养性巨幼细胞性贫血　　B. 缺铁性贫血　　C. 失血性贫血

D. 溶血性贫血　　E. 生理性贫血

9. 缺铁性贫血的临床表现一般出现于(　　)。

A. 开始添加辅食时　　B. 铁剂开始供应不足时　　C. 开始动用储存铁时

D. 断奶时期　　E. 储存铁耗竭时期

A_2型题

10. 1岁小儿，牛乳喂养，未添加辅食，现面色苍白，肝、脾大，血常规检查显示：血红蛋白 90 g/L，红细胞 3.0×10^9/L，红细胞形态、大小不等，以小细胞为主，中央淡染区扩大。对该患儿的护理最重要的是(　　)。

A. 适当限制活动　　B. 添加富含铁的辅食　　C. 预防感染

D. 服用叶酸　　E. 预防心衰

11. 某缺铁性贫血患儿，口服铁剂无效需注射右旋糖酐铁，以下操作哪项不妥？(　　)

A. 采用深部肌内注射　　B. 剂量不可过大以防中毒

C. 注射部位宜轮换　　D. 注射前宜做皮试以防过敏

E. 抽药后、注射前需要更换针头

12. 2岁小儿，母乳喂养，未添加辅食，近2个月来嗜睡，应变差，手、足、头震颤，面色蜡黄，智力倒退，血红蛋白 70 g/L，红细胞 3.0×10^{12}/L，诊断为巨幼细胞性贫血，以下护理措施哪项不妥？(　　)

A. 增加含叶酸的辅食　　B. 口服维生素 B_{12}　　C. 加服维生素 C

D. 防止舌咬伤　　E. 恢复期加服铁剂

13. 患儿，9个月，因巨幼细胞性贫血需口服叶酸，为提高疗效，可同时服用(　　)。

A. 维生素 B_1　　B. 维生素 D　　C. 维生素 B_6　　D. 维生素 C　　E. 维生素 E

14. 某急性白血病患儿，为预防其发生感染，下列哪项措施是错误的？(　　)

A. 严格执行无菌操作　　B. 按时预防接种　　C. 进行保护性隔离

D. 监测生命体征　　E. 注意个人卫生

A_3型题

(15～16题共用题干)

患儿，男，1岁半。自幼母乳喂养，因其经常腹泻，故未如期添加辅食。现以糖粥为主，平时食欲较差，有异食癖，皮肤黏膜苍白，肝肋下 3 cm，脾肋下 2 cm，血红蛋白 60 g/L，红细胞 3.5×10^9/L。

15. 该患儿最可能的诊断是(　　)。

A. 地中海贫血　　B. 营养性巨幼细胞性贫血　　C. 失血性贫血

D. 营养性缺铁性贫血　　E. 溶血性贫血

16. 应首选最有效的措施是(　　)。

A. 输血　　B. 口服叶酸　　C. 切除脾

D. 肌内注射维生素 B_{12}　　E. 口服铁剂

(17～20题共用题干)

早产儿，现9个月，单纯牛乳喂养，近3个月来面色苍白，心前区有Ⅱ级杂音，肝肋下 3 cm，脾肋下 1 cm。红细胞 2.9×10^{12}/L，血红蛋白 50 g/L，外周血涂片中显示红细胞形态、大小不均，以小细胞为主，中央淡染区浅。

17. 该患儿属于(　　)。

A. 正常　　B. 轻度贫血　　C. 重度贫血　　D. 中度贫血　　E. 极重度贫血

18. 该患儿服用铁剂治疗后1周可出现(　　)。

A. 贫血症状消失　　B. 面色恢复　　C. 血红蛋白量增加
D. 网织红细胞数增加　　E. 红细胞数增加

19. 对该患儿的护理下列哪项不正确？（　　）
A. 执行小儿贫血的护理常规　　B. 合理添加辅食
C. 加强皮肤及口腔护理　　D. 应在两餐之间服用铁剂
E. 服铁剂时与牛奶同服以减少对胃的刺激

20. 该患儿停药的时间为（　　）。
A. 血清铁正常　　B. 血红蛋白量达正常
C. 血红蛋白量正常后 2 个月　　D. 红细胞数正常后 2 个月
E. 贫血症状消失后 2 个月

（蒋　丹）

任务七　泌尿系统疾病患儿的护理

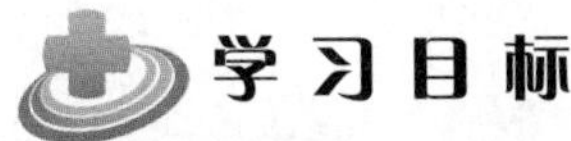

学习目标

1. 知识目标：通过对小儿泌尿系统疾病知识的学习，能掌握小儿泌尿系统的解剖生理特点以及急性肾小球肾炎、原发性肾病综合征的病因、临床表现、治疗原则、护理诊断及护理措施。

2. 能力目标：通过对小儿泌尿系统疾病知识的学习，能对住院患儿的病情变化进行正确的评估，及时报告医生进行处置，阻止病情发展，并指导患儿合理地进食和休息，促进早日康复。

3. 素质目标：通过学习小儿泌尿系统疾病知识，学生能正确地认识到人体的每一个器官都是非常重要的，能运用护理程序对泌尿系统疾病患儿进行优质的整体护理，为个体、家庭和社区提供健康指导，提高患儿的身体素质和生活质量。

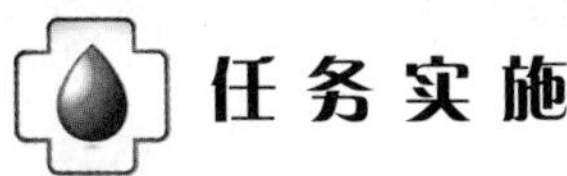

任务实施

一、小儿泌尿系统的解剖生理特点

（一）解剖特点

1. 肾脏　小儿年龄越小，肾脏相对越大，位置较低，下缘位于髂嵴以下平第 4 腰椎，2 岁以后才达髂嵴以上，故 2 岁以内小儿腹部触诊时容易触及。婴儿肾脏表面呈分叶状，2～4 岁时分叶消失。

2. 输尿管　婴幼儿输尿管长而弯曲，管壁肌肉和弹力纤维发育不全，易受压及扭曲而致梗阻，发生尿潴留而诱发感染。

3. 膀胱 婴幼儿膀胱位置较高，尿液充盈时，在耻骨联合上容易扪及。膀胱排尿受脊髓和大脑控制，至1.5岁左右时可自主排尿。膀胱容量(mL)约为(年龄+2)×30。

4. 尿道 女婴尿道较短，仅长1～3 cm(性成熟期3～5 cm)，外口暴露且接近肛门，易受粪便污染引起上行感染。男婴尿道虽长，为5～6 cm，但常有包茎，积垢时也可引起上行感染。

（二）生理特点

1. 肾功能 新生儿出生时肾单位数已达成人水平，但其生理功能尚不完善，调节能力较弱、储备能力差。肾小球滤过率低，肾小管的重吸收、排泄、浓缩和稀释等功能不成熟，对水、钠的调节较差，易发生脱水、水钠潴留、水肿、电解质紊乱及酸中毒等。直到1～1.5岁时达成人水平。

2. 排尿次数及尿量 约93%的新生儿在出生后24 h内，99%在48 h内开始排尿。生后最初数日每日排尿4～5次，由于小儿新陈代谢旺盛，进水量较多而膀胱容量较小，排尿频繁，1周后可增至20～25次，1岁时每日排尿15～16次，学龄前每日6～7次。小儿尿量个体差异较大，与饮食、进水量、气温、活动量及精神等因素有关。正常每日尿量(mL)=(年龄-1)×100+400。各年龄期儿童每日排尿总量见表3-7-1。

表3-7-1 各年龄期儿童每日排尿总量

	新生儿/(mL/(kg·h))	婴儿期/(mL/d)	幼儿期/(mL/d)	学龄前期/(mL/d)	学龄期/(mL/d)
正常尿量	1～3	400～500	500～600	600～800	800～1400
少尿	<1.0	<200	<200	<300	<400
无尿	<0.5	<50	<50	<50	<50

3. 尿液特点 出生后前几天尿液色较深，稍混浊，放置后有红褐色沉淀，为尿酸盐结晶，之后尿液呈淡黄色、透明。但在寒冷季节放置后呈乳白色，此为盐类结晶析出，经加酸或加热变为正常。

尿液检查：①尿比重：新生儿较低，为1.006～1.008，1岁以后接近成人水平，为1.010～1.025。②酸碱度：初生婴儿尿液酸性较强，以后呈中性或弱酸性，pH值为5～7。③尿蛋白：正常小儿尿蛋白定性呈阴性，定量不超过每天100 mg/m^2。④尿沉渣镜检：红细胞<3个/HP，白细胞<5个/HP，管型一般不出现。⑤12 h尿细胞计数(Addis计数)：蛋白含量<50 mg，红细胞<50万，白细胞<100万，管型<5000个。

二、急性肾小球肾炎

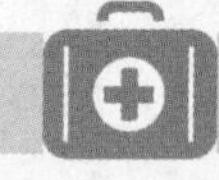

案例引入

某院儿内科病房，上午10点，护士小王在普查体温，当进入6病室时发现18床的刘洋呼吸急促、咳嗽不止，护士小王立即让刘洋坐起，给予氧气吸入，测量生命体征并立即通知医生。8岁的刘洋是位急性肾小球肾炎患儿，2周前患急性上呼吸道感染，因食欲减退、乏力、面部及双下肢水肿、尿少，尿液呈酱油色2天入院。

根据刘洋现有的病史资料，护士进一步收集资料。查体：T 36.8 ℃，HR 150次/分，R 50次/分，BP 90/60 mmHg，眼睑、颜面部、双下肢、腹部水肿明显，呈非凹陷性。尿液检查：尿蛋白(＋＋)，红细胞90个/HP。医生初步诊断为急性肾小球肾炎。

请思考：

1. 刘洋最可能出现了什么问题？

2. 针对刘洋目前的情况，如何配合医生进行处理？

急性肾小球肾炎(AGN)简称急性肾炎，是一组不同病因所致的感染后免疫反应引起的急性弥漫性肾小球炎性病变。临床表现为急性起病，多有前驱感染，是以血尿、蛋白尿、水肿和高血压，或肾功能不全等为特点的肾小球疾病。可分为急性链球菌感染后肾小球肾炎(APSGN)和非链球菌感染后肾小球肾炎。本节主要是指急性链球菌感染后肾小球肾炎。

【病因与发病机制】

最常见的是A组β-溶血性链球菌急性感染后引起的免疫复合性肾小球肾炎。其他细菌如金黄色葡萄球菌、肺炎球菌、流感杆菌等也可致病。此外柯萨奇病毒B_4型、埃可病毒9型、流感病毒、腮腺病毒、麻疹病毒、真菌、肺炎支原体、钩端螺旋体、血吸虫、弓形虫等也可致病。

急性链球菌感染后肾小球肾炎主要的发病机制为抗原抗体免疫复合物引起肾小球毛细血管炎症改变，使基底膜破坏，血液成分漏出毛细血管，出现血尿、不同程度蛋白尿、管型尿；同时，内皮细胞肿胀，系膜细胞增生，毛细血管腔闭塞，肾小球滤过率降低，水钠潴留，血容量增加，出现少尿、无尿、水肿、高血压、急性循环充血。

【临床表现】

急性肾小球肾炎的临床表现轻重悬殊，轻者无临床症状，仅有镜下血尿，重者在2周内可出现急性循环充血、高血压脑病、急性肾衰竭。

1. 前驱感染　以呼吸道及皮肤感染为主。呼吸道感染至肾炎发病一般为1～2周，而皮肤感染则稍长，为2～3周。

2. 典型表现　起病时可有低热、乏力、食欲减退、头晕、头疼、咳嗽等一般症状。部分患者尚可见呼吸道或皮肤感染病灶。肾炎症状主要表现为水肿、血尿、蛋白尿、高血压和少尿或无尿。

(1)水肿　见于70%～85%的病例。早期表现为眼睑及颜面水肿，渐波及躯干、四肢，呈非凹陷性水肿。

(2)血尿　50%～70%的患儿表现为肉眼血尿，持续1～2周即转为镜下血尿。尿色呈浓茶或洗肉水样。镜下血尿可持续数月，运动后或并发感染时血尿可暂时加剧。

(3)蛋白尿　程度不等，有20%患者可达肾病水平。蛋白尿患者病理上常呈严重系膜增生。

(4)高血压　30%～80%的病例可出现高血压，多在病程1～2周后降至正常。

(5)少尿或无尿　早期肉眼血尿严重者排尿困难，尿量减少，一般每日尿量300～500 mL，严重者可在100 mL以下甚至无尿。

3. 严重表现　少数患儿起病1～2周内可出现严重循环充血、高血压脑病和急性肾功能不全。

(1)严重循环充血　常发生在起病1周内，因水、钠潴留使血容量增多而出现循环充血。当患儿出现呼吸急促和肺部有湿啰音等，应警惕循环充血的可能。严重时可出现呼吸困难、端坐呼吸、颈静脉怒张、频咳、水肿加剧。少数可突然发生，病情急剧变化。

(2)高血压脑病　血压骤升，超过脑血管代偿，使脑组织血液灌注急剧增多而致脑水肿。血压可在(150～160)/(100～110)mmHg 及以上。临床上出现剧烈头痛、烦躁不安、恶心呕吐、一过性失明、惊厥和昏迷等症状。

(3)急性肾衰竭　患儿在尿量减少的同时可出现短暂氮质血症(恶心、呕吐、疲乏、意识障碍)、高钾血症(乏力、心率减慢、心跳骤停等)、代谢性酸中毒(呼吸深快、口唇樱红色、呼气有烂苹果味)。

4. 非典型表现

(1)无症状病例　患儿仅有镜下血尿而无临床症状，血清链球菌抗体可增高，补体 C_3 降低。

(2)肾外症状性急性肾炎　以水肿和(或)高血压起病，甚或以高血压脑病或循环充血症状起病，而尿改变轻微或无改变。

(3)似肾病综合征表现的急性肾炎　以急性肾炎起病，病程中出现大量蛋白尿、低蛋白血症和高胆固醇血症，临床表现似肾病综合征。

【辅助检查】

1. 尿常规检查　镜检显示红细胞明显增多，也可见颗粒管型、红细胞管型、肾小管上皮细胞及白细胞；尿蛋白阳性(+～+++)，此种尿常规改变常迁延数月。

2. 血液检查　常见正色素、正细胞性贫血，血红蛋白一般在 100～120 g/L。白细胞计数正常或升高，血沉(ESR)增快，血清抗链球菌溶血素“O”(ASO)的滴度升高(6 个月内约有半数恢复正常)，大多数患儿补体 C_3 于急性期下降(6～8 周多能恢复正常)。少尿期血尿素氮(BUN)、肌酐可升高。

【治疗原则】

本病为自限性疾病，无特异治疗方法。主要是休息，控制水、钠入量，采用利尿、降压等对症治疗，彻底清除感染灶，防治急性期严重并发症发生，保护肾功能。

【护理评估】

1. 健康史　询问患儿近期有无呼吸道或皮肤感染史，目前存在哪些不适；如主要症状为水肿和血尿，应了解水肿开始及持续时间，发生的部位及顺序、程度；了解排尿的次数、量及尿色。

2. 身体状况　测量患儿生命体征及体重，观察水肿的部位、程度、指压迹及尿量、尿色等情况，评估患儿的病情及轻重程度。

3. 心理-社会状况　评估患儿及家长的心态及对本病的认识程度。患儿是否存在因环境改变或不能上学而担心成绩下降，产生紧张、忧虑、抱怨等心理，表现为情绪低落、烦躁易怒等；家长是否因担心转为慢性肾炎影响患儿将来的健康，产生焦虑、失望等心理。

【护理诊断】

1. 体液过多　与肾小球滤过率下降有关。

2. 活动无耐力　与水肿、血压升高有关。

3. 潜在并发症　严重循环充血 、高血压脑病、急性肾衰竭。

4. 知识缺乏　患儿及家长缺乏本病的护理知识。

【护理措施】

1. 休息、利尿，限制水、钠摄入

(1)休息　可减轻心脏负担，增加心排血量，使肾血流量增加，提高肾小球滤过率，预防并发症的发生。起病 2 周内严格卧床休息，待水肿消退、血压正常、肉眼血尿消失后，可下床轻微活动，1～2 个月内活动量应限制，3 个月内避免剧烈活动；血沉正常方可上学，但应避免体育活动；Addis 计数正常后恢复正常生活。

(2)饮食护理　给予高糖、高维生素、适量蛋白质和脂肪的低盐饮食。尿少、水肿期限制钠盐摄入，以 60～120 mg/kg 为宜，一般不限制水的摄入，但严重少尿或循环充血时要限水，入量为前一天的尿量加 500 mL。有氮质血症者应限制蛋白质摄入，每天 0.5 g/kg。水肿消退、血压正常后，逐渐恢复正常饮食，以保证儿童生长发育的需要。

(3)肾区热敷及保暖　每天热敷肾区一次，15～20 min，并做好腰部保暖。热敷可解除肾血管痉挛，促进肾血液循环，增加肾小球滤过，使尿量增加。

(4)评估水肿进展　定期测量体重，每周 2 次，用利尿药期间每天 1 次。准确记录 24 h 出入量，了解水肿增减情况及治疗效果。

2. 遵医嘱用药

(1)控制链球菌和清除病灶　常用青霉素肌注 10～14 天，青霉素过敏者使用红霉素，避免使用肾毒性药物。

(2)利尿　经控制水钠摄入仍水肿少尿者可给予氢氯噻嗪 1～2 mg/(kg·d)餐后口服，以减轻胃肠道刺激。无效时用呋塞米(速尿)肌注或静脉推注，严格控制药量，防止剂量过大引起一过性耳聋。使用利尿剂应观察有无水、电解质紊乱。

(3)降压　凡经休息、控制钠水、利尿而血压仍高者应给予降压药，常用硝苯地平舌下含服，高血压脑病或发生肺水肿时选用硝普钠。使用硝普钠时应现配现用，同时应将整个输液系统用黑纸或铝箔包裹遮光，严密监测血压，动态调整滴速。

3. 密切观察病情，及时发现和预防并发症

(1)严密观察呼吸、心率、脉搏等变化，如出现烦躁不安、呼吸困难、心率增快、不能平卧、咳粉红色泡沫痰等，应警惕严重循环充血发生，立即让患儿取半坐位，吸氧，及时报告医生，按左心衰处理。

(2)严密观察血压变化，急性期每 4 h 测血压 1 次，恢复期测血压，每天 2 次，如出现血压突然升高、剧烈头痛、恶心、呕吐、眼花、一过性失眠、惊厥等，提示高血压脑病发生，立即让患儿平卧，床头抬高 30°，及时报告医生进行救治。

(3)每天准确记录 24 h 出入量，如患儿尿量增加，肉眼血尿消失，提示病情好转；如尿量持续减少，出现头痛、恶心、呕吐等，警惕急性肾衰竭发生，应绝对卧床休息，限制钠、水、蛋白质及含钾食物的摄入，以免发生氮质血症和高钾血症，并做好透析准备。

4. 健康教育

(1)告知患儿及家长本病是一种自限性疾病，预后良好，急性期 95% 的患儿能完全康复，应积极配合治疗及护理，树立战胜疾病的信心。

(2)强调限制患儿活动是控制病情进展的重要措施，尤以前 2 周最为关键，需绝对卧床休息。

(3)锻炼身体，增强体质，避免或减少链球菌感染是预防本病的关键，一旦发生上呼吸道感染或皮肤感染，应及早应用抗菌药物彻底治疗。

【护理评价】

(1)患儿尿量是否增加、肉眼血尿是否消失、水肿是否消退、血压是否正常。

(2)患儿有无并发症的发生或发生时是否被及时发现与处理。

(3)患儿及家长是否掌握休息、饮食及活动量的调整方法。

三、原发性肾病综合征

肾病综合征(nephrotic syndrome,NS)简称肾病,是由多种病因引起肾小球基底膜通透性增加,导致大量蛋白质从尿中排出的一种临床症候群。临床有四大特点:大量蛋白尿、低蛋白血症、高胆固醇血症、明显水肿,男孩多于女孩。按病因可分为原发性、继发性和先天性三大类。原发性肾病又分为单纯性肾病和肾炎性肾病两型,临床上以单纯性肾病多见,多于 2～7 岁起病,肾炎性肾病较少见。本节主要介绍原发性肾病。

【病因与发病机制】

本病的病因与发病机制目前尚不明确,多认为与 T 淋巴细胞免疫功能紊乱有关。另外还有家族性表现,与人种及环境有关。

【病理生理】

1. 蛋白尿 蛋白尿是肾病综合征最基本和最重要的病理生理改变。各种原因导致的肾小球滤过屏障结构及功能的改变都是蛋白尿产生的原因。肾小球滤过屏障通过对大分子限制的机械性屏障及其表面富含的阴电荷组成的电荷屏障有效地阻止血浆中白蛋白及更大分子量的物质进入尿液。近年来的研究显示,肾小球足细胞足突之间的裂孔隔膜分子,如 nephrin、CD2-AP、podocin 等结构或功能的变化是蛋白尿形成的重要原因。

2. 低蛋白血症 大量蛋白质由尿中丢失和从肾小球滤出后被肾小管吸收分解是造成低蛋白血症的主要原因。肝脏合成蛋白的速度和蛋白分解代谢率改变也能使血浆蛋白减少。此外,部分蛋白质可透过肠壁丢失等促使低蛋白血症的发生。

3. 高胆固醇血症 患儿血清总胆固醇、甘油三酯和低密度、极低密度脂蛋白含量增高,其主要机制是低蛋白血症促进肝脏合成脂蛋白增加,其中大分子脂蛋白难以从肾脏排出而蓄积于体内,导致高脂血症。血中胆固醇和低密度脂蛋白,尤其是 α 脂蛋白含量持续升高,而高密度脂蛋白却正常或降低,促进了动脉硬化的形成;持续高脂血症,脂质从肾小球滤出,可导致肾小球硬化和肾间质纤维化。

4. 水肿 水肿的发生与下列因素有关:①低蛋白血症可使血浆胶体渗透压降低,使水分由血管内向间质转移。当血浆蛋白低于 25 g/L 时,液体将在间质区滞留,低于 15 g/L 时则可有腹水或胸水形成。②血浆胶体渗透压降低使血容量减少,刺激渗透压和容量感受器,促使抗利尿激素和肾素-血管紧张素-醛固酮分泌、心钠素减少,最终使远端肾小管钠、水重吸收增多,导致水钠潴留。③低血容量使交感神经兴奋性增高,近端肾小管 Na^+ 吸收增加。

【临床表现】

1. 单纯性肾病 2～7 岁发病,水肿最常见,主要表现为全身凹陷性水肿,以颜面、下肢、阴囊为主,可有腹水或胸水。病初一般状况尚可,继之出现面色苍白、疲倦、厌食。一般起病隐匿,常无明显诱因。

2. 肾炎性肾病 学龄期发病,水肿一般不严重,除有肾病四大特征外,还有明显血尿、高血压、血清补体下降和不同程度的氮质血症。

3. 并发症 ①感染:因肾病患儿免疫功能低下、低蛋白及应用皮质激素等,极易合并各种感染,尤其是上呼吸道感染。②电解质紊乱和低血容量:患儿可因不恰当长期禁盐、过多使用利尿剂以及感染、呕吐、腹泻等致低钠、低钾、低钙血症。表现为厌食、乏力、少言、嗜睡、血压下降甚至休克、抽搐等。另外因低蛋白血症，血浆胶体渗透压下降，大量利尿后可出现烦躁不安、四肢湿冷、皮肤发花、脉搏细速、血压下降等低血容量休克症状。③血栓形成：肾病高凝状态易致各种动、静脉血栓形成，以肾静脉血栓多见，表现为突发腰痛、血尿、少尿甚至发生肾衰竭。④急性肾衰竭：多数为低血容量所致的肾前性急性肾衰竭。⑤生长延迟：主要见于频繁复发或长期接受糖皮质激素治疗的患儿。

【辅助检查】

1. 尿液检查　尿蛋白定性多为（＋＋＋～＋＋＋＋），24 h 尿蛋白定量＞0.05 g/(kg · d)，可见透明管型和颗粒管型，肾炎性肾病患儿尿中可见红细胞。

2. 血液检查　血浆总蛋白及白蛋白含量明显下降，白、球比例（A/G）下降或倒置，血清白蛋白浓度＜30 g/L，胆固醇＞5.7 mmol/L；血沉明显增快；肾炎性肾病可有血清补体下降及不同程度的氮质血症。

【治疗原则】

糖皮质激素是治疗本病的首选药物，临床首选泼尼松。目前多采用中、长程疗法，中程疗法 6 个月，长程疗法 9 个月。激素疗效不佳时加用免疫抑制剂，其次是对症治疗，如防治感染、利尿、抗凝等。

【护理评估】

1. 健康史　了解患儿是否为过敏体质，起病前有无上呼吸道感染及过度劳累等。

2. 身体状况　认真记录患儿出生年月，仔细观察患儿的精神状态、面色、尿色、水肿情况，测量体重、血压、身高。

3. 心理-社会状况　了解患儿及家长的心理状态以及对疾病的认识程度。

【护理诊断】

1. 体液过多　与低蛋白血症导致的水钠潴留有关。

2. 营养失调：低于机体需要量　与大量蛋白丢失有关。

3. 有感染的危险　与免疫功能低下及使用激素有关。

4. 有皮肤完整性受损的危险　与高度水肿有关。

5. 潜在并发症　药物副作用、电解质紊乱、血栓形成。

6. 焦虑　与病情长、反复发作和自我形象改变有关。

【护理措施】

1. 适当休息　保证患儿室内空气新鲜流通，但要避免患儿直接吹风，以防感冒，加重病情。除严重水肿和高血压外，一般不需卧床休息，即使卧床休息也要经常变换体位，防止血栓形成。腹水严重致呼吸困难时，采取半卧位。

2. 饮食护理

（1）一般不需要特别限制饮食，但明显水肿及高血压时需短期限制钠盐的摄入，1～2 g/d，病情缓解后不限制钠盐摄入，限制水分为 60 mL/(kg · d)，待水肿消退、血压正常后恢复正常饮食。

（2）蛋白质的摄入控制在 1.5～2 g/(kg · d)，以优质蛋白如乳、鱼、蛋、禽、牛肉等为宜，如蛋白摄入过量会导致肾小球高滤过，细胞受损。

（3）给予高糖、植物性脂肪和清淡、易消化、富含维生素、矿物质食物。

3. 预防感染

(1)首先向患儿及家长解释预防感染的重要性,肾病患儿因免疫力低下易继发感染,而感染又可致病情加重或复发,甚至危及生命。

(2)实行保护性隔离:与感染性患儿分室收治,限制探视人数,病室每天进行空气消毒。

(3)加强皮肤护理:保持皮肤清洁,特别是皮肤皱褶处应清洁干燥,衣着柔软,及时更换内衣;保持床单位清洁、整齐,被褥松软,经常翻身;水肿严重时应在受压部位垫棉圈或使用气垫床,阴囊水肿时用棉垫或吊带托起;皮肤破损可擦碘伏预防感染。严重水肿者应避免肌内注射给药,以防药液外渗,导致局部潮湿、溃烂、感染。

(4)监测体温变化,如有发热、咳嗽等及时报告医生处理。

4. 遵医嘱用药

(1)糖皮质激素

①疗程及用法:a. 短程疗法:泼尼松 2 mg/(kg · d),最大量不超过 60 mg/d,分次口服,共 4 周,以后改为泼尼松 1.5 mg/kg,隔日早餐后顿服,共 4 周,然后骤然停药。短程疗法容易复发,目前很少用。b. 中、长程疗法:泼尼松 2 mg/(kg · d),最大量不超过 60 mg/d,分次口服,尿蛋白转阴后再巩固 2 周以上(一般不少于 4 周,最长不超过 8 周),以后改为 2 mg/kg,隔日早餐后顿服,连用 4 周,以后每 2～4 周减 2.5～5 mg,直至停药。6 个月为中程疗法,9 个月为长程疗法。

②疗效判断:以泼尼松 2 mg/(kg · d)治疗 8 周进行评价。a. 激素敏感:治疗 8 周内尿蛋白转阴,水肿消退。b. 激素部分敏感:治疗 8 周内水肿消退,但尿蛋白仍有(+～++)。c. 激素耐药:治疗满 8 周,尿蛋白仍在(++)以上。d. 激素依赖:对激素敏感,但停药或减量后在 2 周内复发,再次用药或恢复用量后尿蛋白又转阴,并重复 2 次以上者(除感染或其他因素外)。e. 复发或反复:尿蛋白转阴,停用激素 4 周以上,尿蛋白又呈(++)为复发;如在激素治疗期间出现上述变化为反复。f. 频繁复发或反复是指半年内复发或反复 2 次,1 年内复发或反复 3 次。

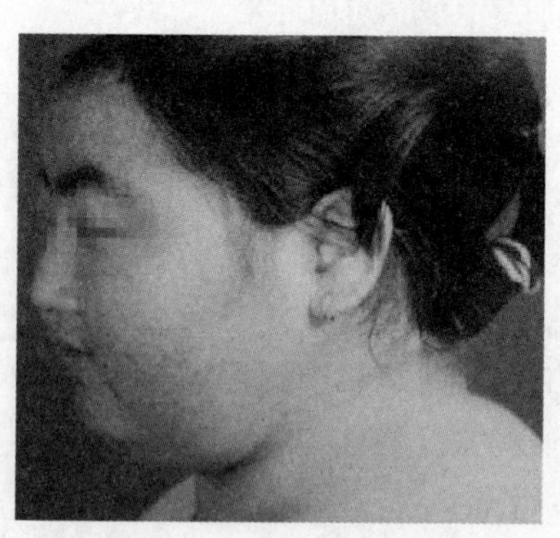

图 3-7-1 库欣综合征外貌特征

③观察副作用:激素治疗期间注意监测每日血压、尿量、尿蛋白、血浆蛋白的变化情况,观察激素的副作用,如库欣综合征(满月脸、水牛背、向心性肥胖、多毛、皮肤紫纹等)(图 3-7-1)、消化道溃疡、高血压、骨质疏松、高血糖及感染等,警惕突然停药发生糖皮质危象。

(2)免疫抑制剂　定期复查血常规和肝功能,观察白细胞、肝功能、脱发、胃肠道反应、出血性膀胱炎及远期性腺损害等,指导多饮水。

(3)利尿剂　用药期间特别注意观察尿量、血压,定期复查血钠、血钾,以防大量利尿加重血容量不足,导致低血容量性休克、电解质紊乱、静脉血栓形成。

(4)抗凝和溶栓疗法　能改善肾病的临床症状,改变患儿对激素的反应,从而达到理想的诊疗效果。在使用肝素过程中注意监测凝血时间及凝血酶原时间。

5. 心理护理　关爱患儿,多与患儿及家长沟通,指导家长多给患儿心理支持,使其保持良好的情绪;恢复期鼓励患儿参加一些轻松的娱乐活动,适当安排一定的学习,增强患儿的信心,消除自卑、焦虑的心理,积极配合治疗。

6. 健康教育

(1)向患儿及家长解释激素治疗的重要性,说明该药引起的体态改变可在治愈停药后自行恢复,指导按时按量服药,以防擅自停药或不连续服药造成复发,出院后定期门诊复查,在医生的指导下逐渐减少激素用量直至停药。

(2)强调预防感染的重要性,尽量避免去公共场所,如需外出就戴口罩,一旦发生感染及时治疗。必须在病情完全缓解且停用激素 3 个月后才进行预防接种。

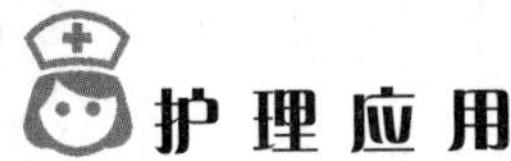

护理应用

实训一　血标本的采集

一、目的

(1)全血标本　测定血液中某些物质的含量,可用作血沉、血常规的检查。

(2)血清标本　用于测定血清酶、脂类、电解质、肝功能等。

(3)血培养标本　用于查找血液中的病原菌。

二、操作前准备

(1)用物准备　治疗盘内备 0.5%碘伏、棉签、无菌敷料 1 块、一次性采血针头 2 个、采血管、检验单(或患儿的信息条码)、弯盘。

(2)环境准备　环境清洁、安静、宽敞明亮,操作前半小时停止扫地及更换床单等。

(3)护士准备　衣帽整洁,洗手,戴口罩。

三、操作步骤

(1)核对好床号、姓名、采血项目后携治疗盘至患儿床旁,核对姓名,向患儿及家长解释采血的项目及目的。

(2)摆好体位,选择合适的静脉穿刺点,在穿刺点上方约 6 cm 处系止血带,消毒皮肤,嘱患儿握拳。

(3)戴手套,按静脉穿刺法穿刺血管,见回血后用胶布固定针翼,接采血管,达到标本量后反折针头,嘱患儿松拳,迅速拔出针头,用干棉签按压针眼 1～2 min。

(4)待针管的血液流入采血管后拔出采血针头,放入利器盒。各种采血管见图3-7-2。

婴幼儿手足血管不明显时只能进行颈外静脉穿刺采血,方法如下:

①患儿去枕平卧,头向后仰并转向穿刺对侧,必要时肩后垫一薄枕,取头低位(15°～30°),充分暴露颈静脉。

② 常规消毒皮肤。

③ 穿刺点掌握在下颌角与锁骨上缘连线中 1/3 肘肩方向处最为合适。

④ 操作者左手拇指和食指固定穿刺血管,右手持针,在距静脉最隆起 1～2 cm 处沿血管平行方向进针,见回血固定针头,按要求采集血标本。

⑤取血后立即用无菌敷料压迫 3～5 min(有出血倾向的患儿压至不出血为止)。

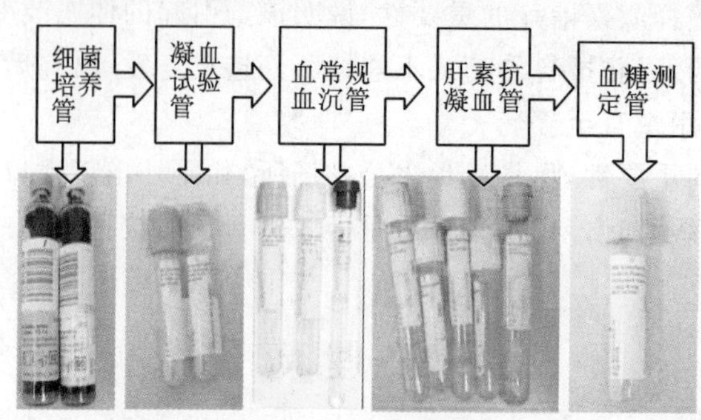

图 3-7-2　各种采血管

四、注意事项

(1)需空腹采血时应提前通知患儿及家长，以免因进食影响检验结果。

(2)选择正确的采血管，检查采血管有无裂痕，帽塞有无松脱，以免影响采血管内负压。

(3)严禁在正在输液或输血的肢体或输液或输血穿刺点上方采集血标本。

(4)使用真空采血管，以旋转向外方式转动拔管或换管。

(5)凝血功能障碍患儿拔针后按压时间延长至 10 min。

(6)颈外静脉穿刺采血注意事项：①在患儿啼哭，静脉暴露最为明显时，护士应较好地掌握穿刺时机，穿刺效果比较理想。如果患儿哭闹不明显，可刺激其耳垂，大孩子可采取嘱其屏气或大声叫妈妈等方法。②操作时严格掌握穿刺点和进针的深浅度，穿刺点不宜过低，进针不宜过深，以免刺破肺组织造成气胸。③护士在进行操作时，应始终观察患儿的面色，时刻注意病情变化。④新生儿、心肺功能不全、病情危重的患儿不选择颈静脉穿刺，以免发生意外。

实训二　尿标本的采集

一、尿常规标本

(1)目的　检查尿液的色泽、透明度、比重，尿量、尿蛋白、尿糖定性、尿液细胞和管型等。

(2)用物　尿标本容器盒一个，贴上患儿的信息条码。

(3)操作方法　指导患儿及家长留取翌日晨第一次尿液 10～20 mL 于标本容器盒内。由于晨尿浓度较高，且不受饮食的影响，检验结果更具参考意义。

(4)留取尿标本时，不可将粪便混于尿液中，以防粪便中的微生物使尿液变质。

二、尿培养标本

1. 目的　取未被污染的尿液进行细菌培养及计数，以明确诊断。

2. 用物　无菌容器一个，贴上患儿的信息条码。

3. 操作方法　清洗患儿的外阴，弃掉前段尿液，留取中段尿约 5 mL。

4. 注意事项

(1)严格无菌操作，以免污染尿液。采集中段尿时，必须在膀胱充盈情况下进行。

(2)尿内勿混入消毒液，以免产生抑菌作用而影响检验结果。

三、留 12 h 或 24 h 尿标本

1. 目的　检查 12 h 或 24 h 尿量、尿蛋白定量、尿肌酐、尿 Addis 计数等。

2. 用物　备清洁带盖的大口容器(容量为 3000～5000 mL),贴上患儿的信息条码。

3. 操作方法

(1)备好容器,贴上标签,注明采集的起止时间,并向患儿及家长说明留尿的目的、方法,以取得合作。

(2)于清晨 7 时排空膀胱,弃去尿液,记录开始留尿时间,排第一次尿时即应加防腐剂(甲苯 10 mL),使之与尿液混合,防止尿变质;至次晨 7 时排尽最后一次尿,即 24 h 尿液全部送检。留 12 h 尿进行 Addis 计数,应从 19 时开始至次晨 7 时止,排第一次尿时即应加防腐剂(40%甲醛 0.5 mL)。

实训三　临床见习——急性肾炎

一、目的要求

(1)了解急性肾炎的病因。

(2)熟悉急性肾炎的发病机制。

(3)掌握急性肾炎的临床表现、护理诊断及护理措施。

二、地点

儿科病室、示教室。

三、学时数

2 学时。

四、实验物品

患儿的病案、化验单等。

五、内容与方法

(1)联系好当地医院急性肾炎患儿,向患儿及家长说明进行护理实践的目的,以取得配合。

(2)每 6～10 名学生为一个小组,每组对一名患儿进行护理评估,组长负责安排每位同学的任务分工,做好记录。带教老师只是指导和纠正,以保证见习合理、有序地进行。

(3)组织学生讨论急性肾炎患儿的护理评估,拟做出护理诊断,制订护理计划,鼓励学生提出问题,各组汇报见习结果。

六、小结

(1)带教老师对本次见习进行汇总和小结。

(2)评价学生见习情况及家长的态度,评价学生参与讨论的积极性和态度。

(3)完成一份关于急性肾炎患儿完整的护理计划。

直通护考

A_1型题

1. 引起急性肾小球肾炎的最常见病原体是(　　)。

A. 病毒　B. 支原体　C. 衣原体　D. 链球菌　E. 真菌

2. 急性肾小球肾炎降压首选(　　)。

A. 硝苯地平　B. 硝普钠　C. 甘露醇　D. 呋塞米　E. 利血平

3. 急性肾小球肾炎患儿可以恢复正常生活的指征是(　　)。

A. 肉眼血尿消失　B. 水肿消退　C. 血压降至正常
D. 血沉正常　E. Addis 计数正常

4. 急性肾小球肾炎患儿突然出现血压升高、剧烈头痛、呕吐、惊厥等,提示可能发生了(　　)。

A. 急性心力衰竭　B. 脑疝　C. 高血压脑病
D. 低血糖　E. 高钾血症

A_2型题

5. 患儿,男,5 岁,因全身水肿、尿少 6 天入院。查体:全身水肿明显,血压 90/50 mmHg,尿蛋白(＋＋＋＋),每高倍镜视野可见红细胞 1～2 个,目前患儿最主要的护理问题是(　　)。

A. 营养失调:低于机体需要量　B. 潜在并发症:高血压脑病
C. 有感染的危险　D. 体液过多
E. 活动无耐力

6. 肾病综合征最根本的病理生理改变是(　　)。

A. 水肿　B. 高血压　C. 低蛋白血症　D. 大量蛋白尿　E. 高胆固醇血症

7. 肾病综合征最突出的体征是(　　)。

A. 疲乏无力　B. 头晕　C. 高血压　D. 水肿　E. 高血脂

8. 肾病综合征易自发形成血栓的主要原因是(　　)。

A. 血管内皮易受损伤　B. 红细胞增多　C. 组织因子释放
D. 高脂血症　E. 血小板增多

9. 能确定肾病综合征的病理类型的检查项目是(　　)。

A. 中段尿培养　B. 尿蛋白定量　C. 肾功能检查
D. 肾活检　E. 血脂全套

10. 下列不符合肾病综合征诊断标准的是(　　)。

A. 大量蛋白尿(＞3.5 g/d)　B. 高脂血症　C. 高血压
D. 水肿　E. 低蛋白血症

11. 患儿,男,5 岁,因“肾病综合征”以肾上腺皮质激素治疗 5 个月,出现水肿减轻、食欲增加、双下肢疼痛,最应关注的药物副作用是(　　)。

A. 高血压　B. 骨质疏松　C. 白细胞减少　D. 消化道溃疡　E. 库欣综合征

A_3型题

(12～14 题共用题干)

患儿,男,8 岁。双眼睑水肿、尿少 3 天,以肾病综合征入院。查体:双下肢水肿明显。实验室检查：血浆白蛋白 27 g/L，尿蛋白定性(＋＋＋＋)。

12. 目前患儿最主要的护理问题是(　　)。

A. 焦虑　　B. 知识缺乏

C. 体液过多　　D. 有感染的危险

E. 有皮肤完整性受损的危险

13. 最常见的并发症是(　　)。

A. 感染　　B. 电解质紊乱

C. 血栓形成　　D. 急性肾衰竭

E. 生长延迟

14. 最主要的护理措施是(　　)。

A. 绝对卧床休息　　B. 给予高蛋白饮食

C. 增加钠盐、水的摄入量　　D. 加强皮肤护理

E. 限制热量的摄入

(熊　英)

任务八　神经系统疾病患儿的护理

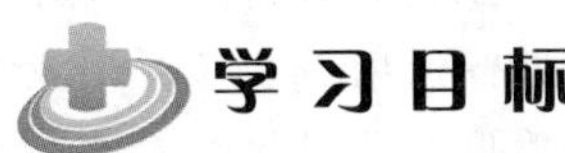

学习目标

1. 知识目标：通过对神经系统疾病患儿护理知识的学习，能掌握病毒性脑炎、化脓性脑膜炎和小儿惊厥的病因、临床表现、护理诊断及措施。

2. 能力目标：通过对神经系统疾病患儿护理知识的学习，能对住院患儿的神经功能状况进行正确的评估，并指导家长有效地预防中枢神经系统感染性疾病及协助家长实施后遗症患儿的康复工作。

3. 素质目标：通过学习神经系统疾病患儿的护理，能正确认识到科学育儿知识的重要性，树立以“儿童及其家庭为中心”，提高儿童的身体素质和生活质量，同时运用护理程序对神经系统疾病患儿进行优质的整体护理。

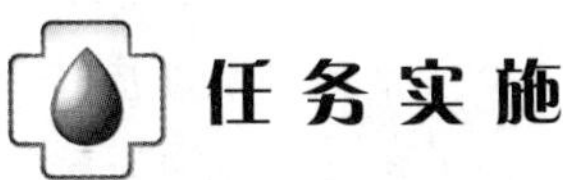

任务实施

一、小儿神经系统的解剖生理特点

(一) 解剖特点

1. 颅骨　新生儿颅骨较软，容易变形，颅骨骨缝和前囟均未闭合，1 岁半以前的婴幼儿，颅

内容积在颅内压升高时可以扩张，表现为前囟膨隆，头围增大。青少年期颅骨变坚硬。

2. 脑膜 儿童硬膜下腔较小，小量出血即可引起明显的颅内出血表现。

3. 脑组织 儿童脑发育是个持续动态的成熟过程。胎儿期神经系统最先发育，且发育速度快。出生时新生儿大脑重量约 370 g，占体重的 10%～12%，为成人脑重量的 1/4 左右，6 个月脑重 600～700 g，1 岁时达 900 g，2 岁时达 1000 g 左右，4～6 岁脑重量达成人脑重的85%～90%。神经元是脑组织功能形成的基础。胚胎期神经细胞以惊人的速度分化和繁殖，胚胎 6 个月时，神经细胞高达 100 亿，之后神经细胞增殖停止。出生后神经细胞生长主要是细胞间联系增多，即细胞成熟度增加。

4. 脊髓 脊髓为脑部神经冲动上传下递的通路。儿童脊髓的发育，在出生时已较为成熟，重 2～6 g，为成人脊髓重量的 1/5～1/4。脊髓的发育与运动功能发育相平衡，随着年龄增长而加长加重，但与脊柱的发育相对不平衡，胎儿 3 个月时二者等长，新生儿脊髓下端位于第二腰椎下缘，4 岁时移至第 1～2 腰椎，因此婴幼儿期间腰椎穿刺位置宜在第 4～5 腰椎间隙为宜。

（二）生理特点

1. 脑功能 出生时大脑外观与成人大脑外观相似，大脑表现已有较浅而宽的沟回，发育不完善，皮质较薄，细胞分化差，髓鞘形成不全，灰质和白质分界不明显，大脑皮质及新纹状体发育不成熟，皮层下中枢发育较成熟。出生后 3 个月神经髓鞘逐渐形成，但神经活动不稳定，皮下中枢兴奋性较高，对外界刺激反应慢且易于泛化，因此出现肌肉张力较高、无意识的手足徐动。遭遇强刺激时易发生昏迷或惊厥。

2. 神经反射 儿童神经反射分为两大类，第一类为终身存在的反射，即浅反射和深反射（腱反射）；第二类为暂时性反射，又称原始反射（primitive reflexes）。

（1）浅反射和深反射 浅反射是刺激皮肤或黏膜引起的反射，如角膜反射、咽反射、腹壁反射、提睾反射、跖反射和肛门反射。腹壁反射到 1 岁后比较容易引出。提睾反射到出生 4～6 个月后明显。深反射（腱反射）是刺激肌腱而引起的牵张反射，如下颌反射、肱二头肌腱反射、桡侧骨膜反射、膝腱反射、肱三头肌腱反射等。新生儿期可引出肱二头肌、膝和踝反射。深反射减弱或消失可见于反射弧损伤和锥体束急性损害或小脑病变。低钾血症、昏迷、休克、大量镇静药使用等情况也可导致深反射减弱或消失。深反射亢进见于锥体束病变。

（2）原始反射 婴儿神经系统发育过程中出现的暂时性反射，随着年龄增长会逐渐消失，见表 3-8-1。若这些反射不能按时出现，或不随年龄增长及时消失，或退而复现，或两侧明显不对称，都提示出现神经系统异常。

表 3-8-1 新生儿和婴儿神经反射出现和消退的年龄

反射	出现年龄	消失年龄	反射	出现年龄	消失年龄
吸吮和觅食反射	初生	4～7 个月	颈拨正反射	初生	6 个月
拥抱反射	初生	3～6 个月	迈步反射	初生	2 个月
握持反射	初生	3～4 个月	颈肢反射	2 个月	6 个月
交叉伸展反射	初生	2 个月	降落伞反射	10 个月	持续

二、病毒性脑炎

病毒性脑炎（viral encephalitis）是由病毒感染造成脑实质病变，并引起一系列相关临床表现的中枢神经系统感染性疾病。本病病程多具有自限性，一年四季均可发病。

【病因】

引起脑炎的病毒较多，80%由肠道病毒所致（主要是柯萨奇病毒、埃可病毒和肠道病毒71型），其次为虫媒病毒（如乙型脑炎病毒）、疱疹病毒科病毒（如单纯疱疹病毒、EB病毒、水痘-带状疱疹病毒）、副黏病毒属病毒（如麻疹病毒、风疹病毒、流行性腮腺炎病毒等）。

【发病机制】

1. 血行播散　原发病灶处（呼吸道、消化道）病毒侵入人体，在淋巴系统内繁殖后进入血流形成病毒血症，此时患儿可出现发热等全身表现。血液中的病毒通过感染嗅神经上皮、筛板或感染脑的毛细血管进入中枢神经系统，造成脑膜或脑实质感染的表现。

2. 直接侵犯　如单纯疱疹病毒直接经神经入侵脑部，导致神经系统破坏。

【病理】

主要的病理改变包括神经元灶性坏死、炎性胶质结节形成、血管周围淋巴细胞聚集，脑组织和脑膜弥漫性充血、水肿，伴淋巴细胞和浆细胞浸润。免疫反应可造成神经脱髓鞘病变，血管及周围损伤。病理改变多呈现弥漫性，也可出现相对局限倾向，如单纯疱疹病毒常引起颞叶为主的脑部病变。

【临床表现】

本病起病急，临床表现与病变脑实质部位、严重程度有关。

1. 前驱症状　原发病灶表现和急性全身感染表现，如发热、腹痛、眩晕、咽痛、腹泻等。

2. 中枢神经症状

（1）弥漫性大脑病变　多数患儿有此表现，主要为不同程度的意识障碍，可有嗜睡、昏睡、昏迷、深昏迷、去皮质状态的表现；反复惊厥发作，以全身性发作多见；有颅内压增高表现，若出现呼吸节律不规则或瞳孔不等大，考虑出现脑疝。

（2）局限性大脑病变　与病变脑组织部位有关系。如累及额叶皮质运动区则表现为反复惊厥发作为主，伴或不伴发热；如累及额叶底部、颞叶边缘系统，患儿则出现神经情绪异常，如幻觉、躁狂、失语及定向力、计算力和记忆力障碍。

（3）其他　以运动功能障碍为主要表现，如偏瘫、不自主运动、面瘫、吞咽障碍等。

（4）病程　一般2～3周，多数患儿完全恢复，少数可有癫痫、肢体瘫痪、智力落后等后遗症。

【辅助检查】

1. 脑脊液检查　脑脊液检查是诊断本病的重要依据。脑脊液外观清亮，压力正常或增高，白细胞数多为$(10\sim300)\times10^6/L$，早期以中性粒细胞为主，后期以淋巴细胞为主，蛋白质多正常或轻度增高，糖和氯化物一般正常。

2. 病毒学检查　通过脑脊液病毒分离、特异性抗体测试呈阳性及恢复期患儿血清特异性抗体滴度高于急性期4倍以上等可确诊并明确病原。

3. 脑电图　可呈现弥漫性或局限性异常慢波背景活动异常脑电图表现。合并癫痫者可出现棘波、棘-慢复合波。部分患儿脑电图正常。

4. 神经影像学　头颅CT或头颅MRI可呈现脑实质病变。

【治疗原则】

本病无特异性治疗方法。急性期以支持治疗和对症治疗为主。

1. 支持治疗 卧床休息，维持体温正常和水、电解质平衡，合理供给营养。

2. 控制惊厥发作 给予止惊剂，如地西泮、苯巴比妥等。

3. 控制脑水肿和颅内高压 严格限制液体入量；过度通气时控制 $PaCO_2$ 在 20～25 kPa。静脉注射脱水剂。

4. 呼吸道和心血管功能监护与支持 密切观察病情，重症者需持续监测生命体征。

5. 抗病毒药物和抗生素的使用 单纯疱疹病毒脑炎和水痘-带状疱疹病毒脑炎患儿首选阿昔洛韦治疗，每次 5～10 mg/kg，每 8 h 一次。干扰素、利巴韦林、免疫球蛋白对控制病毒感染有一定效果。重症或合并细菌感染患儿酌情给予抗生素治疗。

【护理评估】

1. 健康史 评估患儿近期感染性疾病史和传染性疾病史；评估患儿动物接触史或昆虫叮咬史；了解患儿预防接种史，以及生活和居住地是否是疫源地；评估患儿的年龄、营养状态及生长发育史。

2. 身体状况 测量生命体征，评估脑功能和神经功能；观察患儿意识状态、面色、呼吸、循环功能及瞳孔变化。

3. 心理-社会状况 评估患儿家长对疾病的认知，对治疗护理知识的了解程度，对患儿疾病的预后期望；评估患儿家长的心理情绪状态，有无焦虑、抑郁或内疚等心理反应；评估家庭环境、经济状况和社会支持情况。评估患儿有无因住院出现心理行为反应，年长儿有无因疾病危重出现焦虑、抑郁情绪。

【护理诊断】

1. 颅内调适能力降低 与颅内炎症有关。

2. 体温过高 与病毒血症有关。

3. 潜在并发症 脑疝。

4. 有外伤的危险 与惊厥发作有关。

5. 急性意识障碍 与脑实质炎症有关。

6. 躯体活动障碍 与昏迷、肢体瘫痪有关。

【护理目标】

(1)患儿颅内压恢复和维持正常。

(2)患儿体温恢复和维持正常。

(3)住院期间，无并发症发生。

(4)患儿住院期间得到及时、有效的护理，无受伤情况发生。

(5)患儿意识恢复和维持正常。

(6)患儿病情好转，躯体活动恢复正常，或瘫痪肢体未发生肌肉萎缩或功能障碍。

【护理措施】

1. 密切观察病情变化 监测生命体征，密切观察患儿意识状态、面色、瞳孔、前囟等变化，并详细记录。及时发现惊厥发作先兆，如意识障碍、囟门隆起、躁动不安、频繁呕吐、四肢肌张力增高，及时给予处理。警惕脑疝、呼吸衰竭等危象出现，并做好各种急救物品的准备工作，配合急救处理。

2. 体温护理 室温维持在 18～22 ℃，相对湿度 50%～60%，保持室内空气流通。密切观察体温变化，发热患儿每 4 h 测体温一次，并观察热型及伴随症状。低热不需特殊处理，体温超过 38.5 ℃时给予物理降温，必要时给予药物降温，以防高热惊厥。及时更换被汗液浸湿的衣被，保持皮肤的清洁干燥。如有虚脱，应予保暖、补液。遵医嘱给予抗病毒药物。

3. 预防外伤及意外发生　惊厥发作时需去枕平卧，头偏向一侧，保持呼吸道通畅，保护口腔防止舌咬伤，适当约束患儿以防止躁动受伤或坠床。保证病室环境安全舒适，安排专人陪护患儿，保持患儿安静。患儿呕吐时防止误吸及窒息。

4. 促进脑功能恢复　减少刺激，患儿保持安静，减少烦躁与哭闹，必要时给予氧气吸入，减轻脑缺氧。遵医嘱使用脱水剂及镇静药，减轻脑水肿及控制惊厥发作。遵医嘱应用促进脑细胞代谢药物，有助于脑功能恢复。

5. 瘫痪及昏迷的护理

(1)瘫痪患儿的护理　卧床期间协助患儿做好生活护理，定时洗漱、进食，及时清理大小便。协助患儿采取舒适的体位，保持肢体功能位，并定时翻身，促进患儿维持皮肤完整性。病情许可时，应尽早协助患儿进行肢体功能锻炼，注意循序渐进，采取保护措施。

(2)昏迷患儿的护理　昏迷患儿取侧卧位，定时翻身及按摩皮肤，促进血液循环，预防压疮。及时翻身拍背，促进痰液排出，减少坠积性肺炎发生。及时吸痰，保持呼吸道通畅。

6. 健康教育　向家长和年长儿介绍病情、治疗、护理和疾病预后方面的知识。宣传病毒性脑炎的预防知识，积极治疗上呼吸道、消化道等感染性疾病和传染病。恢复期及有神经系统后遗症的患儿，需指导家长制订适合患儿情况的康复方案，并协助实施，从而改善患儿预后，提高生活质量。

【护理评价】

(1)患儿能否维持正常的颅内压，有无并发症发生。

(2)患儿体温能否维持在正常范围。

(3)住院期间，患儿有无发生安全事故。

(4)患儿能否保持安静、舒适。

(5)患儿意识和精神状态有无恢复正常。

(6)住院期间，瘫痪患儿肢体功能障碍有无加重，肌肉有无萎缩。

三、化脓性脑膜炎

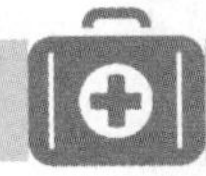

案例引入

患儿，男，1 岁 6 个月，因“咳嗽 2 天，发热半天，惊厥 1 min 入院”。患儿入院前 2 天无明显诱因出现咳嗽，夜间加重，无痰，不伴喘憋，流清涕，无鼻塞。入院前半天出现发热，体温不详，无寒战及惊厥，呕吐 1 次，呈非喷射性，为胃内容物。入院前 1 h，患儿突然出现惊厥，表现为意识丧失，双目上翻，牙关紧闭，口周微绀，无口吐泡沫，四肢节律性抽动，持续 1 min，经刺激后停止，无大小便失禁。病后精神及进食欠佳，大便稀糊状，每日 3 次，无脓血，小便正常。

体格检查：体温 39 ℃，心率 146 次/分，呼吸 42 次/分，体重 12.5 kg。患儿入院后精神欠佳，处于睡眠中，咽红，双侧扁桃体Ⅱ度肿大，无脓性分泌物渗出。颈略抵抗，双肺呼吸音略粗，可闻及痰鸣音。皮肤黏膜未见淤点、淤斑，脊柱、四肢无畸形，各关节活动正常。双侧膝腱反射正常对称，克氏征(±)、布氏征(±)、巴氏征(+)。

辅助检查：脑脊液检查，压力 200 mmH_2O，外观混浊。白细胞 360×10^6/L，单核细胞 0.38，多核细胞 0.62。蛋白质定性(+++)，微量蛋白 3.06 g/L，氯化物 113 mmol/L，糖 4.47 mmol/L。血常规检查：白细胞 14.0×10^9/L，中性粒细胞 0.80，淋巴细胞 0.20，血红蛋白 122 g/L，红细胞 4.62×10^{12}/L，血小板 123×10^9/L。临床诊断为化脓性脑膜炎。

请思考：

1. 护士应进一步收集哪些资料？
2. 该患儿目前主要的护理诊断/问题是什么？
3. 护士接诊后，针对患儿的病情应配合医生采取哪些护理措施？

化脓性脑膜炎(purulent meningitis，PM)，又称细菌性脑膜炎，是由各种化脓性细菌感染引起的急性脑膜炎症，部分患儿病变可累及脑实质。本病在儿童，尤其是婴幼儿中较常见。本病死亡率为 5%～10%，1/3 患儿可出现神经系统后遗症，属于儿童严重感染性疾病。

【病因】

1. 致病菌　脑膜炎奈瑟菌、肺炎链球菌及流感嗜血杆菌引起的化脓性脑膜炎占我国儿童化脓性脑膜炎 2/3 以上。年龄不同易感染的病原菌也不同，2 个月以下幼婴和新生儿及免疫缺陷病者易发生肠道革兰阴性杆菌和金黄色葡萄球菌脑膜炎，前者大肠杆菌占第一位，其次为变形杆菌、铜绿假单胞菌、产气菌等。

2. 易感因素　儿童免疫功能弱，血-脑屏障功能较差，致病菌容易侵入机体引起化脓性脑膜炎。一些先天性神经系统发育不全(如脑膜膨出、脊柱裂、脊膜膨出等)易导致病原侵入中枢神经系统。

3. 入侵途径　致病菌可通过多种途径侵入脑膜。

(1)血行播散　致病菌大多由原发病灶(如上呼吸道)入侵血流，新生儿皮肤、胃肠道黏膜或脐部也常是侵入门户。当儿童免疫力下降时，细菌可透过血脑屏障到达脑膜。

(2)邻近组织感染　如中耳炎、乳突炎等，细菌可直接扩散至脑膜。

(3)颅内与外界存在直接通道　如颅骨骨折、神经外科手术、皮肤窦道或脑脊膜膨出等，细菌可直接进入中枢神经系统。

【发病机制】

主要是病原菌侵入脑膜，在细菌毒素和多种炎症相关细胞因子作用下，形成以硬脑膜、蛛网膜、软脑膜和表层脑组织为主的炎症反应，引起一系列病理生理反应。

【临床表现】

本病主要表现为感染性中毒、急性脑功能障碍、颅内压增高和脑膜刺激征。年长儿与成人表现相似。婴幼儿表现较隐匿或不典型。

1. 典型表现

(1)感染性中毒　表现为发热、面色苍白、烦躁、精神萎靡甚至感染性休克。

(2)急性脑功能障碍　进行性加重的意识障碍，出现行为异常、运动障碍(如惊厥或肢体瘫痪)、感觉异常(如肢体麻木、痛觉敏感等)。

(3)颅内压增高　出现头痛、呕吐，婴儿前囟饱满、张力增高、头围增大。严重者出现瞳孔先缩小后扩大、对光反射消失、眼球固定、昏迷、呼吸节律不齐等表现，提示发生脑疝。

(4)脑膜刺激征　颈项强直、克氏征、布氏征呈现阳性，其中颈项强直最多见。

2. 非典型表现　表现为出生时正常，数日后出现肌张力低下、少动、哭声微弱、吸吮力差、拒食、呕吐、黄疸、发绀、呼吸不规则等非特异性症状。发热可有可无，甚至体温不升。颅内压增高表现可不明显，可能仅有吐奶、尖叫或颅缝分离。惊厥表现不典型，呈局限性发作或各种不显性发作。查体仅见前囟张力高，而少有其他脑膜刺激征，前囟隆起出现较晚。新生儿与小于3个月的幼婴表现多不典型。

3. 并发症和后遗症

(1)硬脑膜下积液　多见于1岁以内肺炎链球菌及流感嗜血杆菌感染的脑膜炎患儿。硬脑膜下积液可发生在化脓性脑膜炎同时或出现症状数小时或数日后，经48～72 h恰当治疗后脑脊液好转但体温不退或退而复升，或病情反复的患儿首先考虑该并发症的可能。可通过颅骨透照检查、头颅CT扫描或硬脑膜下穿刺诊断。硬脑膜下腔的液体如超过2 mL，蛋白质定量在0.4 g/L以上，可确诊。

(2)脑室管膜炎　多见于年龄小、未及时治疗和革兰阴性杆菌感染患儿，可造成预后不良和严重后遗症。出现病情危重、惊厥频繁、呼吸衰竭等严重表现，常规治疗效果差，CT扫描有明显脑室扩大。脑室穿刺脑室液细菌培养、涂片阳性，且与腰椎穿刺检查结果一致可确诊。

(3)脑积水　常见于治疗不当或治疗过晚的新生儿和小婴儿。患儿可出现烦躁不安、嗜睡、呕吐、惊厥发作、头颅进行性增大、颅缝分离、头颅破壶音和头皮静脉曲张。

(4)后遗症　年龄越小的患儿越易发生。患儿急性期如有严重抽搐、长时间神志不清和其他明显脑损伤表现，均有可能发生神经系统后遗症，如肢体瘫痪、智力低下、癫痫、视力障碍、听力障碍及行为异常等。

【辅助检查】

1. 脑脊液检查　脑脊液检查是确诊本病的重要依据。脑脊液典型改变为压力增加，外观混浊，白细胞总数明显上升，多为1000×10^6以上，以中性粒细胞为主；蛋白质明显增高，定量>1.0 g/L；糖和氯化物量显著降低。

2. 病原学检查　可通过脑脊液涂片或培养及血培养确定病原菌。

3. 血液学检查　外周血白细胞总数大多增高，以中性粒细胞为主；血清降钙素原有助于鉴别无菌性脑膜炎和细菌性脑膜炎。

4. 皮肤淤点、淤斑涂片　有助于发现脑膜炎奈瑟菌。

5. 神经影像学　头颅CT或头颅MRI可发现脑膜和实质病变。

【治疗要点】

1. 抗生素治疗　抗生素使用原则为对病原菌敏感、在脑脊液中浓度高、能快速杀菌达到无菌化。急性期给予静脉用药，用药早，给予足量、足疗程使用。病原菌未明确前选择能快速在患儿脑脊液中达到有效灭菌浓度的第三代头孢菌素。抗生素治疗疗程视病原菌种类、病情轻重、有无并发症及治疗反应而定。

2. 肾上腺皮质激素治疗　在抗生素治疗开始前或同时给予地塞米松，每日0.4～0.6 mg/kg，分4次静脉用药，连用2～3天。

3. 对症和支持治疗　控制惊厥、降低颅内压、抢救休克及DIC。维持水、电解质、酸碱平衡。

4. 并发症治疗

(1)硬脑膜下积液、积脓　积液量多伴有颅内压增高症状,可采用硬脑膜下穿刺放出积液,放液量每次、每侧少于 15 mL。硬脑膜下积脓可进行局部冲洗,并注入抗生素及地塞米松。

(2)脑室管膜炎　可采用侧脑室穿刺引流缓解症状,选择安全敏感抗生素注入脑室。

(3)脑积水　可进行手术治疗。

【护理评估】

1. 健康史　了解患儿出生史和脐部情况(新生儿)及患病前有无呼吸道、消化道和皮肤感染史;了解患儿有无颅外伤及先天性神经或皮肤缺陷,有无造成机体免疫力低下的因素;评估患儿的年龄、营养状态及生长发育史。

2. 身体状况　测量生命体征,评估脑功能和神经功能;观察患儿意识状态、面色、呼吸循环功能及瞳孔变化。

3. 心理-社会状况　评估患儿家长对疾病的认知,对治疗、护理知识的了解情况,对患儿疾病的预后期望;评估患儿家长的心理情绪反应;评估家庭环境、经济状况和社会支持情况;评估患儿有无因疾病和住院出现不适反应,年长儿有无因疾病危重出现焦虑、抑郁情绪。

【护理诊断】

1. 体温过高　与细菌感染有关。

2. 颅内调适能力减弱　与颅内炎症有关。

3. 潜在并发症　脑疝。

4. 有外伤的危险　与惊厥发作和意识障碍有关。

5. 营养失调:低于机体需要量　与摄入不足、机体消耗增多有关。

6. 焦虑　与疾病预后不良有关。

7. 知识缺乏　缺乏疾病有关护理和康复知识。

【预期目标】

(1)患儿体温恢复和维持正常。

(2)患儿颅内压恢复和维持正常。

(3)住院期间,无并发症发生。

(4)患儿住院期间得到及时有效的护理,无受伤情况发生。

(5)患儿维持一定的营养状态,不发生营养不良。

(6)患儿家长能用正确的态度对待疾病,积极主动配合治疗和护理。

(7)患儿家长掌握一定疾病护理和康复方面知识。

【护理措施】

1. 体温护理　室温维持在 18～22 ℃,相对湿度 50%～60%,保持室内空气流通。密切观察体温变化,发热患儿 4 h 测体温一次,并观察热型及伴随症状。体温超过 38.5 ℃时给予物理降温,必要时给予药物降温。及时更换被汗液浸湿的衣被,保持皮肤的清洁干燥。如有虚脱,应予保暖、补液。遵医嘱给予抗生素控制感染。

2. 密切观察病情变化　监测生命体征,密切观察患儿意识状态、面色、瞳孔、前囟等变化,并详细记录。及时发现惊厥发作先兆,如意识障碍、囟门隆起、躁动不安、频繁呕吐、四肢肌张力增高,及时给予处理。警惕脑疝、呼吸衰竭等危象出现。密切监测硬脑膜下积液、脑积水、脑室管膜炎等并发症的发生，并做好各种急救物品的准备工作，配合急救处理。

3. 防止外伤及意外　保证病室环境安全舒适，安排专人陪护患儿，保持患儿安静。惊厥发作时需去枕平卧，头偏向一侧，保持呼吸道通畅，患儿呕吐时防止误吸及窒息。保护口腔防止舌咬伤，适当约束患儿防止躁动受伤或坠床。

4. 给予合理的营养　依据患儿年龄、体重及营养状况，供给机体所需的营养物质。选择高能量、高蛋白质、高维生素、易消化的清淡流质或半流质饮食。对于呕吐频繁的患儿，需耐心喂养，少食多餐，必要时采取静脉营养。根据病情选择恰当的营养供给方式，如清醒患儿可采用经口进食，意识障碍患儿采用鼻饲或静脉营养。

5. 心理护理　采用家长能接受和理解的方式介绍病情、进行治疗和护理，使其主动配合。关心安慰家长，并提供有效的心理支持，指导家长合适地发泄情绪，减轻家长负性情绪反应。根据患儿年龄和心理发育特点，采取患儿能理解的方式表达安慰、关心和爱护。

6. 健康教育　宣传化脓性脑膜炎的预防知识，积极治疗上呼吸道、消化道、脐部等的原发感染性疾病。恢复期及有神经系统后遗症的患儿，需指导家长制订适合患儿情况的康复方案，并协助实施，从而改善患儿预后，提高生活质量。

【护理评价】

(1)患儿体温能否维持在正常值范围。

(2)患儿能否维持正常的颅内压。

(3)住院期间，患儿有无并发症发生。

(4)住院期间，患儿有无发生安全事故。

(5)患儿营养状况有无改善或保持平衡。

(6)住院治疗过程中患儿及家长负性情绪有无缓解。

(7)家长能否说出本病护理和康复的主要内容。

此外，正常儿童及颅内常见感染性疾病的脑脊液特点详见表 3-8-2。

表 3-8-2　正常儿童及颅内常见感染性疾病的脑脊液特点

	压力/kPa	外观	潘氏试验	白细胞/(10^6/L)	蛋白/(g/L)	糖/(mmol/L)	氯化物/(mmol/L)	查找病原
正常新生儿	0.2～0.78	清亮透明	—	0～34 婴儿：0～20	0.2～1.2	—	—	—
正常儿童	0.69～1.96	清亮透明	—	0～10	0.2～0.4	2.8～4.5	117～127	—
化脓性脑膜炎	不同程度升高	米汤样混浊	+～+++	数百至数千，以多核细胞为主	明显增高	明显降低	多数降低	涂片或培养可见致病菌
结核性脑膜炎	增高	微混，毛玻璃样	+～+++	数十至数百，以淋巴细胞为主	增高	降低	降低	涂片或培养可发现抗酸杆菌

续表

	压力/kPa	外观	潘氏试验	白细胞/(10^6/L)	蛋白/(g/L)	糖/(mmol/L)	氯化物/(mmol/L)	查找病原
病毒性脑膜炎	正常或轻度增高	清亮	—～+	正常至数百，以淋巴细胞为主	正常或轻度增高	正常	正常	特异性抗体阳性，病毒分离

四、小儿惊厥

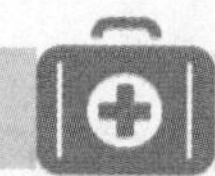

案例引入

患儿，男，2岁，因发热1天、惊厥3 min急诊入院。

患儿1天前因受凉出现发热，体温38.8～40 ℃，伴有流涕、咳嗽。入院前1 h突然出现抽搐，表现为意识丧失、双眼上翻、四肢强直，持续3 min。

体格检查：T 39.1 ℃(肛温)，神志清楚，精神可。颈软，无抵抗。咽部充血，双扁桃体Ⅱ度肿大，无渗出。心肺听诊(—)，腹部检查(—)，布氏征、克氏征、巴氏征均(—)。

辅助检查：血常规示WBC 2.3×10^9/L，N 0.3%，L 0.65，Hb 105 g/L，PLT 140×10^9/L；脑脊液检查无异常，脑电图示正常脑电图；肝肾功能、血电解质、血糖均正常。

请问：

1. 该患儿主要的护理诊断/问题是什么？
2. 针对该患儿应采取哪些护理措施？

惊厥(convulsion)以婴幼儿多见，是痫性发作的常见形式，主要表现为全身或局部骨骼肌群突然发生强直性或阵挛性不自主收缩，常伴意识障碍。惊厥及其他形式的痫性发作可在小儿诸多急性疾病过程中出现，反复发作及持续时间过长可引起脑组织缺氧性损害。

【病因分类与特点】

1. 感染性病因

(1)颅内感染　由各种病原微生物(如细菌、病毒、寄生虫及真菌等)引起的脑膜炎或脑炎。惊厥特点为反复而严重的发作，大多出现在疾病初期或极期，伴有不同程度的意识障碍和颅内压增高表现。脑脊液检查有助于诊断。

(2)颅外感染　指非颅内感染性疾病所致的惊厥发作。如热性惊厥、严重细菌性感染(败血症、重症肺炎、细菌性痢疾、百日咳等)所致的感染性中毒性脑病、破伤风等。高热惊厥是儿童惊厥最常见的原因。感染性中毒性脑病通常于原发病极期出现反复惊厥、意识障碍与颅内压增高症状。

2. 非感染性病因

(1)颅内疾病　先天发育畸形，如脑发育异常、脑积水、神经皮肤综合征等；颅内占位性病变，如肿瘤、囊肿或血肿等；各种原因引起的颅脑损伤与出血。先天发育畸形大多表现为反复发作，常伴智力和运动发育落后。颅内占位性病变除反复惊厥发作外，伴颅内压增高和定位体征，病情进行性加重。颅脑损伤与出血者表现为伤后立即起病，反复惊厥伴意识障碍和颅内压增高。

(2)颅外疾病　各种原因，如分娩或生后窒息、溺水、心肺严重疾病所致的缺氧缺血性脑病；代谢性疾病，如水电解质紊乱、肝肾衰竭、瑞氏综合征、苯丙酮尿症和半乳糖血症等遗传代谢性疾病、中毒等均可导致惊厥发作。缺氧缺血所致者可表现为窒息后立即起病，反复惊厥伴意识障碍和颅内压增高。代谢性疾病有相应临床表现及基础病因。

【发病机制】

惊厥发生的生物学机制尚不明确。

1. 惊厥在婴幼儿期高发的原因　婴幼儿脑发育不成熟，如轴突髓鞘未完全形成，过多神经元消亡，突触间联系不完善，当各种刺激因素作用于中枢神经系统，致使神经元群过度反复放电；血-脑屏障功能差，各种毒素和微生物容易进入脑组织；某些特殊疾病如产伤、脑发育缺陷和先天性代谢异常等也常见于该期，这些都是造成婴幼儿期惊厥发生率高的原因。

2. 惊厥与代谢紊乱有关　如 Ca^{2+} 水平下降致使神经、肌肉兴奋性增高，致使惊厥发生；维生素 B_6 缺乏影响具有抑制神经兴奋性作用的物质 γ-氨基丁酸的合成，导致兴奋性增强而发生惊厥。

【临床表现】

儿童时期急性疾病中惊厥发作有以下特征：年龄越小，发生率越高；新生儿及婴儿常有不典型惊厥发作；易有频繁或严重发作，甚至惊厥持续状态。

1. 典型表现　多见于癫痫大发作，表现为突然发作，意识丧失，眼球固定、上翻、凝视或斜视，面色青紫、口吐白沫、牙关紧闭，严重者可出现角弓反张、颈项强直、大小便失禁，持续时间为数秒至数分钟或更长，发作停止后入睡。

2. 非典型表现　多见于新生儿或小婴儿。惊厥发作不典型，多为微小发作，表现为面部、肢体局灶或多灶性抽动，或突发瞪眼、咀嚼、流涎、呼吸暂停、青紫等。如抽搐部位局限而固定，常有定位意义。

3. 惊厥持续状态　惊厥持续状态是指惊厥持续 30 min 以上，或两次发作间歇期意识不能恢复者，属于惊厥危重型，多见于癫痫大发作、严重的颅内感染、破伤风、代谢紊乱、肿瘤等。由于全面性、强直阵挛性惊厥发作时间超过 5 min 亦会出现脑缺氧损害，因此建议惊厥持续状态的持续时间应为 5 min。惊厥时间长，可引起缺氧性脑损伤、脑水肿甚至死亡。

4. 热性惊厥　热性惊厥是指发病年龄为 3 个月至 5 岁、在上呼吸道感染或其他传染病的初期、体温在 38 ℃以上时突然出现惊厥，排除颅内感染和其他导致惊厥的器质性和代谢性疾病，既往没有无热惊厥史。热性惊厥是小儿时期最常见的惊厥性疾病，根据发作特点和预后分为两型，即单纯型热性惊厥和复杂型热性惊厥。单纯型热性惊厥的特点：①惊厥发作为全面性发作，通常为全面强直-阵挛发作；②持续时间短暂，最长不超过 15 min；③惊厥发作出现于热程初期的 24 h 内且无反复发作。复杂型热性惊厥的特点：①发作持续时间长；②呈局灶性发作；③一次病程中有反复发作。

多数热性惊厥患儿首次发作后，以后不再复发。热性惊厥复发率为 30%～40%。复发个体差异很大，遗传因素和环境因素均有作用。

【辅助检查】

根据病因及病情需要选择血常规、尿常规、大便常规、血液生化、脑脊液等检查，必要时可做眼底检查、脑电图、心电图、B超、CT及MRI检查等。

【治疗要点】

控制惊厥发作，寻找和治疗病因，预防惊厥复发。

1. 一般治疗 保持呼吸道通畅、吸氧、监护生命体征，建立静脉输液通路。

2. 控制惊厥 惊厥持续时间>5 min则应进行止惊药物治疗。首选地西泮1 mg/min，直至0.3～0.5 mg/kg缓慢静脉推注完毕(最大剂量≤10 mg，婴幼儿≤2 mg)，或10%水合氯醛0.5 mg/kg保留灌肠，若惊厥未能控制或反复发作，按惊厥持续状态处理。新生儿惊厥首选苯巴比妥，首剂10 mg/kg，缓慢静脉注射，必要时20～30 min后再用1次，如惊厥控制，每日给予维持量5 mg/kg。

3. 对症治疗 体温过高者给予降温；脑水肿者给予降颅压、抗炎、限制液体摄入量等措施。

4. 病因治疗 针对引起惊厥的病因，给予相应的措施。

【护理评估】

1. 健康史 评估患儿的分娩史、喂养史、生长发育状况、疾病史和既往史；了解惊厥发作的诱因、表现、频率等疾病相关信息。

2. 身体状况 监测生命体征，观察惊厥发作的表现、持续时间、发作频率、意识及瞳孔变化；观察原发病表现。

3. 心理-社会状况 评估患儿有无因疾病产生睡眠、饮食问题等，有无因住院环境陌生和治疗护理措施造成焦虑、恐惧、攻击性行为、发呆、沉闷不语或抑郁等。评估家长的文化程度、家庭的经济状况、家庭环境，判断家长对疾病知识的了解程度；评估家长的心理状况和护理需求。

【护理诊断】

1. 急性意识障碍 与惊厥发作有关。

2. 有窒息的危险 与惊厥发作、意识障碍、咳嗽和呕吐反射减弱、呼吸道阻塞有关。

3. 有受伤的危险 与抽搐、意识障碍有关。

4. 体温过高 与感染或惊厥持续状态有关。

5. 潜在并发症 颅内高压症。

【护理目标】

(1)患儿意识恢复和维持正常。

(2)患儿生命体征正常，不发生窒息。

(3)患儿不发生外伤。

(4)患儿体温恢复和维持正常。

(5)患儿不发生颅内高压症或发生时能被及时发现和处理。

【护理措施】

1. 预防窒息

(1)惊厥发作时应就地抢救，立即松解患儿衣领和裤带，让患儿平卧，头偏向一侧，头下放柔软物品；将舌轻轻向外牵拉，防止舌后坠阻塞呼吸道引起呼吸不畅；及时清除呼吸道分泌物及口腔呕吐物，保持呼吸道通畅。

(2)按医嘱应用止惊药物，观察患儿用药反应并做好记录。

(3)准备好气管插管和吸痰等的急救物品。

2. 预防外伤

(1)注意患儿安全，专人守护，以防患儿发作时受伤。

(2)加设床栏，防止坠床，床栏周围加软垫；移开周围可能伤害患儿的物品。

(3)对于烦躁不安的患儿，必要时约束其四肢，注意约束带松紧度，以免影响血液循环。惊厥发作时，置柔软的物品于患儿手中和腋下，防止皮肤摩擦受损，已出牙的患儿上下臼齿之间垫牙垫，防止舌咬伤。牙关紧闭时，不可强行撬开。勿强力按压或牵拉患儿肢体，以免骨折或脱臼。

3. 体温过高的护理　密切监测体温变化，高热时及时采取正确、合理的降温措施。及时更换汗湿的衣服，保持口腔及皮肤清洁。

4. 病情观察

(1)惊厥发作时，应注意观察惊厥类型。惊厥停止后，协助进行各项检查。

(2)监测患儿体温、脉搏、呼吸、血压、瞳孔及神志改变，注意颅内压增高的表现。发现异常应及时通知医师，并遵医嘱用脱水剂。

(3)保持安静，禁止一切不必要的刺激。惊厥持续时间过长者，及时给予吸氧。

5. 健康教育

(1)向家长及年长儿讲解惊厥的有关知识，指导家长掌握止惊的紧急措施及物理降温的方法。

(2)演示惊厥发作时急救的方法(如按压人中、合谷穴，针刺十宣穴，叩击小天心穴)，并告知患儿家长保持镇静，发作缓解时迅速将患儿送往医院。

(3)有高热惊厥史的患儿，高热时及时降温，必要时口服镇静药。癫痫患儿应按时服药，定期门诊随访，指导家长采取科学的康复训练方法。

(4)大力提倡母乳喂养，合理添加辅食。对早产儿，秋、冬季出生的小儿，及时补充维生素D及钙剂，补充富含维生素D的食物，增加户外活动时间。

【护理评价】

(1)患儿意识是否恢复正常，惊厥是否得到控制。

(2)患儿能否有效排痰，呼吸道是否保持通畅。

(3)患儿体温能否维持在正常范围。

(4)患儿在住院过程中有无外伤及并发症的发生。

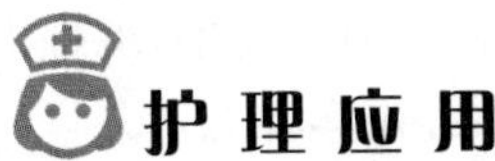

儿童昏迷量表是根据儿童睁眼和运动反应以及对听觉刺激的反应，对患儿意识进行评分的量表(表3-8-3)。总分15分为意识正常，4～7分表示昏迷，3分提示脑死亡。

表 3-8-3 儿童昏迷量表

检测项目	患儿反应	得分
最佳睁眼反应	自动张开	4
	听到语言指令张开	3
	由于疼痛张开	2
	无反应	1
最佳运动反应	服从语言命令	6
	能够定位疼痛的位置	5
	弯曲缩回	4
	异常弯曲，去皮质强直	3
	伸展位，去大脑强直	2
	无反应	1
对听觉和视觉刺激的最佳反应(>2 岁)	定向	5
	迷惑	4
	不恰当言语	3
	不可理解声音	2
	无反应	1
对听觉和视觉刺激的最佳反应(<2 岁)	微笑、倾听并跟随指导	5
	哭泣，能被安抚	4
	不恰当的持续哭泣	3
	激怒、不安	2
	无反应	1
总得分		3～15

直通护考

A_1型题

1. 小儿大脑耗氧量在基础代谢状态下占总耗氧量的(　　)。

A. 60%　　B. 50%　　C. 40%　　D. 30%　　E. 20%

2. 以下哪项是化脓性脑膜炎患儿最危险的表现？(　　)

A. 意识障碍　　B. 惊厥　　C. 高热　　D. 脑疝　　E. 脑水肿

3. 某患儿因脑炎昏迷，为防止坠积性肺炎发生，护理措施主要是(　　)。

A. 监测生命体征　　B. 观察神志　　C. 观察面色

D. 监测瞳孔变化　　E. 翻身拍背，雾化吸入，吸痰

4. 小儿惊厥发作时，应首先做哪项护理工作？(　　)

A. 立即送入抢救室　　B. 立即松解衣领，取平卧头侧位

C. 将舌轻轻向外牵拉　　D. 手心和腋下放入纱布

E. 置牙垫于上下臼齿之间

5. 控制小儿惊厥的首选药物为（　　）。

A. 地西泮　B. 苯妥英钠　C. 苯巴比妥钠　D. 副醛　E. 水合氯醛

6. 某化脓性脑膜炎患儿在治疗过程中，出现一侧瞳孔扩大，四肢肌张力增高，呼吸深而慢。该患儿最有可能并发了（　　）。

A. 蛛网膜下腔出血　B. 脑积水　C. 脑疝

D. 硬脑膜下积液　E. 脑栓塞

A_2 型题

7. 患儿，女，2 岁。发热 3 天，近 1 天来频繁呕吐，惊厥 3 次。体检：精神萎靡，前囟 1 cm×1 cm，隆起，颈项强直，布氏征（+）。脑脊液检查：外观混浊，白细胞 3×10^9/L，多核白细胞 0.8，蛋白质 3 g/L，糖 1.4 mmol/L，最可能的诊断是（　　）。

A. 结核性脑膜炎　B. 化脓性脑膜炎　C. 瑞氏综合征

D. 新型隐球菌脑膜炎　E. 病毒性脑膜炎

8. 患儿，女，2.5 岁，发热伴意识障碍 1 天入院。体温 39.8 ℃，频繁呕吐，抽搐，脑膜刺激征阳性，血压下降，皮肤有淤点、淤斑，根据临床表现确诊为“化脓性脑膜炎”。该患儿的化脓性脑膜炎属于（　　）。

A. 亚急性　B. 普通型　C. 缓慢型　D. 流行性　E. 暴发型

A_3 型题

（9～11 题共用题干）

某患儿，2 岁。1 周前受凉，咳嗽，近 3 天来发热，呕吐，烦躁。查体：体温 39 ℃，精神萎靡，脑膜刺激征阳性，为确诊做腰椎穿刺术。

9. 护士配合腰椎穿刺术，以下哪项不妥？（　　）

A. 取侧卧位　B. 头部去枕使脊椎高于头部

C. 头部俯屈到胸　D. 双膝弯曲腹背呈弓形

E. 协助患儿时动作轻柔

10. 下列哪项腰椎穿刺术后的护理不正确？（　　）

A. 术后去枕平卧 4～6 h　B. 术后 24 h 可下床

C. 颅内压较高者可饮水　D. 密切观察意识、瞳孔变化

E. 及早发现脑疝前驱症状

11. 婴幼儿腰椎穿刺的部位是（　　）。

A. 第 1～2 腰椎之间　B. 第 1～3 腰椎之间　C. 第 2～3 腰椎之间

D. 第 5～6 腰椎之间　E. 第 4～5 腰椎之间

（12～14 题共用题干）

男孩，2 岁，因感冒 2 天伴发热入院。体检：体温 39 ℃，脉搏 130 次/分，意识清楚，咽部充血，其余检查正常。在体检过程中，婴儿突然发呆，双眼上翻，出现四肢强直性、阵挛性运动。

12. 该患儿可能的诊断是（　　）。

A. 脑膜炎　B. 中毒　C. 癫痫

D. 良性高热惊厥　E. 手足搐搦

13. 抗惊厥首选的药物是（　　）。

A. 苯巴比妥钠　B. 苯妥英钠　C. 10%水合氯醛

D. 地西泮　　E. 复方氯丙嗪

14. 下列哪项不是该病的护理诊断？（　　）

A. 潜在并发症：脑水肿　　B. 体温过高　　C. 有受伤的危险

D. 体液过多　　E. 有窒息的危险

（牛　霞）

任务九　免疫性疾病患儿的护理

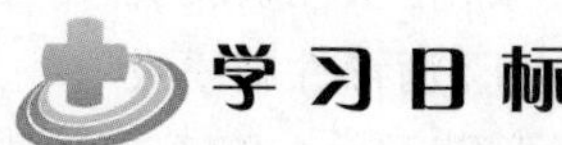

1. 能力目标：通过对免疫性疾病患儿护理知识的学习，能对免疫疾病做出正确评估，并能指导家属对患儿采取合适的护理措施。

2. 知识目标：通过对免疫性疾病患儿护理知识的学习，能熟悉小儿免疫系统的发育特点，过敏性紫癜、皮肤黏膜淋巴结综合征的护理评估和护理措施，了解过敏性紫癜、皮肤黏膜淋巴结综合征的病因、辅助检查及治疗。

3. 素质目标：通过本章学习，培养良好的职业道德、科学的思维方式和分析问题的能力，树立"以小儿家庭为中心"的护理理念。

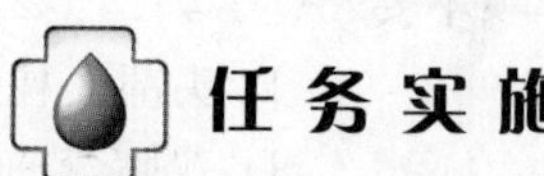

免疫(immunity)是人体的生理性保护机制，其本质为识别自身，排除异己，其功能包括免疫防御、免疫稳定和免疫监视。如免疫功能失调或紊乱，则可导致异常的免疫反应。如免疫反应过强，则表现为各种变态反应或自身免疫性疾病；如免疫反应过弱，则表现为机体的抵抗力低下或免疫缺陷病，因而容易发生感染性疾病或恶性肿瘤。在儿童时期发生的自身免疫性疾病的种类较多，本章主要介绍过敏性紫癜和皮肤黏膜淋巴结综合征。

一、小儿免疫系统发育及特点

小儿免疫状况与成人明显不同，导致儿童疾病的特殊性。传统观点认为，小儿时期特别是新生儿期免疫系统不成熟。实际上，出生时免疫器官和免疫细胞均已相当成熟，免疫功能低下可能为未接触抗原、尚未建立免疫记忆之故。

（一）非特异性免疫

非特异性免疫是人生下来就具有的天然免疫力，是机体在长期的种族进化过程中不断地与各种病原体相互斗争而建立起来的一系列防御功能。主要包括：屏障防御机制、细胞吞噬系统、补体系统和其他免疫分子作用。这些免疫功能构成机体的第一道防线，当病原体入侵时首先发挥作用。

1. 屏障防御机制　主要有皮肤-黏膜屏障、血-脑屏障、血-胎盘屏障、淋巴结等构成的解剖（物理）屏障和由溶菌酶、胃酸等构成的生化屏障。小儿皮肤-黏膜屏障功能差，尤其是新生儿期，易因皮肤、黏膜感染而患败血症。血-脑屏障发育不成熟，易患颅内感染。胎盘屏障的发育也较差，尤其是前3个月，此时若孕妇患病毒感染，均可通过胎盘引起胎儿先天性病毒感染，常见者有风疹、疱疹、巨细胞病毒感染等。此外，新生儿皮肤较成人偏碱性，利于细菌或真菌的增殖；肠道通透性高、胃酸较少、杀菌力低；血-脑屏障、淋巴结功能未发育成熟，以及呼吸道纤毛细胞发育不完善等，均导致新生儿和婴幼儿的非特异性免疫功能较差，但可随年龄增长而逐步发育健全。

2. 细胞吞噬系统

（1）单核/巨噬细胞　新生儿单核细胞发育已完善，但因缺乏辅助因子，其趋化、黏附、吞噬、氧化杀菌，产生G-CSF、IL-8、IL-6、IFN-γ、IL-12和抗原递呈能力均较成人差。新生儿期接触过敏原的类型和剂量不同，直接影响单核/巨噬细胞，特别是DC的免疫调节功能，将影响新生儿日后的免疫状态。

（2）中性粒细胞　受分娩的刺激，出生后12 h外周血中性粒细胞计数较高，72 h后逐渐下降，而后逐渐上升达成人水平。由于储藏库空虚，严重新生儿败血症易发生中性粒细胞减少。新生儿趋化和黏附分子Mac-1（CD11b/CD18、CD10、CD13和CD33）表达不足，特别是未成熟儿和剖宫产儿。未成熟儿中性粒细胞FcRγ表达下降，出生后2周才达到成人水平。中性粒细胞功能暂时性低下是易发生化脓性感染的原因。

3. 补体系统　由于母体的补体不能转输给胎儿，故新生儿血清补体含量较低，新生儿补体经典途径成分（CH50、C_3、C_4、C_5）活性低于成人水平，生后3～6个月达到成人水平；旁路途径的各种成分发育更为落后，B因子和备解素仅分别为成人的35%和60%，且未成熟儿补体经典和旁路途径均低于成熟儿。

（二）特异性免疫

特异性免疫反应是机体在后天生活过程中与抗原物质接触后产生的，是一种后天获得性免疫，包括体液免疫和细胞免疫。特异性免疫是在非特异性免疫基础上由免疫器官和免疫活性细胞完成的。前者包括骨髓、胸腺、脾、淋巴结；后者主要是B淋巴细胞和T淋巴细胞，B淋巴细胞主要参与体液免疫，T淋巴细胞主要参与细胞免疫。

1. 体液免疫（B淋巴细胞免疫）

体液免疫是由B淋巴细胞在抗原刺激下转化成浆细胞并产生抗体，特异性地与相应的抗原在体内结合而引起的免疫反应。

（1）B淋巴细胞　与T淋巴细胞免疫相比，B淋巴细胞免疫的发育较迟缓。胎儿的B淋巴细胞在抗原的刺激下，可产生相应的IgM类抗体，而有效的IgG类抗体应答在出生3个月后才能出现。足月新生儿B淋巴细胞的数量略高于成人，而小于胎龄儿B淋巴细胞的数量则低于成人。B淋巴细胞的数量少，不利于抗感染的特异性抗体生成，容易发生暂时性的低丙种球蛋白血症。

（2）免疫球蛋白（immunoglobulin，Ig）　具有抗体活性的Ig是B淋巴细胞最终分化为浆细胞的产物，根据理化和免疫性状的不同，可分为IgG、IgA、IgM、IgD及IgE五类。这些免疫球蛋白不仅存在于血液中，也存在于体液、外分泌液和B淋巴细胞的细胞膜上，它们的主要功能是参与体液免疫。

IgG：在胚胎12周末时开始合成，但含量不多，IgG是唯一可以通过胎盘的免疫球蛋白。

新生儿血液中的 IgG 主要是通过胎盘从母体获得。它对婴儿生后数月内防御白喉、脊髓灰质炎、麻疹、肺炎双球菌和β-溶血性链球菌等感染起着重要作用。来自母体的 IgG 于生后 6 个月时几乎全部消失，故此时小儿容易发生感染。而自身合成的 IgG 量从 3 个月后才逐渐增加，到 6～7 岁时在血清中的含量接近成人水平。

IgA：胎儿期不产生 IgA，且不能通过胎盘获得 IgA，故新生儿血清中 IgA 量极少。至青春期末或成人期才达成人水平。婴儿出生后可从母亲初乳中获得部分分泌型 IgA，在呼吸道、肠道发挥作用。2～4 岁时分泌型 IgA 达成人水平，而新生儿、婴幼儿含量均较低，因此新生儿和婴幼儿易患呼吸道和胃肠道感染。

IgM：在胚胎 12 周时已能合成 IgM，IgM 的含量随胎龄的增长而略有增加。正常情况下，因无抗原刺激，胎儿自身产生的 IgM 很少，又因 IgM 不能通过胎盘，故胎儿期血液中 IgM 含量始终较低。出生时若脐血的 IgM 含量增高，提示有宫内感染。出生后 3～4 个月时 IgM 在血清中的含量为成人的 50%，1 岁时达成人的 75%。IgM 是抗革兰阴性杆菌的主要抗体，因新生儿血中的含量低，故新生儿易被革兰阴性杆菌感染，尤其是易患大肠埃希菌败血症。

IgD：在新生儿血中含量极微，5 岁时才达成人的 20%，其生物学作用目前尚不清楚。

IgE：出生时水平约为成人的 10%，7 岁时达成人水平，主要参与Ⅰ型超敏反应。

3. 细胞免疫(T 淋巴细胞免疫) 来自胚肝和骨髓的淋巴样干细胞进入胸腺，在胸腺内继续发育，最终形成成熟的 T 淋巴细胞。在 T 淋巴细胞成熟的过程中，形成了对自身组织的耐受性和对异体物质的反应性。胎龄 15 周时，T 淋巴细胞即随血流从胸腺迁移至全身周围淋巴组织，并参与细胞免疫反应，但其功能尚欠成熟。出生时，T 淋巴细胞功能已近完善，但因从未接触过抗原，因而须有较强抗原刺激才有反应，随着与多种抗原接触，T 淋巴细胞更趋完善。T 辅助淋巴细胞功能在新生儿期尚不成熟，因此辅助 B 淋巴细胞合成抗体能力较差。

二、过敏性紫癜

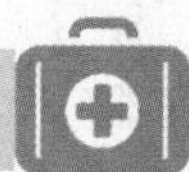

案例引入

患儿，男，9 岁。因下肢出现散布淤斑 1 周入院。

患儿于 1 周前因受凉发生“上呼吸道感染”，出现发热，体温 39 ℃，治疗 1 周后，下肢出现散布淤斑而来医院。

体格检查：体温 36 ℃，脉搏 80 次/分，呼吸 20 次/分，神清语利，双下肢有高出皮肤表面的紫癜，对称分布，皮疹分布处常伴皮肤肿胀，其他无明显异常。心肺听诊正常，腹软，肠鸣音亢进，肝脾不大。

辅助检查：血常规示红细胞 4 $\times 10^9$/L，血红蛋白 120 g/L，白细胞 8.0 $\times 10^9$/L，淋巴细胞 30%，中性粒细胞 65%，嗜酸性粒细胞增多，血小板 250 $\times 10^9$/L。

临床诊断：过敏性紫癜。

患儿和其家长因对疾病的担忧而显得非常焦虑。作为护士，对患儿护理的重点是什么？应该如何对患儿及其家属进行健康教育？

过敏性紫癜(anaphylactoid purpura)又称亨-舒综合征(HSP)，是以全身小血管炎为主要病变的血管炎综合征。临床特点为非血小板减少性紫癜，常伴关节肿痛、腹痛、便血、血尿和蛋白尿。多发生于2～8岁的儿童，男孩多于女孩；一年四季均有发病，以春秋居多。

【病因及发病机制】

本病的病因尚未明确，虽然食物(蛋类、乳类、豆类等)过敏、药物(阿司匹林、抗生素等)、微生物(细菌、病毒、寄生虫等)、疫苗接种、麻醉、恶性病变等与过敏性紫癜发病有关，但均无确切证据。

近年来关于链球菌感染导致过敏性紫癜的报道较多。约50%的过敏性紫癜患儿有链球菌性呼吸道感染史，但随后研究发现有链球菌性呼吸道感染史者在过敏性紫癜患儿和健康儿童间并无差别。另有报道30%过敏性紫癜性肾炎患儿肾小球系膜有A组溶血性链球菌抗原(肾炎相关性血浆素受体，NAPlr)沉积；而非过敏性紫癜性肾炎的NAPlr沉积率仅为3%，表明A组溶血性链球菌感染是诱发过敏性紫癜的重要原因。

本病以B淋巴细胞多克隆活化为特征，主要发病机制是患儿T淋巴细胞和单核细胞CD40配体(CD40 L)过度表达，促进B淋巴细胞分泌大量IgA和IgE。30%～50%的患儿血清IgA浓度升高，急性期外周血IgA+B淋巴细胞数、IgA类免疫复合物或冷球蛋白浓度均增高。IgA、补体C_3和纤维蛋白沉积于肾小球系膜、皮肤和肠道毛细血管，提示本病为IgA免疫复合物疾病。血清肿瘤坏死因子-α和IL-6等前炎症因子浓度升高。

本病在家族中可同时发病，同胞中可同时或先后发病，有一定遗传倾向，部分患儿HLA-DRB1*07及HLA-DW35等基因可表达增高或C_2补体成分缺乏。

综上所述，过敏性紫癜的发病机制可能为各种刺激因子(包括感染原和过敏原)作用于具有遗传背景的个体，激发B淋巴细胞克隆扩增，导致IgA介导的系统性血管炎。

过敏性紫癜的病理变化为广泛的白细胞碎裂性小血管炎，以毛细血管炎为主，亦可波及小静脉和小动脉；血管壁可见胶原纤维肿胀和坏死，中性粒细胞浸润，周围散在核碎片；间质水肿，有浆液性渗出，同时可见渗出的红细胞；内皮细胞肿胀，可有血栓形成。病变累及皮肤、肾脏、关节及胃肠道，少数涉及心、肺等脏器。在皮肤和肾脏荧光显微镜下可见IgA为主的免疫复合物沉积。过敏性紫癜肾炎的病理改变，轻者可为轻度系膜增生、微小病变、局灶性肾炎，重者为弥漫增殖性肾炎伴新月体形成。肾小球IgA性免疫复合物沉积也见于IgA肾病，但过敏性紫癜和IgA肾病的病程全然不同，不似同一疾病。

【临床表现】

本病多为急性起病，各种症状可以不同组合，出现先后不一，首发症状以皮肤紫癜为主，少数病例以腹痛、关节炎或肾脏症状首先出现。起病前1～3周常有上呼吸道感染史，可伴有低热、食欲不振、乏力等全身症状。

1. 皮肤紫癜　反复出现皮肤紫癜为本病特征，且常为首发症状。其部位多见于下肢及臀部，对称分布，伸侧较多，分批出现，面部及躯干较少。初起呈紫红色斑丘疹，高出皮面，压之不褪色，数日后转为暗紫色，最终呈棕褐色而消退(图3-9-1)。少数重症患儿紫癜可融合成大疱伴出血性坏死。部分病例可伴有荨麻疹和血管神经性水肿。皮肤紫癜一般在4～6周后消退，部分患儿间隔数周、数月后复发。

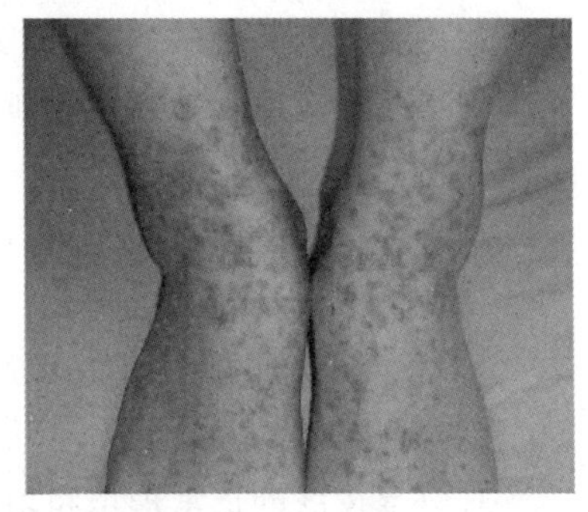

图3-9-1　皮肤紫癜

2. 胃肠道症状 约见于2/3病例。由血管炎引起的肠壁水肿、出血、坏死或穿孔是产生肠道症状及严重并发症的主要原因。一般以阵发性剧烈腹痛为主，常位于脐周或下腹部，可伴呕吐，但呕血少见。部分患儿可有黑便或血便，偶见并发肠套叠、肠梗阻或肠穿孔者。

3. 关节症状 约1/3病例可出现膝、踝、肘、腕等大关节肿痛，活动受限。关节腔有浆液性积液，但一般无出血，可在数日内消失，不留后遗症。

4. 肾脏症状 30%～60%的病例有肾脏受损的临床表现。本病是否引起肾脏病变及其程度是决定远期预后的关键因素，本病也是儿科最常见的继发性肾小球疾病。肾脏症状多发生于起病1个月内，亦可在病程更晚期，于其他症状消失后发生，少数则以肾炎作为首发症状，症状轻重不一，与肾脏症状的严重程度无一致性关系。多数患儿出现血尿、蛋白尿和管型尿，伴血压增高及水肿，称为紫癜性肾；少数呈肾病综合征表现。虽然有些患儿的血尿、蛋白尿持续数月甚至数年，但大多数都能完全恢复，少数发展为慢性肾炎，死于慢性肾衰竭。

5. 其他表现 偶可发生颅内出血，导致惊厥、瘫痪、昏迷、失语。出血倾向包括鼻出血、牙龈出血、咯血、睾丸出血等。个别还可累及循环系统发生心肌炎和心包炎，累及呼吸系统发生喉头水肿、哮喘、肺出血等。

【辅助检查】

1. 血常规 白细胞数正常或轻度增高，中性粒细胞和嗜酸性粒细胞可增高。血小板计数正常甚至升高，出血和凝血时间正常，血块退缩试验正常，部分患儿毛细血管脆性试验阳性。

2. 尿常规 尿中可有红细胞、蛋白质、管型，重症者可有肉眼血尿。

3. 其他 大便隐血试验阳性。血沉轻度增快；血清IgA升高，IgG和IgM正常，亦可轻度升高。

【治疗原则】

过敏性紫癜的主要发病机制与变态反应有关，因此治疗的原则首先在于寻找并祛除致敏因素，抑制体内的变态反应，保护器官功能，防止并发症。

(1)对单纯型过敏性紫癜，一般对症处理即可。

(2)伴有关节症状者给予对症治疗或糖皮质激素治疗。

(3)抗凝治疗。

【护理诊断】

1. 皮肤完整性受损 与血管炎有关。

2. 疼痛 与关节肿痛、肠道变态反应性炎症有关。

3. 潜在并发症 消化道出血、紫癜性肾炎。

【护理目标】

(1)患儿皮肤恢复正常形态功能。

(2)患儿疼痛减轻或消失。

(3)治疗期间未发生消化道出血、紫癜性肾炎等。

【护理措施】

1. 恢复皮肤的正常形态和功能 观察皮疹的形态、颜色、数量、分布和有无反复出现等，每日详细记录皮疹变化；保持皮肤清洁，防止擦伤和小儿抓伤，如有破溃及时处理，防止出血和感染；患儿衣着应宽松、柔软，保持清洁干燥；避免接触可能的各种致敏原，同时按医嘱使用止血药、脱敏药等。

2. 减轻和消除关节肿痛与腹痛　观察患儿关节肿胀及疼痛情况，保持关节的功能位置。根据病情选择合理的理疗方法，教会患儿利用放松、娱乐等方法减轻疼痛。患儿腹痛时应卧床休息，尽量在床边守护，并做好日常生活护理。按医嘱使用肾上腺皮质激素，以缓解关节疼痛和解除痉挛性腹痛。

3. 监测病情

（1）观察有无腹痛、便血等情况，同时注意腹部体征并及时报告、处理。有消化道出血时，应卧床休息，限制饮食，给予无渣、流质饮食，出血量多时禁食，经静脉补充营养。

（2）观察尿色、尿量，定时做尿常规检查，若有血尿和蛋白尿，提示紫癜性肾炎，按肾炎护理。

4. 执行医嘱

（1）一般治疗　卧床休息，积极寻找和祛除致病因素，如控制感染、补充维生素。有荨麻疹或血管神经性水肿时，应用抗组胺药物和钙剂。腹痛时应用解痉剂，消化道出血时应禁食，可静脉滴注西咪替丁，每日 20～40 mg/kg，必要时输血。

（2）糖皮质激素和免疫抑制剂　急性期对腹痛和关节痛可予缓解，但不能预防肾脏损害的发生，亦不能影响预后。泼尼松每日 1～2 mg/kg，分次口服，或用地塞米松、甲泼尼松龙每日 5～10 mg/kg，静脉滴注，症状缓解后即可停用。

（3）抗凝治疗　应用阻止血小板凝集和血栓形成的药物，如阿司匹林、双嘧达莫（潘生丁）。以过敏性紫癜性肾炎为主要病变时，可选用肝素治疗。

5. 健康教育　过敏性紫癜可反复发作或并发肾损伤，给患者和家长带来不安和痛苦，故应针对具体情况予以解释，帮助其树立战胜疾病的信心。教会家长和患儿观察病情，合理调配饮食；指导其尽量避免接触各种可能的过敏原；指导患儿定期来院复查。

三、皮肤黏膜淋巴结综合征

皮肤黏膜淋巴结综合征（mucocutaneous lymph node syndrome，MCLS）也称川崎病，是一种以全身中、小动脉炎性病变为主要病理改变的急性发热出疹性疾病，表现为急性发热、皮肤黏膜病损和淋巴结肿大。多数自然康复，可发生心脏并发症，心肌梗死是主要死亡原因。本病以婴幼儿多见，男孩多于女孩。一年四季均有发病，以春、秋两季居多。

知识链接

1967 年日本川崎富作医生首次报道了皮肤黏膜淋巴结综合征，所以本病又称川崎病（Kawasaki disease，KD），由于该病可引发严重心血管病变，逐渐引起人们重视。1990 年北京儿童医院风湿性疾病住院病例中，川崎病 67 例，风湿热 27 例；外省市 11 所医院相同的资料中，川崎病发生率为风湿热的 2 倍。显然川崎病已取代风湿热成为我国小儿后天性心脏病的主要病因之一。

【病因及发病机制】

皮肤黏膜淋巴结综合征的病因不明，可能与立克次体、短棒状杆菌（丙酸杆菌）、链球菌、反转录病毒、支原体等多种病原体感染有关，但均未能证实。

本病发病机制尚不清楚。目前认为本病是一定易患宿主对多种感染病原触发的一种免疫介导的全身性血管炎。推测感染原的特殊成分，如超抗原(热休克蛋白 65(HSP65)等)可不经过单核/巨噬细胞，直接通过与 T 淋巴细胞抗原受体(TCR)Vβ 片段结合，激活 $CD30^+$ T 淋巴细胞和 CD40 配体表达。在 T 淋巴细胞的诱导下，B 淋巴细胞多克隆活化和凋亡减少，产生大量免疫球蛋白(IgG、IgM、IgA、IgE)和细胞因子(IL-1、IL-2、IL-6、TNF-α)。抗中性粒细胞胞质抗体(ANCA)、抗内皮细胞抗体和细胞因子损伤血管内皮细胞，使其表达细胞间黏附分子-1(ICAM-1)和内皮细胞性白细胞黏附分子-1 (ELAM-1)等黏附分子，同时血管内皮生长因子参与，导致血管壁进一步损伤。

本病病理变化为全身性血管炎，好发于冠状动脉。病理过程可分为 4 期，各期变化如下。

Ⅰ期：1～9 天，发生小动脉周围炎症，冠状动脉主要分支如血管壁上的小营养动脉和静脉受到侵犯。心包、心肌间质及心内膜发生炎症浸润，包括中性粒细胞、嗜酸性粒细胞及淋巴细胞。

Ⅱ期：12～25 天，冠状动脉主要分支发生全层血管炎，血管内皮水肿、血管壁平滑肌层及外膜炎症细胞浸润。弹力纤维和肌层断裂，可形成血栓和动脉瘤。

Ⅲ期：28～31 天，动脉炎症逐渐消退，血栓和肉芽形成，纤维组织增生，内膜明显增厚，导致冠状动脉部分或完全阻塞。

Ⅳ期：数月至数年，病变逐渐愈合，心肌瘢痕形成，阻塞的动脉可能再通。

【临床表现】

1. 主要症状体征

(1)发热　最早出现的症状，体温达 38 ℃及以上，可持续 1～2 周，呈稽留热或弛张热。持续时间多在 5 天以上，一般为 4～30 天或更久，平均持续 2 周左右；少数小于 5 天，常为轻症患儿；极少数在 30 天以上，常为耐药性川崎病，或合并冠状动脉瘤。抗生素治疗无效。

(2)皮肤黏膜表现

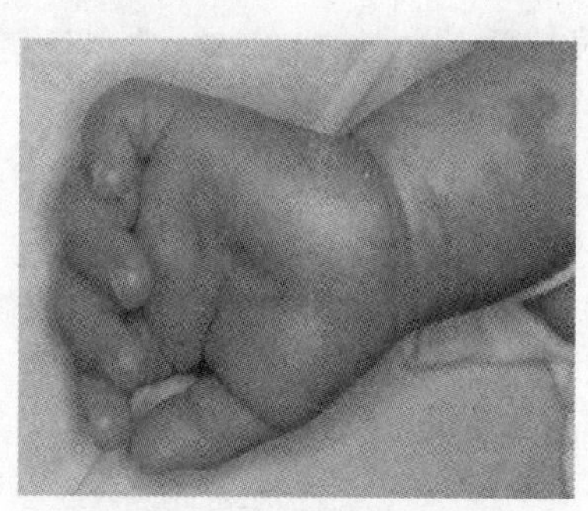

图 3-9-2　肢端硬性水肿

皮疹：于发热同时或发热后不久发生，呈向心性、多形性，最常见的为遍布全身的荨麻疹样皮疹，其次为深红麻疹斑丘疹，还可见到猩红热样皮疹，无水疱或结痂。发热 1～3 天后出现，部位以躯干部多见。皮疹呈多形性红斑或为荨麻疹样、麻疹样、斑丘疹或猩红热样，不发生水疱及痂皮，热退后皮疹可消退。肢端变化为本病特点，在急性发热早期，手足皮肤广泛硬性水肿，指、趾关节呈梭形肿胀(图3-9-2)，并有疼痛和强直，与急性类风湿性关节炎相似，继之手掌、脚底出现弥漫性红斑，体温渐降时手足硬性水肿和皮疹亦随之消退，同时出现膜样脱屑，即在指、趾端和甲床交界处，沿甲床呈膜状或薄片状脱皮，重者指、趾甲亦可脱落。

黏膜：双眼球结膜充血，但无脓性分泌物或流泪，持续于整个发热期或更长，口腔咽部黏膜呈弥漫性充血，唇红干燥、皲裂、出血或结痂，舌乳头突起呈杨梅舌。

(3)淋巴结肿大　一般在发热同时或发热后 3 天内出现，质硬、不化脓、不发热。常位于单侧颈部，少数为双侧，有时枕后或耳后淋巴结亦可受累。

2. 心血管症状和体征　远较上述症状少见，但很重要，可因冠状动脉炎伴有动脉瘤和血栓梗塞而引起猝死。症状常于发病后 1～6 周出现，也可以迟至急性期后数月甚至数年才发生。在急性发热期，如心尖部出现收缩期杂音、心音遥远、心律不齐和心脏扩大，即提示冠状动脉损害。发热末期可出现充血性心力衰竭、心包炎和二尖瓣关闭不全等，亦可发生高血压或心源性休克。在亚急性期和恢复期，可因冠状动脉和动脉瘤而发生心肌梗死；其中约半数患者的动脉瘤可在一年内消散。

3. 其他伴随症状　患者可能出现脓尿和尿道炎，或腹泻、呕吐、腹痛，少数患儿可发生肝肿大、轻度黄疸和血清转氨酶活性升高。少见肺部感染，偶有无菌性脑膜炎。

【辅助检查】

1. 实验室检查

(1)血液检查　轻度贫血，白细胞计数升高，以中性粒细胞增高为主，有核左移现象。血沉增快、C 反应蛋白和免疫球蛋白水平增高，为炎症活动指标。

(2)免疫学检查　血清 IgG、IgM、IgA、IgE 和血液循环免疫复合物水平升高，总补体和 C_3 水平正常或增高。

(3)尿与脑脊液等检查　尿中白细胞可能增多或有脓尿，脑脊液也可出现以淋巴细胞为主的白细胞增多，但各种体液排泄物培养为阴性。

2. 影像学检查

(1)X 线检查：肺纹理增多，少数患儿有片状阴影或胸膜反应；心影常轻度扩大，少数患儿可见冠状动脉钙化。

(2)冠状动脉造影：冠状动脉造影是诊断冠状动脉病变最精确的方法，根据冠状动脉造影时冠状动脉瘤的特征，可确定冠状动脉瘤的类型、分级和部位以指导治疗。

3. 心血管系统检查　心脏受损者可见心电图和超声心动图改变。心电图主要为 ST 段和 T 波改变、P-R 间期和 Q-T 间期延长、低电压、心律失常等。

【治疗原则】

主要是对症与支持疗法，包括减轻血管炎症和对抗血小板凝集。

(1)控制炎症　①阿司匹林为首选药物，具有抗炎、抗凝作用。热退后 3 天逐渐减量；如有冠状动脉病变时，根据血小板调整剂量、疗程直至冠状动脉病变恢复正常；有冠状动脉扩张者需延长用药时间并加用维生素 E。②静脉注射丙种球蛋白(IVIG)：早期(病程 10 天以内)应用可明显减少冠状动脉病变的发生，尤其适用于具有发生动脉瘤高危因素者。③糖皮质激素：静脉注射丙种球蛋白无效者可考虑使用糖皮质激素，也可与阿司匹林和双嘧达莫合并使用。

(2)抗血小板凝集　除阿司匹林外可加用双嘧达莫。

(3)其他治疗　根据病情对症支持治疗，如补液、护肝、控制心力衰竭、纠正心律失常等；有心肌梗死时及时溶栓治疗。

【护理诊断】

1. 体温过高　与感染、免疫反应等因素有关。

2. 皮肤完整性受损　与小血管炎有关。

3. 口腔黏膜受损　与免疫反应损伤有关。

4. 潜在并发症　心脏受损。

【护理目标】

(1)体温恢复正常。

(2)患儿皮肤未出现出血及继发感染，口腔黏膜未受损，且食欲好。

(3)治疗期间未发生心脏受损等。

【护理措施】

1. 降低体温　患儿以发热为首发症状，所以要注意监测体温，观察热型及伴随症状并及时处理。体温 38.5 ℃以下采用物理降温，如温水擦浴、冰袋降温，多饮温开水，如体温不降，持续升高达 38.5 ℃以上应采用药物治疗。保持空气清新，室温 20～22 ℃，湿度 50%～60%，每日通风。卧床休息，多喂水，给予营养丰富的流质饮食，补充 B 族维生素和维生素 C。

2. 保持组织完整性 保持皮肤清洁，每天清洗患儿皮肤，剪短指甲，以免抓伤和擦伤；衣被质地柔软而清洁，每次便后清洗臀部；对半脱的痂皮用干净剪刀剪除，切忌强行撕脱，防止出血和继发感染。评估患儿口腔卫生习惯及进食能力，观察口腔黏膜病损情况，每日晨起、睡前、餐前、餐后漱口，以保持口腔清洁，防止继发感染，并能增进食欲。

3. 饮食护理 患儿由于发热、口腔黏膜充血糜烂而影响食欲，甚至不肯进食。应注意食物口味以增加食欲。食物宜选富含高蛋白质、营养丰富、易消化的低盐流质或半流质。尚在母乳喂养期的患儿，则要求其母亲多进食营养丰富的食品，特别要增加每天所进的液体量（肉汤、鸡汤、鱼汤等），以增加奶量和提高奶的质量。患儿体温恢复正常后，食欲多有改善，此时给予高热量、高蛋白质、高维生素饮食，有利于机体迅速康复。

4. 监测病情 密切监测患儿有无心血管损害的表现，如面色、精神状态、心率、心律、心音、心电图异常，一旦发现立即进行心电监护，根据心血管损害程度采取相应的护理措施。

5. 用药护理 按医嘱给予阿司匹林、丙种球蛋白、糖皮质激素等，并注意用药护理，密切观察应用阿司匹林有无出血倾向和静脉注射丙种球蛋白有无过敏反应，一旦发现应及时处理。

6. 心理支持 家长因患儿心血管受损及可能发生猝死而产生不安心理，应及时向家长交代病情，给予心理护理；根据患儿病情定期做检查，应结合患儿年龄进行解释，以取得配合；给患儿安排一些床上娱乐，制订合理的活动与休息计划，多给其精神安慰，减少各种不良刺激。

7. 健康教育 向家长说明服药的长期性，以树立信心，按正规疗程、剂量服用药物，注意观察药物不良反应，于出院后 1 个月、3 个月、6 个月及 1 年各全面检查 1 次。讲解坚持服药的重要性，不可擅自减量、停药。嘱其按医嘱定期查血常规。预防感染，保持规律生活节奏，制订患儿活动及休息原则。合理饮食，给予高蛋白、高热量、易消化食物。接受 IVIG 治疗的患儿如需预防接种麻疹疫苗，应至少间隔 11 个月，其余的预防接种可在 3 个月后正常进行。有冠状动脉损害者密切随访。

直通护考

A_1 型题

1. 小儿在出生几个月后来自母体的 IgG 浓度下降，患病感染的发生率增加？（ ）

A. 3 个月　B. 6 个月　C. 9 个月　D. 11 个月　E. 12 个月

2. 唯一能通过胎盘的免疫球蛋白是（ ）。

A. IgG　B. IgA　C. IgM　D. IgE　E. IgD

3. 发育过程中最早合成和分泌的免疫球蛋白是（ ）。

A. IgG　B. IgA　C. IgM　D. IgE　E. IgD

4. 脐血中 IgM 增高常提示为（ ）。

A. 宫内感染　B. 盆腔感染　C. 免疫功能低下

D. 呼吸道感染　E. 败血症

5. IgA 是血清中增加较慢的一类，10～12 岁时才达成人水平。以下关于 IgA 的说法正确的是（ ）。

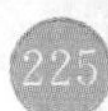

A. 存在于唾液、泪液、乳汁等外分泌液中
B. 分为血清型和分泌型
C. 婴幼儿分泌型 IgA 水平低下
D. 婴幼儿易患呼吸道和胃肠道感染与 IgA 水平低下有相关性
E. 是可以通过胎盘的免疫球蛋白

6. 过敏性紫癜与血小板减少性紫癜的主要区别是(　　)。
A. 毛细血管脆性试验阳性　B. 紫癜呈对称分布　C. 血小板正常
D. 下肢皮肤有紫癜　E. 有过敏史

7. 川崎病最早出现的症状是(　　)。
A. 发热　B. 皮肤黏膜病损　C. 淋巴结肿大
D. 心肌梗死　E. 以上均是

8. 下列为川崎病的临床表现，但应除外(　　)。
A. 发热，体温达 38～40 ℃及以上　B. 皮疹呈向心性、多形性，可见水疱
C. 手足皮肤广泛硬性水肿　D. 双眼结膜充血
E. 口腔黏膜充血，唇红皲裂

(张　培)

任务十　感染性疾病患儿的护理

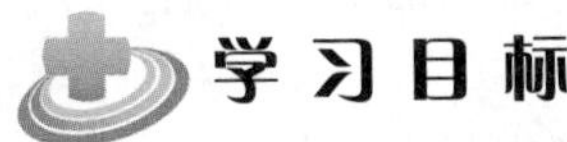

学习目标

1. 能力目标：学会收集感染性疾病的资料，能够指导患者预防感染性疾病的方法，学会运用感染性疾病相关知识解决患儿的护理问题。

2. 知识目标：掌握常见感染性疾病的临床表现、常见护理问题及护理措施；熟悉常见感染性疾病的流行病学特征；了解常见感染性疾病的病因及发病机制、辅助检查特点和治疗要点。

3. 素质目标：通过学习感染性疾病患儿的护理，能正确认识到感染性疾病预防的重要性，做好社区健康教育宣传，提高儿童的身体素质和生活质量。

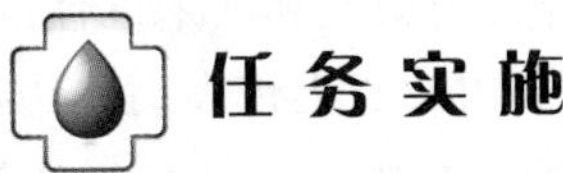

任务实施

一、小儿传染病的护理管理

传染病是由病毒、细菌、衣原体、立克次体、螺旋体、真菌和寄生虫感染人体后产生的有传染性的疾病。

（一）传染过程

传染过程，简称传染，是指病原体侵入人体，人体与病原体相互作用、相互斗争的过程。是否引起疾病取决于病原体的致病力和机体的免疫力两个因素，产生 5 种不同的结局：病原体已清除，潜伏型感染，隐性感染（最多见），病原携带状态，显性感染（最少，但最易识别）。

（二）传染病的基本特征

传染病与其他疾病的主要区别在于具有以下 4 个基本特征。

(1)有病原体：大多数已知的传染病都有明确的病原体，对诊断和治疗有重要的意义。

(2)有传染性：是区别传染病和感染性疾病的主要依据。

(3)有流行性、季节性、地方性。

(4)免疫性：人体感染病原体后，均能产生特异性免疫。

（三）传染病流行的三个环节

1. 传染源　患者、隐性感染者、病原携带者、受感染的动物。

2. 传播途径　空气、水、食物、虫媒、血液（血制品）、土壤及母婴传播。

3. 人群易感性　易感者在特定人群中的比例。

（四）影响流行过程的因素

传染病的流行受自然因素和社会因素的影响。

（五）传染病的临床特点

病程发展有阶段性，分为潜伏期、前驱期、症状明显期、恢复期。

（六）传染病的预防

1. 管理传染源　对传染病患者的管理必须做到五早，即早发现、早诊断、早报告、早隔离、早治疗。

早发现、早诊断：建立、健全城乡三级医疗卫生防疫网。

早报告：报告制度是早期发现传染病的重要措施，任何单位和个人发现传染病患者或者疑似患者时，应及时报告。

根据 2004 年 12 月 1 日实施的《中华人民共和国传染病防治法》规定，传染病分三类。

甲类：鼠疫、霍乱 2 种。为强制管理传染病，城镇 2 h 内上报，农村不超过 6 h。

乙类：传染性非典型肺炎、艾滋病、病毒性肝炎、脊髓灰质炎、人感染高致病性禽流感、麻疹、流行性出血热、狂犬病、流行性乙型脑炎、登革热、炭疽、细菌性和阿米巴性痢疾、肺结核、伤寒和副伤寒、流行性脑脊髓膜炎、百日咳、白喉、新生儿破伤风、猩红热、布鲁氏菌病、淋病、梅毒、钩端螺旋体病、血吸虫病、疟疾。城镇 12 h 内上报，农村不超过 24 h。

丙类：流行性感冒、流行性腮腺炎、风疹、急性出血性结膜炎、麻风病、流行性和地方性斑疹伤寒、黑热病、包虫病、丝虫病，除霍乱、细菌性和阿米巴性痢疾、伤寒和副伤寒以外的感染性腹泻病。为监测、管理传染病，在监测点内按乙类传染病方法报告。

传染性非典型肺炎、炭疽中的肺炭疽和人感染高致病性禽流感、甲型 H1N1 流感采取甲类传染病的预防、控制措施。

2. 切断传播途径　了解传播途径：经呼吸道传播的有麻疹、水痘、腮腺炎、百日咳、白喉、流行性脑脊髓膜炎等；经虫媒传播的有流行性乙型脑炎；经胃肠道传播的有中毒性痢疾、脊髓灰质炎、肝炎。

3. 保护易感人群　可采取人工主动免疫或被动免疫，提高人群抵抗力，有重点有计划地预防接种，提高人群特异性免疫力。人工主动免疫是指有计划地对易感者进行疫苗、菌苗、类毒素的接种，接种后免疫力在 1～4 周内出现，持续数月至数年。人工被动免疫是指在紧急需要时，注射抗毒血清、丙种球蛋白、胎盘球蛋白、高效免疫球蛋白，注射后免疫力迅速出现，维持 1～2 个月即失去作用。

知识链接

预防血培养污染的五个技巧

假阳性及污染是血培养公认的医疗质量问题，这两者的出现会导致 ICU 住院时间延长、医疗成本增高、不必要的抗生素使用及原本可避免的药物毒性。血培养污染的发生率是 2%～3%，美国弗吉尼亚大学医疗卫生系统的 Hall 和 Lyman 指出了 5 个降低污染的关键领域：①皮肤准备；②血培养瓶准备；③经外周血取样；④采血团队；⑤使用商业化采样盒。使用酒精浸泡的导管帽可降低导管污染，而导管污染常是静脉导管抽取的血样本培养假阳性的来源。该研究中的医院采用了几种直接降低污染率的策略，其中就包括消毒导管帽。预防血培养污染关键的是要知道血培养污染可改善。每一家医院都可提高它们的血培养采血操作的科学性以降低血培养污染率。

（七）小儿传染病的护理管理

小儿传染病的护理管理极为重要。

(1)建立预诊制度。

(2)隔离制度：将传染病患者隔离到特定场所，采取物理或化学消毒方法杀灭病原菌，切断传播途径。

(3)疫情报告。

(4)观察病情：急性传染病的病情进展快、变化多。护理人员应掌握小儿常见传染病的临床表现及发病规律，及时仔细地观察病情变化。

(5)卫生宣教是搞好传染病管理的重要环节。护理人员应针对传染病的流行特点向患儿及其家属进行卫生知识的宣教。

二、小儿结核

（一）小儿结核概述

结核病是由结核菌引起的一种慢性传染病，各个脏器均可受累。结核病是小儿时期的重要传染病，其中以原发型肺结核最常见，严重病例可引起血行播散，发生粟粒型结核或结核性脑膜炎，后者是小儿结核病引起死亡的主要原因。小儿时期的结核菌感染常是成人结核病的诱因。近十多年来，全球的结核病发病呈上升趋势。结核病已成为传染病中最大的死因。耐药结核菌株的产生，使全球结核病的控制面临严重的挑战，WHO 已将每年的 3 月 24 日定为“世界结核病日”。

【病因及发病机制】

1. 病原学　结核菌属分枝杆菌属，具有抗酸性。对人具有致病性的主要是人型结核杆菌，其次为牛型结核杆菌。结核菌对外界的抵抗力较强，在阴湿处可生存 5 个月以上，冰冻 1 年半仍保持活力，但经 65 ℃ 30 min 或干热 100 ℃ 20 min 即可灭活。痰液内结核菌用 5%苯酚或 20%漂白粉处理须经 24 h 才能被杀灭，将痰吐在纸上直接焚烧是最简单的灭菌方法。

2. 发病机制 小儿初次感染结核菌是否发展成为结核病，取决于细菌的毒力、数量和机体的免疫力，尤其与细胞免疫力强弱有关。机体在感染结核菌后，在产生免疫力的同时也产生变态反应，是同一细胞免疫过程中的两种不同表现。

小儿对结核菌及其代谢产物具有较高的敏感性，机体初次感染结核菌 4～8 周后，通过致敏的 T 淋巴细胞产生迟发型变态反应，此时如用结核菌素进行皮肤试验可出现阳性反应，同时产生一些如疱疹性结膜炎、皮肤结节性红斑、一过性多发性关节炎等变态反应性表现。在发生变态反应的同时可获得一定的免疫力，免疫力能将结核菌杀灭或使病灶局限。若免疫力较强，感染的结核菌毒力较弱，可不发病，若小儿免疫力低下或结核菌毒力较强则可致病。

结核病的发病情况与变态反应的强弱有关。变态反应弱时，如在细胞免疫缺陷病时则结核病发病较多，病情较重，死亡率高。变态反应中等强度，病变则局限。如病灶内结核菌多、毒力大，变态反应过分强烈时，表现为干酪样坏死或结核播散。

3. 流行病学 开放性肺结核患者是主要传染源，呼吸道为主要传播途径，小儿吸入带结核菌的飞沫或尘埃后即可引起感染，形成肺部原发病灶。亦可经消化道传播，如饮用未经消毒的牛奶或被结核菌污染的其他食物，经皮肤或胎盘传染者极少。小儿感染后是否发病主要取决于两方面：结核菌的毒力与数量及机体抵抗力的强弱。新生儿对结核菌非常易感。生活贫困、居住拥挤、营养不良、社会经济落后等是人群结核病高发的原因。

【辅助检查】

1. 结核菌素试验 可测定受试者是否感染过结核菌。小儿受结核菌感染 4～8 周后进行结核菌素试验即呈阳性反应。结核菌素反应属于迟发型变态反应。

1)试验方法 常用结核菌纯蛋白衍化物(PPD)0.1 mL(每 0.1 mL 内含结核菌素 5 单位)。在左前臂掌侧中、下 1/3 交界处皮内注射，使之形成直径 6～10 mm 的皮丘，48～72 h 后观察反应结果。记录时应测硬结直径，以局部硬结的直径(mm)表示，先测横径，后测纵径，取两者的平均值来判断反应强度，标准如下：

阴性	－	无硬结
阳性	＋(弱)	红硬，平均直径在 5～9 mm
	＋＋(中)	红硬，平均直径在 10～19 mm
	＋＋＋(强)	红硬，平均直径≥20 mm
	＋＋＋＋(极强)	除硬结外，还有水疱、坏死或淋巴管炎

若患儿有疱疹性结膜炎、结节性红斑或一过性多发性结核过敏性关节炎，宜用 1 单位结核菌素做 PPD 试验，以防局部过度反应及可能引起的体内病灶反应。

2)临床意义

(1)阳性反应

①对于 3 岁以下，尤其是 1 岁以下未接种卡介苗的小儿，表示体内有新的结核病灶，年龄愈小，活动性结核可能性愈大。

②儿童无明显临床症状而呈阳性反应，表示受过结核感染，但不一定有活动病灶。

③强阳性反应，表示体内有活动性结核病。

④两年之内由阴转阳，或反应强度从原直径＜10 mm 增至直径＞10 mm，且增加的幅度为 6 mm 以上者，表示新近有感染或可能有活动性病灶。

⑤接种卡介苗后有阳性反应则应注意与自然感染阳性反应相鉴别(表 3-10-1)。

表 3-10-1　接种卡介苗与自然感染阳性反应的主要区别

项　目	接种卡介苗后	自然感染
硬结直径	多为 5～9 mm	多为 10～15 mm
硬结颜色	浅红	深红
硬结质地	较软、边缘不清	较硬、边缘清楚
阳性反应持续时间	较短，2～3 天即消失	较长，可达 7 天及以上
阳性反应的变化	有较明显的逐年减弱倾向，一般于 3～5 年内逐渐消失	短时间内反应无减弱倾向，可持续若干年，甚至终身

(2)阴性反应

①未受过结核感染。

②结核变态反应初期(初次感染后 4～8 周内)。

③机体免疫反应受抑制时，呈假阴性反应，如重症结核病、麻疹等。

④技术误差或结核菌素效价不足。

2. 实验室检查

(1)结核菌检查　从痰、胃液、脑脊液、浆膜腔液中找到结核菌是确诊的重要手段。胃液检查应在患儿清晨初醒时采集标本培养。

(2)免疫学诊断及生物学基因诊断　可用酶联免疫吸附试验、聚合酶链反应等方法对患者血清、脑脊液、浆膜腔液进行检测。

(3)血沉检查　可判断病灶是否具有活动性及可判断疗效，但无特异性。

3. X 线检查　胸部 X 线检查是筛查小儿结核病不可缺少的重要手段之一。胸片检查可确定病灶的部位、范围、性质、发展和决定治疗方案。最好同时做正、侧位胸片检查，侧位片可发现肿大淋巴结或靠近肺门部位的原发病灶。必要时进行断层扫描或 CT 检查。

4. 其他　如纤维支气管镜检查、淋巴结活组织检查、眼底镜检查。

【预防】

1. 控制传染源　结核菌涂片阳性患者是小儿结核病的主要传染源，早期发现并合理治疗结核菌涂片阳性患者，是预防小儿结核病传播的根本措施，尤其应对托幼机构及小学的教职员工定期体检，及时发现和隔离传染源，能有效地减少小儿感染结核的机会。

2. 卡介苗接种　卡介苗接种是预防小儿结核病的有效措施。目前我国计划免疫要求在全国城乡普及新生儿卡介苗接种。接种卡介苗的禁忌证是结核菌素试验阳性者，注射部位有湿疹或全身性皮肤病、急性传染病恢复期、先天性胸腺发育不全或严重免疫缺陷病患儿。

3. 化学药物预防　对有下列指征的小儿，可用异烟肼预防性服药，每日 10 mg/kg，每日不大于 300 mg，疗程 6～9 个月。可达到预防儿童活动性肺结核、预防肺外结核病发生、预防青春期结核病复发等目的。

(1)密切接触家庭内开放性肺结核者。

(2)3 岁以下婴幼儿未接种卡介苗而结核菌素试验阳性者。

(3)结核菌素试验新近由阴性转为阳性。

(4)结核菌素试验阳性伴结核中毒症状者。

(5)结核菌素试验阳性，新患麻疹或百日咳小儿。

(6)结核菌素试验阳性而需较长时间使用肾上腺皮质激素或其他免疫抑制剂者。

【治疗原则】

传统的休息和营养疗法仅仅有辅助作用，而抗结核药物治疗对结核病的控制起着决定性的作用，其治疗原则是早期、适量、联合、规律、全程。

1. 一般治疗 有明显结核中毒症状及高度衰弱者应卧床休息。居室环境应阳光充足，空气流通。加强营养，给予高蛋白质和高维生素的食物。避免接触各种传染病。

2. 抗结核药物的使用

(1)抗结核药物种类

①杀菌药：a. 全效杀菌药：异烟肼(INH)及利福平(RFP)，对细胞内外处于生长繁殖期的细菌及干酪病灶内代谢缓慢的细菌均有杀灭作用，且在酸性和碱性环境中均能发挥作用。b. 半效杀菌药：链霉素(SM)和吡嗪酰胺(PZA)。SM 能杀灭在碱性环境中生长、分裂、繁殖活跃的细胞外的结核菌；PZA 能杀灭在酸性环境中细胞内的结核菌及干酪病灶内代谢缓慢的结核菌。

②抑菌药：乙胺丁醇(EMB)、氨硫脲(TBI)或乙硫异烟胺(ETH)。

联合国推荐的六种抗结核基本药物是异烟肼、利福平、吡嗪酰胺、链霉素、乙胺丁醇、氨硫脲或乙硫异烟胺。

目前国内抗结核药物的分类：第一线包括异烟肼、利福平、吡嗪酰胺、链霉素，第二线包括乙胺丁醇、氨硫脲、卡那霉素、对氨基水杨酸钠、乙硫异烟胺等。

针对耐药菌株的几种新型抗结核药：①老药的复合剂型，如 Rifamate(内含 INH150 mg 和 RFP300 mg)、Rifater(内含 INH、RFP 和 PZA)；②老药的衍生物，如利福喷汀，是一种半合成利福霉素类药物，对利福霉素以外的耐药结核杆菌有较强的杀菌作用；③新的化学制剂，如力排肺疾，是一种新合成的抗结核药物，可延迟 INH 的抗药性。

(2)药物毒副反应及注意事项 见表 3-10-2。

表 3-10-2 几种常用抗结核药物使用简表

药品	每日用量	给药途径	毒副反应	注意事项
异烟肼	10～20 mg/kg，不超过 300 mg	口服、肌内注射、静脉滴注	周围神经炎、精神症状、皮疹、肝脏损害	临床采用每 100 mg 异烟肼同时应用维生素 B_6 10 mg 的方法预防周围神经炎，利福平可增加异烟肼的肝脏毒性，合用时均以不超过每日 10 mg/kg 为宜，每月查肝功能
链霉素	15～20 mg/kg，不超过 0.75 mg	肌内注射	第 8 对脑神经损害、肾损害、周围神经炎、过敏反应	细心观察前庭和听力功能及行血尿素氮检查
利福平	10～15 mg/kg	口服	肝脏损害、消化道反应、过敏反应、白细胞和血小板数下降	与异烟肼合用可增加对肝脏的毒性，多在治疗的前 2 个月内出现，每月查肝功能

续表

药品	每日用量	给药途径	毒副反应	注意事项
乙胺丁醇	15 mg/kg	口服	球后视神经炎、周围神经炎、消化道反应、肝功能损害	每月查视力、视野及辨色力
吡嗪酰胺	20～30 mg/kg	口服	肝功能损害、高尿酸血症、痛风、消化道反应	每月查肝功能并适时查血尿酸
乙硫异烟胺	10～15 mg/kg	口服	肝功能损害、消化道反应、周围神经炎、过敏、皮疹、发热	定期复查肝功能

3. 化疗方案

(1)标准疗法　一般用于无明显症状的原发型肺结核,疗程 9～12 个月。

(2)两阶段疗法　用于活动性原发型肺结核、急性粟粒型结核病及结核性脑膜炎,分强化治疗阶段和巩固治疗阶段。强化治疗阶段需联合使用 3～4 种杀菌药物,目的在于迅速杀灭敏感菌、生长繁殖活跃的细菌及代谢低下的细菌,防止或减少耐药菌株的产生,此为化疗的关键时期。此阶段一般需 3～4 个月,短程疗法需 2 个月。巩固治疗阶段一般需 12～18 个月,短程疗法需 4 个月。

(3)短程疗法　为现代结核病化疗的重大进展,直接监督下服药与短程化疗是 WHO 治疗结核患者的重要策略。短程化疗的作用机制是快速杀灭机体内处于不同繁殖期的细胞内、外结核菌,使痰菌早期转阴并持久保持,且病变吸收、消散快,远期复发少。一般疗程为 6～9 个月。

(二) 原发型肺结核

原发型肺结核是结核菌初次侵入人体后发生的原发感染,是小儿肺结核的主要类型,包括原发综合征和支气管淋巴结结核。此型多呈良性经过,但亦可进展,导致干酪性肺炎、结核性胸膜炎,或恶化,如血行播散致急性粟粒型结核病或结核性脑膜炎。

【病因及发病机制】

结核菌吸入肺内,常在肺形成原发病灶。原发病灶多见于胸膜下,在肺上叶底部和下叶上部,以右侧多见。其基本病变是渗出、增殖与坏死。

原发综合征病变由三部分组成:肺部原发病灶、肿大的淋巴结和与两者相连的炎症淋巴管。支气管淋巴结结核以胸腔内肿大的淋巴结为主。两者除 X 线表现不同外,在临床上难以区别,故两者并为一型,即原发型肺结核。

原发型肺结核的病理转归:①吸收好转:钙化或硬结,此种转归最常见,是小儿结核病的特点之一。②病变进展:产生空洞、支气管淋巴结周围炎、支气管内膜结核和干酪性肺炎、结核性胸膜炎。③病变恶化:血行播散导致急性粟粒型肺结核或全身性急性粟粒型结核病。

【临床表现】

轻症可无症状,仅在 X 线检查时被发现。一般起病缓慢,可有低热、食欲不振、消瘦、盗汗、疲乏等结核中毒症状。婴幼儿及症状较重者起病急,表现为突然高热,但一般情况尚好,与发热不相称,2～3 周后转为持续低热。若有胸内淋巴结高度肿大,可产生压迫症状,出现类似百日咳样痉咳、喘鸣或声音嘶哑。部分患儿可有疱疹性结膜炎、皮肤结节性红斑,或多发性、一过性关节炎等结核变态反应表现。体检可见周围淋巴结有不同程度肿大,肺部体征不明显,与肺内病变不一致。婴儿可伴肝脾肿大。

【辅助检查】

原发综合征X线胸片呈典型哑铃形“双极影”;支气管淋巴结结核X线表现为肺门淋巴结肿大,边缘模糊者称炎症型,边缘清晰者称结节型。

结核菌素试验呈强阳性或由阴性转为阳性者需行进一步检查。

【治疗原则】

治疗的目的是杀灭病灶中的结核菌和防止血行播散。

(1)无明显自觉症状者以INH为主,配合RFP+EMB,疗程9～12个月。

(2)活动性原发型肺结核宜采用直接督导下的短程化疗。强化治疗阶段联用3～4种杀菌药,如INH、RFP、PZA或SM,2～3个月后开始巩固维持治疗阶段,用INH、RFP或EMB。

【护理诊断】

1. 营养失调:低于机体需要量 与食欲下降、消耗增加有关。

2. 疲乏 与结核菌感染有关。

【护理措施】

1. 饮食护理 结核病为慢性消耗性疾病,应给予高热量、高蛋白质、高维生素、富含钙质的食物,如牛奶、鸡蛋、鱼、瘦肉、豆制品、新鲜水果、蔬菜等,以增强抵抗力,促进机体修复能力和病灶愈合。

2. 日常生活护理 建立合理的生活制度,居室空气新鲜、阳光充足。有发热和中毒症状的小儿应卧床休息,减少体力消耗,保证充足睡眠,提供日常生活护理,满足患儿的基本需求。在病情稳定期仍应注意休息,一般不过分强调绝对卧床。可进行适当的室内、外活动,但应避免受凉引起上呼吸道感染。肺结核患儿出汗多,应及时更换干燥的衣服。

3. 观察药物副作用 观察患儿有无胃肠道反应、耳鸣、耳聋、眩晕、视力减退或视野缺损、手足麻木、皮疹等,出现上述症状时应及时通知医生。定期复查肝功能及尿常规等。

4. 预防感染传播 结核病患儿活动期应实行隔离措施,对患儿呼吸道分泌物、痰杯、餐具等进行消毒隔离。避免与麻疹、百日咳等急性传染病患儿接触,以免加重病情。

5. 健康教育 向家长介绍本病的病因、传播途径及消毒隔离方法,使其掌握痰液、食具的消毒方法。讲解早治疗和坚持全程正规化疗是结核病治疗的关键,指导家长观察药物的疗效和不良反应。指导日常生活护理和饮食护理,定期复查。

(三)结核性脑膜炎

结核性脑膜炎简称结脑,是结核菌侵犯脑膜所引起的炎症,常为血行播散所致的全身粟粒型结核病的一部分,是小儿结核病中最严重的一型。其病死率较高,存活者亦可遗留后遗症,常在结核原发感染后1年内发生,尤其在初染结核3～6个月内最容易发生。本病婴幼儿多见,四季均可发病,但以冬、春季为多。

【病因及发病机制】

结脑的病原菌为人型或牛型结核菌。结脑为全身粟粒型结核的一部分,由于小儿血-脑屏障功能差,中枢神经系统发育不成熟,免疫功能不完善,入侵的结核菌易经血行播散,由肺或骨结核等播散而来。

结核菌使软脑膜呈弥漫性特异性改变，在大脑、小脑、脑底部及沿血管形成多发结核结节；蛛网膜下腔积聚大量炎性渗出物，尤以脑底部最为明显，易引起脑神经损害和脑脊液循环受阻。脑血管亦呈炎性改变，严重者可致脑组织缺血、软化，出现瘫痪。

【临床表现】

多缓慢起病，婴儿可以骤起高热、惊厥发病，典型临床表现分为三期。

1. 早期(前驱期)　持续 1～2 周，主要症状为性情改变、精神呆滞、喜哭、易怒、睡眠不安、双目凝视等，同时有低热、呕吐、便秘，年长儿可诉头痛，婴儿则表现为嗜睡或发育迟滞等。

2. 中期(脑膜刺激期)　持续 1～2 周，因颅内高压出现剧烈头痛、喷射性呕吐、嗜睡或惊厥，体温进一步增高。脑膜刺激征(颈项强直、克氏征、布氏征)阳性是结脑最主要和常见的体征，幼婴则以前囟饱满为主。此期还可出现脑神经障碍，最常见者为面神经瘫痪。

3. 晚期(昏迷期)　持续 1～3 周，上述症状逐渐加重，由意识朦胧、半昏迷进入完全昏迷，还可见频繁惊厥甚至可呈强直状态。患儿极度消瘦，明显出现水、电解质代谢紊乱，最终死于脑疝。

【辅助检查】

1. 脑脊液　压力增高，外观无色透明或呈毛玻璃样，静置 12～24 h 后，可有蜘蛛网状薄膜形成，取之涂片检查，可查到结核菌。白细胞总数为(50～500)$\times10^6$/L，淋巴细胞占 0.70～0.80，糖和氯化物含量同时降低为结脑典型改变，蛋白质含量则增加，一般为 1.0～3.0 g/L。脑脊液结核菌培养阳性即可确诊。

2. 胸部 X 线检查　85%的结脑患儿的胸片有结核病改变，其中 90%为活动性肺结核。胸片证实有血行播散对确诊结脑有重要意义。

3. 结核菌素试验　结核菌素试验阳性对诊断很有帮助，但高达 50%的结脑患儿结核菌素试验可呈阴性反应。

【治疗原则】

主要抓住两个重点环节，一是抗结核治疗，二是降低颅内压。

1. 抗结核治疗　需联合使用易透过血-脑屏障的抗结核药。

(1)强化治疗阶段　用 INH＋RFP＋PZA＋SM，3～4 个月。

(2)巩固治疗阶段　继用 INH＋RFP，9～12 个月，或脑脊液正常后 6 个月，总疗程不少于 12 个月。

2. 降低颅内压

(1)肾上腺皮质激素可迅速减轻结核中毒症状，抑制炎症渗出，改善毛细血管通透性，减轻脑水肿，降低颅内压，且可减轻粘连，预防脑积水的发生。常用泼尼松，疗程 8～12 周。

(2)用 20%甘露醇降低颅内压，应于 30 min 内快速静脉滴注。

(3)对急性脑积水或慢性脑积水急性发作者，用药物降颅内压无效或疑有脑疝者，应行侧脑室引流术。

【护理诊断】

1. 有受伤的危险　与频繁惊厥有关。

2. 营养失调：低于机体需要量　与摄入不足、消耗增加有关。

3. 皮肤完整性受损的危险　与长期卧床有关。

4. 焦虑　与患儿病情危重、预后差有关。

5. 潜在并发症　颅内压增高、脑疝。

【护理措施】

1. 密切观察病情变化

(1)观察体温、脉搏、呼吸、血压、神志、惊厥、双瞳孔大小及对光反射情况等，早期发现颅内高压或脑疝，以便于及时采取抢救措施。

(2)患儿应绝对卧床休息，保持室内安静，护理操作尽量集中进行，减少对患儿的刺激。在惊厥发作时齿间应置牙垫，防舌咬伤，并防惊厥时坠床跌伤。

(3)遵医嘱使用肾上腺皮质激素、脱水剂、利尿剂和呼吸兴奋剂。配合医师为患儿做腰椎穿刺，颅压高时腰椎穿刺应在应用脱水剂半小时后进行，腰椎穿刺后去枕平卧4～6 h，以防头痛发生。

2. 保持呼吸道通畅　对有呼吸功能障碍的患儿，应保持呼吸道通畅，取侧卧位，以免仰卧时舌根后坠堵塞喉头。松解衣领，及时清除口、鼻、咽喉分泌物及呕吐物，防误吸窒息或发生吸入性肺炎。必要时吸氧，或进行人工辅助呼吸。

3. 皮肤、黏膜的护理　防止褥疮和继发感染，保持床单干燥、整洁。大小便后及时更换尿布，清洗臀部。呕吐后及时清除颈部、耳部残留的物质。昏迷及瘫痪患儿，每2 h翻身、拍背1次。骨性突起处垫气垫或软垫，防止长期固定体位、局部血液循环不良，产生褥疮和坠积性肺炎。昏迷时眼不能闭合者，可涂眼膏并用纱布覆盖，保护角膜。每日清洁口腔2～3次，以免因呕吐致口腔不洁、细菌繁殖，或并发吸入性肺炎。

4. 饮食护理　保持水、电解质平衡，评估患儿的进食及营养状况，为患儿提供高热量、高蛋白质及富含维生素、易消化的食物，以增强机体抗病能力。进食宜少量多餐，耐心喂养。对昏迷不能吞咽者，可鼻饲和由静脉补液，以维持水、电解质平衡。鼻饲时压力不宜过大，以免呕吐，吞咽功能恢复后，应尽快停止鼻饲。

5. 心理护理　结脑病情重、病程长，疾病和治疗给患儿带来不少痛苦。医护人员对患儿应和蔼可亲，关怀体贴。护理治疗操作时动作应轻柔，及时解除患儿不适，为其提供生活方面的周到服务，并对家长耐心解释和提供心理上的支持，以使其克服焦虑心理，密切配合治疗及护理。

6. 健康教育

(1)要有长期治疗的思想准备，坚持全程、合理用药。

(2)做好病情及药物毒、副作用的观察，定期门诊复查。

(3)为患儿制订良好的生活制度，保证休息时间，适当地进行户外活动。注意饮食，供给充足的营养。

(4)避免继续与开放性结核患者接触，以防重复感染。积极预防和治疗各种急性传染病，防止疾病复发。

(5)对留有后遗症的患儿，应对其瘫痪肢体进行理疗、针灸、按摩及被动活动等功能锻炼，防止肌挛缩。对失语和智力低下者，应进行语言训练和适当教育。

三、麻疹

麻疹是由麻疹病毒引起的急性呼吸道传染病，以发热、咳嗽、流涕、结膜炎、口腔麻疹黏膜斑及全身皮肤斑丘疹为主要表现。麻疹具有高度的传染性，每年全球有数百万人发病。近年来，在全国范围内出现了麻疹流行，8 个月之前的婴儿患病和大龄儿麻疹的出现，是我国麻疹流行的新特点。

【病因及发病机制】

麻疹病毒属副黏液病毒科，为 RNA 病毒，仅有一个血清型。麻疹病毒在体外生活能力不强，对阳光和一般消毒剂均敏感，55 ℃ 15 min 即被破坏，含病毒的飞沫在室内空气中保持传染性一般不超过 2 h，在流通空气中或日光下 30 min 失去活力。对寒冷及干燥的耐受力较强。麻疹疫苗需低温保存。

麻疹病毒侵入易感儿后出现两次病毒血症。麻疹病毒随飞沫侵入上呼吸道、眼结膜上皮细胞，在其内复制繁殖并通过淋巴组织进入血流，形成第一次病毒血症。此后，病毒被单核-巨噬细胞系统（肝、脾、骨髓）吞噬，并在其内大量繁殖后再次侵入血流，形成第二次病毒血症，引起全身广泛性损害而出现高热、皮疹等一系列临床表现。

【流行病学】

1. 传染源　患者是唯一的传染源。出疹前 5 天至出疹后 5 天均有传染性，如合并肺炎传染性可延长至出疹后 10 天。

2. 传播途径　患者口、鼻、咽、气管及眼部的分泌物中均含有麻疹病毒，主要通过喷嚏、咳嗽和说话等飞沫传播。密切接触者可经被病毒污染的手传播，通过衣物、玩具等间接传播者少见。

3. 易感人群和免疫力　人群普遍易感，易感者接触患者后，90%以上发病，病后能获持久免疫。

4. 流行特点　全年均可发病，以冬、春两季为主，高峰在 2—5 月份。自麻疹疫苗普遍接种以来，发病的周期性消失，发病年龄明显后移，青少年及成人发病率相对上升。

【临床表现】

1. 潜伏期　平均 10 天（6～18 天），接受过免疫者可延长至 3～4 周，潜伏期末可有低热、全身不适。

2. 前驱期（出疹前期）　从发热至出疹，常持续 3～4 天，以发热、上呼吸道炎和麻疹黏膜斑为主要特征。此期患儿体温逐渐增高达 39～40 ℃，同时伴有流涕、咳嗽、流泪等类似感冒症状，但结膜充血、畏光流泪及眼睑水肿是本病特点。90%以上的患者于病程的第 2～3 日，在第一臼齿相对应的颊黏膜处，可出现 0.5～1 mm 大小的白色麻疹黏膜斑（柯氏斑），周围有红晕，常在 2～3 日内消退，具有早期诊断价值。

3. 出疹期　多在发热后 3～4 天出现皮疹，体温可突然升高到 40～40.5 ℃。皮疹初见于耳后发际，渐延及面、颈、躯干、四肢及手掌足底，2～5 天出齐。皮疹为红色充血性斑丘疹，大小不等，压之褪色，可融合呈暗红色，疹间皮肤正常。此期全身中毒症状及咳嗽加剧，肺部可闻及少量湿啰音，全身淋巴结及肝脾肿大。

4. 恢复期　出疹 3～5 天后，体温下降，全身症状明显减轻。皮疹按出疹的先后顺序消退，可有麦麸样脱屑及浅褐色色素斑，7～10 天消退。

麻疹无并发症者病程为 10～14 天。因体弱多病、免疫力低下或护理不当而有继发严重感染者呈重型麻疹，持续高热，中毒症状重，皮疹密集融合，常有并发症或皮疹骤退、四肢冰冷、血压下降等循环衰竭表现，死亡率极高。

麻疹的临床表现应与其他小儿出疹性疾病鉴别，见表 3-10-3。

表 3-10-3　小儿出疹性疾病的鉴别

疾病	病原	发热与皮疹关系	皮疹特点	全身症状及其他特征
麻疹	麻疹病毒	发热后 3～4 天，出疹期体温更高	红色斑丘疹，面、颈、躯干、四肢多见，退疹后有色素沉着及麦麸脱屑	呼吸道卡他性炎症、结膜炎，发热第 2～3 天口腔黏膜斑
风疹	风疹病毒	发热后半天至 1 天出疹	面部、躯干、四肢多见，斑丘疹，疹间有正常皮肤，疹退后无色素沉着及脱屑	全身症状轻，耳后、枕部淋巴结肿大并有触痛
幼儿急疹	人疱疹病毒 6 型	高热 3～5 天，热退疹出	红色斑丘疹，颈及躯干部多见，一天出齐，次日消退	一般情况好，高热时可有惊厥，耳后、枕部淋巴结亦可肿大
猩红热	乙型溶血性链球菌	发热 1～2 天出疹，伴高热	皮肤弥漫充血，上有密集、针尖大小丘疹，持续 3～5 天退疹，1 周后全身大片脱皮	中毒症状重，咽峡炎，杨梅舌，环口苍白圈，扁桃体炎
肠道病毒感染	埃可病毒、柯萨奇病毒等	发热时或退热后出疹	散在斑疹或斑丘疹，很少融合，1～3 天消退，不脱屑，有时可呈紫癜样或水疱样皮疹	咽痛、流涕、结膜炎，腹泻，全身或颈、枕后淋巴结肿大
药物疹	柯萨奇病毒	发热、服药史	皮疹瘙痒感，摩擦及受压部位多见，与用药有关，斑丘疹、疱疹、猩红热样皮疹、荨麻疹	原发病症状

5. 并发症

(1)支气管肺炎：出疹 1 周内常见，占麻疹患儿死因的 90%以上。

(2)喉炎：出现频咳、声嘶，甚至哮吼样咳嗽，极易出现喉梗阻，如不及时抢救可窒息而死。

(3)心肌炎：少见的严重并发症，多见于 2 岁以下、患重症麻疹或并发肺炎者和营养不良患者。

(4)麻疹脑炎：多发生于出疹后 2～6 天，也可发生于出疹后 3 周内，与麻疹的轻重无关。临床表现与其他病毒性脑炎相似，多经 1～5 周恢复，部分患者可留有后遗症。

(5)结核病恶化。

【辅助检查】

鼻咽分泌物、痰、尿沉渣涂片可见多核巨细胞；用酶联免疫吸附试验检测血清中麻疹 IgM 抗体，有早期诊断价值。

【治疗原则】

目前尚无特异性治疗药物，应以加强护理、对症治疗、中药透疹治疗、预防感染为治疗原则。对有并发症的患者采取综合性治疗措施。对麻疹患儿可适当补充维生素 A，有利于疾病的恢复，并可减少并发症的发生。

【护理诊断】

1. 体温过高 与麻疹病毒感染或/和继发细菌感染有关。

2. 皮肤完整性受损 与麻疹病毒感染出现皮疹有关。

3. 营养失调:低于机体需要量 与高热和消化功能紊乱有关。

4. 有传播感染的危险 与麻疹可经呼吸道传染有关。

5. 潜在并发症 肺炎、喉炎、脑炎等。

【护理措施】

1. 高热的护理 绝对卧床休息至皮疹消退、体温正常。出疹期不宜用药物或物理方法强行降温,尤其是乙醇擦浴、冷敷等物理降温法,以免影响透疹。体温>40 ℃时可用小量的退热剂,以免发生惊厥。

2. 皮肤黏膜的护理 保持床单整洁、干燥和皮肤清洁,勤剪指甲,防止抓伤皮肤引起继发感染。用生理盐水清洗双眼,再滴入抗生素眼液或眼膏(动作应轻柔,防止眼损伤),可加服维生素 A 预防干眼病。及时评估透疹情况,如透疹不畅,可用鲜芫荽煎水服用并涂抹身体,需防烫伤,以促进血液循环,使皮疹出齐、出透,平稳度过出疹期。

3. 饮食护理 发热期间给予清淡易消化的流质饮食,少量多餐。多喂热水及热汤,以利于排毒、退热、透疹。恢复期应添加高蛋白质、高维生素的食物。

4. 防止呕吐物或泪水流入外耳道 发生中耳炎时及时清除鼻痂,翻身拍背助痰排出,保持呼吸道通畅。加强口腔护理,多喂白开水,可用生理盐水或朵贝氏液含漱。

5. 观察病情变化 麻疹并发症多且重,为及早发现,应密切观察病情。

6. 预防感染的传播

(1)隔离患儿 采取呼吸道隔离至出疹后 5 天,有并发症者延至出疹后 10 天。接触过患儿的易感儿隔离观察 21 天。

(2)切断传播途径 病室通风换气,进行空气消毒,患儿衣被及玩具暴晒 2 h,减少不必要的探视,预防继发感染。医务人员接触患儿后,必须在日光下或流动空气中停留 30 min 以上,才能再接触其他患儿或健康易感者。流行期间不带易感儿童去公共场所。

(3)保护易感人群 对 8 个月以上易感儿接种麻疹疫苗。接种后 12 日血中出现抗体,1 个月达高峰,故易感儿接触患者后 2 日内接种有预防效果,接触后 5 日内注射人血丙种球蛋白或胎盘球蛋白,可免于发病,6 日后注射可减轻症状,有效免疫期为 1~8 周。

四、水痘

水痘是由水痘-带状疱疹病毒所引起的传染性较强的儿童常见急性传染病。临床以轻度发热、全身性分批出现的皮肤黏膜斑疹、丘疹、疱疹和结痂并存为特点,全身中毒症状轻。水痘的传染性极强,易感儿接触水痘患儿后,几乎均可患病。原发感染表现为水痘,一般预后良好,病后可获持久免疫。成年以后再次发病时表现为带状疱疹。

【病因及发病机制】

水痘-带状疱疹病毒属疱疹病毒科,为 DNA 病毒,只有一个血清型。人是该病毒唯一的已知自然宿主。水痘-带状疱疹病毒在体外抵抗力弱,不耐酸和热,对乙醚敏感,不能在痂皮中存活,但在疱疹液中可长期存活。

水痘-带状疱疹病毒主要由飞沫传播,也可经接触感染者疱疹液或输入病毒血症期血液而感染，病毒侵入机体后在呼吸道黏膜细胞中复制，而后进入血流，形成病毒血症。在单核-巨噬细胞系统内再次增殖后释放入血，形成第二次病毒血症。由于病毒入血往往是间歇性的，导致患儿皮疹分批出现，且不同性状皮疹同时存在。皮肤病变仅限于表皮棘细胞层，故脱屑后不留瘢痕。部分患者患水痘后，病毒潜伏在脊髓后根神经节及脑神经的感觉神经节内，当机体免疫力下降或受药物、创伤、恶性肿瘤、放射线等因素的影响，病毒被激活后复制，则再次发病，表现为带状疱疹。

【流行病学】

1. 传染源　水痘患者是唯一传染源，病毒存在于患儿上呼吸道鼻咽分泌物、皮肤黏膜斑疹及疱疹液中。出疹前 1 日至疱疹全部结痂时均有传染性，且传染性极强，接触者 90%发病。

2. 传播途径　主要通过飞沫传播，亦可通过直接接触疱疹液、污染的用具而感染。孕妇分娩前患水痘可感染胎儿，在出生后 2 周左右发病。

3. 易感人群　普遍易感，以 1～6 岁儿童多见，6 个月以内的婴儿由于有母亲抗体的保护，很少患病。水痘感染后一般可获得持久免疫。

4. 流行特点　本病一年四季均可发病，以冬、春季高发。

【临床表现】

1. 潜伏期　12～21 天，平均 14 天。

2. 前驱期　可无症状或仅有轻微症状，全身不适、乏力、咽痛、咳嗽，年长儿前驱期症状明显，体温可达 38.5 ℃，持续 1～2 天迅速进入出疹期。

3. 出疹期　发热第 1 天就可出疹，其皮疹特点如下。

(1)皮疹按斑疹、丘疹、疱疹、结痂的顺序演变。连续分批出现，同一部位可见不同性状的皮疹。

(2)皮疹为向心性分布，躯干部皮疹最多，四肢皮疹少，手掌和足底更少。皮疹的数目多少不一，皮疹愈多，全身症状愈重。

(3)水痘病变浅表，愈后多不留瘢痕。有继发化脓感染者，皮肤受损累及真皮层，可留瘢痕。水痘为自限性疾病，一般 10 日左右自愈。

4. 并发症　继发皮肤细菌感染、水痘脑炎、原发性水痘肺炎等。

【治疗原则】

1. 对症治疗　可用维生素 B_{12} 肌内注射，如有高热可给予退热剂但应避免使用阿司匹林，以免增加瑞氏综合征的危险。可给予人血丙种球蛋白免疫治疗及血浆支持，以减轻症状和缩短病程。

2. 抗病毒药物治疗　阿昔洛韦为目前首选的药物，但只有在水痘发病后 24 h 内用药才有效。

【护理诊断】

1. 皮肤完整性受损　与水痘-带状疱疹病毒感染出现皮疹和/或继发细菌感染有关。

2. 有传播感染的危险　与水痘传染性强有关。

3. 潜在并发症　肺炎、脑炎。

【护理措施】

1. 皮肤护理　室温适宜，被褥保持清洁，不宜过厚，以免造成患儿全身不适而增加皮疹瘙痒感。保持皮肤清洁，勤换内衣，剪短指甲，婴幼儿可戴并指手套，以免抓伤皮肤，继发感染后

留下瘢痕。患儿因皮肤瘙痒哭闹时，应设法分散其注意力，或用温水洗浴、局部涂 0.25%冰片炉甘石洗剂或 5%碳酸氢钠溶液，亦可遵医嘱口服抗组胺药物；疱疹破溃时涂 1%甲紫溶液；有继发感染者局部用抗生素软膏，或遵医嘱口服抗生素控制感染。

2. 预防疾病的传播　无并发症的患儿多在家隔离治疗，至疱疹全部结痂或出疹后 7 日止。托幼机构中若发现水痘患儿应检疫 3 周。体弱、应用大剂量激素或免疫缺陷者，应在接触水痘患儿后 72 h 内给予水痘-带状疱疹免疫球蛋白或恢复期血清肌内注射，可起到预防或减轻症状的作用。近年来国外试用水痘-带状疱疹病毒减毒活疫苗效果满意，国内已开始使用，接种疫苗后可获得持久免疫力。

3. 病情观察　注意观察患儿精神、体温、食欲及有无呕吐等，及早发现并发症并予以相应的治疗及护理。如有口腔疱疹溃疡影响进食，应予补液。

五、流行性腮腺炎

流行性腮腺炎是由腮腺炎病毒引起的急性呼吸道传染病，其临床表现以腮腺非化脓性肿痛为特征，大多有发热、咀嚼受限，并可累及其他腺体组织或脏器，好发于儿童及青少年。

【病因及发病机制】

腮腺炎病毒属副黏液病毒属的单股 RNA 病毒，人是该病毒的唯一宿主。此病毒对外界抵抗力弱，一般室温 2～3 天即可失去传染性，加热至 55～60 ℃ 20 min 就失去活性，紫外线照射可迅速灭活。病毒经口、鼻侵入人体后，在局部黏膜上皮细胞中增殖，引起局部炎症后入血，病毒经血行播散至多种腺体（腮腺、颌下腺、舌下腺、胰腺、性腺等）和中枢神经系统，引起炎症，表现为非化脓性炎症。

【流行病学】

1. 传染源　早期患者和隐性感染者，腮腺肿大前 1 天至消肿后 3 天均具传染性。

2. 传播途径　经飞沫传播。

3. 易感人群　主要是学龄儿童。

4. 流行特点　全年可发病，但以冬、春季为主，有时在托幼机构可形成暴发。感染后一般能获持久的免疫力。

【临床表现】

1. 潜伏期　平均 18 天（14～25 天）。部分腮腺炎患儿有低热、头痛、乏力、纳差等前驱期症状。1～2 天后腮腺逐渐肿大，体温上升可达 39～40 ℃，持续时间不一，短则 1～2 天，长为 1 周左右，体温增高的程度及持续时间的长短与腮腺肿大程度无关。一般一侧腮腺先肿大，2～4 天后累及对侧，或双侧同时肿大。肿大以耳垂为中心，向前、后、下发展，使下颌角边缘轮廓模糊，同时伴周围组织水肿、灼热、疼痛和感觉过敏，局部皮肤紧张、发亮、具弹性，表面发热、不红。张口、咀嚼，尤其食酸性食物时胀痛加剧。腮腺管口早期可有红肿，但无分泌物。腮腺肿大 2～3 天达高峰，持续 4～5 天后逐渐消退。严重者颌下腺、舌下腺、颈淋巴结同时受累。

2. 并发症

（1）脑膜脑炎　腮腺炎最常见的并发症，常发生在腮腺肿大前后的 2 周左右，可有头痛、颈项强直、呕吐、嗜睡、高热等症状及脑脊液异常。大部分预后良好，症状可于 7～10 天内缓解，重者可留有后遗症或死亡。

（2）睾丸炎和卵巢炎　常见于青春期和成人，多发生于腮腺炎后 1 周内。主要表现为发热，病变的睾丸多为单侧，有触痛、肿胀。卵巢炎多表现为下腹疼痛，平均病程 4 天。一般不影响生育。

(3)胰腺炎　常与腮腺炎同时发生，表现为上腹疼痛、压痛，伴发热、寒战、呕吐等。严重者少见，多为轻型或亚临床感染。

【辅助检查】

外周血白细胞数正常或稍降低，淋巴细胞相对增多。病程早期血清和尿液淀粉酶含量增高，并发胰腺炎者显著增多，且脂肪酶含量也增高。血清或脑脊液中特异性 IgM 抗体水平增高。

【治疗原则】

一般采用对症治疗，发生脑膜脑炎病例可短期使用肾上腺皮质激素及脱水剂。

【护理诊断】

1. 疼痛　与腮腺非化脓性炎症有关。

2. 体温过高　与病毒感染有关。

3. 潜在并发症　脑膜脑炎、睾丸炎。

【护理措施】

1. 减轻疼痛

(1)患儿因张口及咀嚼食物使局部疼痛加重，影响进食，应给予富有营养、易消化的半流质或软质饮食。忌酸、辣、硬而干燥的食物，以免引起唾液分泌增多，肿痛加剧。

(2)减轻腮腺肿痛，采用局部冷敷收缩血管，减轻炎症充血程度及疼痛。用茶水或食醋调中药如意金黄散敷于患处，保持药物湿润，以发挥药效并防止干裂引起疼痛。还可采用氦氖激光局部照射减轻局部症状。

(3)用温盐水漱口或多饮水，保持口腔清洁，以防继发感染。

2. 降温　控制体温，采用头部冷敷、温水浴进行物理降温或服用适量退热剂。

3. 病情观察　脑膜脑炎多于腮腺肿大后 1 周左右发生，应密切观察，及时发现，进行相应脱水治疗和护理。注意观察睾丸有无肿大、触痛，有无睾丸鞘膜积液和阴囊皮肤水肿。可用丁字带托起阴囊或局部用冰袋冷敷止痛。

4. 预防感染的传播

(1)隔离患儿　采取呼吸道隔离至腮腺肿大完全消退后 3 天为止。

(2)切断传播途径　对患儿呼吸道的分泌物及被其污染的物品应进行消毒。在流行期间应加强托幼机构的晨检。

(3)保护易感人群　对易感儿接种腮腺炎减毒活疫苗，90%可产生抗体。

5. 健康教育　单纯腮腺炎患儿可在家隔离、治疗与护理，须指导家长做好隔离、用药、饮食、退热等护理，学会观察病情。在病情恢复过程中，患儿体温若再度升高，并伴有并发症相应的表现时，应立即就诊。

六、中毒性细菌性痢疾

中毒性细菌性痢疾是急性细菌性痢疾的危重型，临床特征为急起高热、反复惊厥、嗜睡、昏迷，迅速发生循环衰竭或(和)呼吸衰竭。而早期肠道症状可很轻或无，以 2～7 岁体质较好的儿童多见。该病病死率高，必须积极抢救。

【病因及发病机制】

病原菌为痢疾杆菌，属志贺菌属，革兰染色阴性。痢疾杆菌对外界环境抵抗力较强，最适生长的温度为 37 ℃，在水果、蔬菜中能存活 10 天左右，在牛奶中能存活 20 天，在阴暗潮湿或冰冻的条件下，可存活数周。痢疾杆菌对理化因素敏感，日光照射 30 min 或加热至 60 ℃、15 min 均可将其杀灭。常用的各种消毒剂也能迅速将其杀灭。

痢疾杆菌致病性很强，可释放内毒素和外毒素，外毒素具有细胞毒性(可使肠黏膜细胞坏死)、神经毒性(吸收后产生神经系统症状)和肠毒性(使肠内分泌物增加)。痢疾杆菌经口进入结肠，侵入肠黏膜上皮细胞和黏膜固有层，在局部迅速繁殖并裂解，产生大量内毒素，形成内毒素血症，引起周身和(或)脑的急性微循环障碍，产生休克和(或)脑病。抽搐的发生与神经毒素有关。患者全身毒血症症状重而肠道炎症反应轻，可能与儿童的神经系统发育不完善、特异性体质对细菌毒素的反应过于强烈有关。血中儿茶酚胺等血管活性物质的增加致使全身小血管痉挛，引起急性循环障碍、DIC、重要脏器衰竭、脑水肿和脑疝。

【流行病学】

1. 传染源　患者和带菌者，其中慢性患者和轻型患者是重要的传染源。

2. 传播途径　经粪-口途径传播，如被粪便中病菌污染的食物、水或手，经口感染。

3. 易感人群　普遍易感，儿童及青壮年多见。由于人感染后所产生的免疫力短暂且不稳定，因此易重复感染或复发。

4. 流行特点　本病遍布世界各地，发病率高低取决于当地经济情况、生活水平、环境卫生和个人卫生。全年均可发病，以夏、秋季为高峰。

【临床表现】

潜伏期为 1～2 天，患儿起病急骤，高热甚至超高热，反复惊厥，迅速出现呼吸衰竭和循环衰竭。肠道症状轻微甚至缺如，需通过直肠拭子或生理盐水灌肠采集大便，镜下发现大量脓细胞和红细胞。临床按其主要表现分为三型。

1. 休克型　又称周围循环衰竭型，以周围循环衰竭为主要表现，面色苍白、四肢厥冷、脉搏细速、血压下降、皮肤花纹，可伴有心功能不全、少尿或无尿及不同程度的意识障碍。肺循环障碍时，突然呼吸加深加快，呈进行性呼吸困难，直至呼吸衰竭。

2. 脑型　又称呼吸衰竭型，以缺氧、脑水肿、颅内压增高、脑疝为主。此型患儿无肠道症状而突然起病，早期即出现嗜睡、面色苍白、反复惊厥、血压正常或稍高，很快昏迷，继之呼吸节律不齐、双侧瞳孔不等大、对光反射迟钝或消失，常因呼吸骤停而死亡。

3. 混合型　兼有上述两型的表现，是最凶险的类型，死亡率很高。

【辅助检查】

外周血白细胞总数和中性粒细胞数增加，大便呈黏液脓血样，镜检可见大量脓细胞、红细胞及巨噬细胞。从粪便培养出痢疾杆菌是确诊的最直接证据。送检标本应注意做到尽早、新鲜，选取黏液脓血部分多次送检，以提高检出率。

在夏秋季，2～7 岁小儿突然高热，伴脑病或中毒性休克者应疑为本病。立即做粪便检查，如当时患者尚无腹泻，可用冷盐水灌肠取便，必要时重复进行。

【治疗原则】

1. 病原治疗　选用对痢疾杆菌敏感的抗生素(如丁胺卡那霉素、氨苄西林、第三代头孢菌素等)静脉用药，病情好转后改口服，疗程不短于 5 天，以减少恢复期带菌。

2. 肾上腺皮质激素　具有抗炎、抗毒、抗休克和减轻脑水肿作用，选用地塞米松短期、大剂量静脉滴注。

3. 防治脑水肿及呼吸衰竭　综合使用降温措施：静脉注射 20%甘露醇脱水治疗；反复惊厥者可用地西泮、水合氯醛止惊或亚冬眠疗法，使用呼吸兴奋剂或辅以机械通气等。

4. 防治循环衰竭　扩充血容量，维持水、电解质平衡，可用 2：1 等张含钠液或 5%低分子右旋糖酐扩容和疏通微循环，用 5%碳酸氢钠溶液纠正酸中毒，用莨菪碱类药物或多巴胺解除微循环痉挛，根据心功能情况使用毛花苷丙。

【护理诊断】

1. 体温过高　与毒血症有关。

2. 组织灌注无效　与微循环障碍有关。

3. 潜在并发症　脑水肿、呼吸衰竭等。

4. 焦虑(家长)　与病情危重有关。

【护理措施】

1. 高热的护理　卧床休息，监测体温，综合使用物理降温、药物降温，必要时给予亚冬眠疗法。使体温在短时间内降至 37 ℃左右，防止高热、惊厥致脑缺氧、脑水肿加重。

2. 休克的护理　患儿取仰卧位，注意保暖，严密监测患儿生命体征，密切监测病情。建立有效的静脉通路，调节好输液速度，观察尿量并严格记录出入量。

3. 腹泻的护理　记录大便次数、性状及量。供给易消化、流质饮食，多饮水，不能进食者静脉补充营养。勤换尿布，便后及时清洗臀部，防止臀红发生。及时采集大便标本送检，必要时用取便器或肛门拭子采集标本。

4. 预防感染的传播　对饮食行业及托幼机构的工作人员应定期做粪便培养，及早发现带菌者并积极治疗。对患儿采取肠道隔离至临床症状消失后 1 周或 3 次粪便培养阴性为止。加强饮水、饮食、粪便的管理及灭蝇。养成良好的卫生习惯，如饭前便后洗手、不喝生水、不吃变质不洁食物等。在流行期间，易感者口服多效价痢疾减毒活疫苗，有效率可达 85%～100%，免疫期可维持 6～12 个月。

七、手足口病

手足口病(hand foot mouth disease，HFMD)是一种儿童传染病，又名发疹性水疱性口腔炎。多发生于 5 岁以下儿童，可引起手、足、口腔等部位的疱疹，少数患儿可出现心肌炎、肺水肿、无菌性脑膜脑炎等并发症。个别重症患儿如果病情发展快，会出现死亡。该病以手、足和口腔黏膜疱疹或破溃后形成溃疡为主要临床症状。手足口病是由肠道病毒引起的传染病，能引发手足口病的肠道病毒有 20 多种(型)，其中以柯萨奇病毒 A16 型(Cox A16)和肠道病毒 71 型(EV 71)最为常见。

人对肠道病毒普遍易感，显性感染和隐性感染后均可获得特异性免疫，持续时间尚不明确，病毒的各型间无交叉免疫。各年龄组均可感染发病，但以 3 岁年龄组发病率最高。

【疾病传播】

人群密切接触是重要的传播方式，儿童通过接触被病毒污染的手、毛巾、手绢、牙杯、玩具、食具、奶具以及床上用品、内衣等引起感染；患者咽喉分泌物及唾液中的病毒可通过空气(飞沫)传播，故与患儿近距离接触可造成感染；饮用或食入被病毒污染的水、食物，也可发生感染。

【临床表现】

患儿感染肠道病毒后，多以发热起病，一般为38 ℃左右。口腔黏膜出现分散状疱疹，呈米粒大小，疼痛明显；手掌或脚掌部出现米粒大小疱疹，臀部可受累。疱疹周围有炎性红晕，疱内液体较少。轻症患者早期有咳嗽、流涕和流口水等类似上呼吸道感染的症状，有的孩子可能有恶心、呕吐等反应。发热1～2天后开始出现皮疹，通常在手、足、臀部出现，或出现口腔黏膜疱疹。有的患儿不发热，只表现为手、足、臀部皮疹或疱疹性咽峡炎，病情较轻。大多数患儿在1周以内体温下降、皮疹消退，病情恢复。重症患者病情进展迅速，在发病后1～5天出现脑膜炎、脑炎、脑脊髓炎、肺水肿、循环障碍等。极少数病例病情危重，可致死亡，存活病例可留有后遗症。重症患者表现：精神差、嗜睡、易惊、头痛、呕吐甚至昏迷；肢体抖动，肌阵挛、眼球运动障碍；呼吸急促、呼吸困难，口唇发绀，咳嗽，咳白色、粉红色或血性泡沫样痰液；面色苍灰、四肢发凉，指(趾)端发绀；脉搏加速或减弱甚至消失，血压升高或下降。

【护理诊断】

1. 体温过高　与病毒感染有关。

2. 皮肤完整性受损　与病毒引起的皮损有关。

3. 潜在并发症　脑膜炎、呼吸衰竭等。

【护理措施】

1. 严格消毒隔离　临床一旦确诊，应将患儿及时隔离，将患儿和密切接触者隔离7～10天，待体温恢复正常、皮疹基本消退、水疱结痂脱落才能解除隔离。隔离病房内经常开窗通风，保持空气新鲜。每日用紫外线灯照射消毒2 h，医护人员诊疗前后要严格消毒双手，防止交叉感染。诊疗、护理患者过程中所使用的非一次性的物品(如听诊器、血压计等)要擦拭消毒。患儿的用具、呕吐物、粪便等用含氯消毒液浸泡消毒。对出院患儿使用过的病床及桌椅等设施和物品先用紫外线灯照射消毒2 h，再用含氯消毒液擦拭消毒后方可收治其他患儿。

2. 密切观察病情，监测生命体征　密切观察病情变化，预防并发症发生。每2～4 h测体温、心率、呼吸、血压，有异常情况及时报告医生处理。发现患儿有高热、头痛、呕吐、易惊、肢体抖动、面色苍白、嗜睡、昏迷、呼吸浅促、心率增快等，应警惕脑膜炎或心肌炎等并发症的发生，立即报告医生，做好急救准备工作。

3. 发热的护理　采取的护理措施：保持室内空气新鲜，打开窗户保持空气流通；嘱患儿卧床休息，限制活动量；给患儿穿宽松的衣服；手足口病一般为低热或中等程度发热，不需要特殊处理，可让患儿多饮水，保持皮肤清洁卫生，穿棉质内衣，保持干燥。患儿体温超过38.6 ℃时给予物理降温，在头部及大血管经过的浅表部位置冰袋，每小时更换一次，并观察、记录降温效果；遵医嘱给予锌布颗粒口服、小儿退热栓塞肛等处理；遵医嘱给予0.9%生理盐水5 mL、注射用头孢噻肟钠1.0 g静脉滴注及利巴韦林抗病毒等治疗；患儿出汗后要及时更换衣服，注意保暖；给予清淡、易消化高热量、高蛋白质流食或半流食，如牛奶、鸡蛋汤、菜汤等；每4 h测量一次体温、脉搏和呼吸，体温突然升高或骤降时，要随时测量并记录；指导患儿家属识别体温异常的早期表现，注意有无头痛、脉率加快、烦躁不安，及时报告以上症状，以免惊厥、抽搐发生。

4. 口腔护理　患儿每次进餐前后用温水或生理盐水漱口，有口腔溃疡的患儿因口腔溃疡、疼痛、张口困难，可用吸管给予朵贝氏液漱口，用金喉健喷雾剂等喷雾，以促进溃疡愈合。口腔喷药后，嘱患儿闭口10 min，不可马上漱口及饮水、进食，以保证疗效。应少量多次喂水，以保持口腔清洁。

5. 惊厥的护理 采取的护理措施：给患儿加设床栏；允许家属陪护，并加强看管，防止坠床；遵医嘱给予0.9%生理盐水10 mL+注射用苯巴比妥钠0.06 g静脉注射；护士增加巡视病房次数，每30 min一次，必要时设特护；惊厥发作时，立即掐人中，针刺百会、合谷、内关等穴位；准备好镇静剂，必要时遵医嘱使用；必要时垫牙垫或用纱布包裹的压舌板垫于上下齿之间，防止舌及口唇咬伤。

6. 防窒息的护理 采取的护理措施：护士加强巡视病房次数，每30 min一次，特别注意观察患儿呼吸情况，包括呼吸的节律、频率的变化；发现异常及时报告医生；松解患儿衣服，患儿取侧卧位，床旁备吸引器及吸痰用物；清除患儿口、鼻、咽部分泌物，以保持呼吸道通畅；患儿呕吐时及时清除呕吐物，详细记录呕吐次数、性质、量；持续低流量吸氧；必要时备开口器及气管插管、抢救物品；遵医嘱给予口腔护理，每天两次。

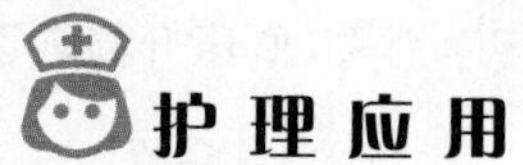

腰椎穿刺术

一、实训目标

(1)熟悉中枢神经系统疾病的诊断及疗效观察。

(2)掌握鞘内注射药物。

二、用物准备

腰椎穿刺包。

三、操作步骤

(1)患儿侧卧于硬板床上，背部和床边成垂直平面，背部椎骨棘突成一直线，头向胸部前弯，双膝向腹部弯曲，使椎间隙增宽，便于穿刺。

(2)选择第三、四腰椎棘突间隙正中，或第四、五腰椎棘突间隙为穿刺部位(两侧骨的前上棘连线和脊柱定点为第三腰椎间隙)。

(3)以2%碘酊、70%酒精将局部皮肤消毒，盖上消毒洞巾，然后用1%普鲁卡因溶液行局部麻醉，深达韧带。

(4)用左手固定穿刺点的皮肤，将穿刺针垂直地、慢慢地刺入(儿童深度为2～4 cm)，待韧带和硬脑膜被穿过，即有二次突破感后到阻力消失(即落空感)时，把针芯慢慢抽出，即可见脑脊液流出。

(5)必要时，应在放脑脊液前接上测压器测压，以了解蛛网膜下腔有无阻塞。

(6)移去测压器，收集脑脊液2～5 mL送检。

(7)术毕，将针芯插入，再一并拔出穿刺针，用拇指按压穿刺处2～3 min，盖以消毒纱布，用胶布固定。

(8)放液后，患儿应去枕平卧4～6 h，以免出现穿刺后头痛等。

四、注意事项

(1)颅内高压患儿应先用脱水剂降压后再做穿刺，脑脊液流速较快时，应用针芯堵住部分针孔以减慢流速，防止发生脑疝。

(2)术中、术后要密切观察患儿病情变化，做好必要的抢救准备。

(3)局部皮肤有感染者不宜穿刺。

直通护考

A_1型题

1. 1∶2000 的旧结核菌素 0.1 mL 内所含结核菌素为(　　)。

A. 0.1 U　　B. 1 U　　C. 5 U　　D. 10 U　　E. 15 U

2. 小儿时期结核病以哪种最多见？(　　)

A. 结核性脑膜炎　　B. 粟粒型综合征　　C. 原发综合征

D. 干酪性肺炎　　E. 结核

3. 结核病预防性服药通常选用的药物是(　　)。

A. 异烟肼　　B. 利福平　　C. 链霉素　　D. 吡嗪酰胺　　E. 头孢拉定

4. 以颅底病变为主的脑膜炎为(　　)。

A. 化脓性脑膜炎　　B. 结核性脑膜炎　　C. 病毒性脑膜炎

D. 隐球菌性脑膜炎　　E. 败血症

5. 麻疹的出疹时间，与发热的关系是(　　)。

A. 发热 2～3 天出疹，出疹时仍发热

B. 发热 1～2 天出疹，热退疹出

C. 发热 3～4 天出疹，出疹期热更高

D. 发热 3～4 天出疹，热退疹出

E. 发热 4～5 天出疹，出疹时可以发热，也可以体温正常

6. 未接种过卡介苗的 2 岁小儿，结核菌素试验阳性但无临床表现时，适当的处理应该是(　　)。

A. 异烟肼治疗 6～12 个月　　B. 每月复查 1 次结核菌素试验

C. 异烟肼治疗 3 个月　　D. 异烟肼治疗 3～6 个月

E. 无需治疗

7. 1 岁小儿，其母近期患开放性肺结核，前来就诊，做结核菌素试验，看结果的时间是(　　)。

A. 第 1 天　　B. 第 2 天　　C. 第 3 天　　D. 第 5 天　　E. 第 6 天

8. 早期发现麻疹最有价值的依据是(　　)。

A. 发热、结膜充血　　B. 口腔麻疹黏膜斑　　C. 颈部淋巴结肿大

D. 1 周前有麻疹接触史　　E. 全身麻疹

9. 麻疹的主要传播途径是(　　)。

A. 飞沫、呼吸道传播　　B. 虫媒传播　　C. 消化道传播

D. 血液传播　　E. 皮肤接触传播

10. 麻疹的出疹顺序是(　　)。

A. 头面—耳后—躯干—四肢末端—全身　B. 耳后发际—面部—躯干—四肢—手掌足底

C. 四肢末端—头面—躯干—背部—胸部　D. 四肢末端—躯干—头面—耳后发际

E. 四肢末端—头面—耳后发际—前胸—后背

11. 患儿,2 岁,高热 4～5 天,1 天来全身出疹,为红色粟粒大小斑丘疹,疹间皮肤不充血,精神食欲差,伴有流涕、畏光,咳嗽重,最可能的诊断是(　　)。

A. 麻疹　B. 风疹　C. 幼儿急疹　D. 猩红热　E. 水痘

12. 护士门诊分诊,早期发现麻疹的最有价值的依据是(　　)。

A. 发热,呼吸道卡他症状及结膜充血　B 口腔黏膜斑

C. 颈部淋巴结肿大　D. 1 周前有麻疹接触史

E. 身上有皮疹

13. 典型麻疹的皮疹特点是(　　)。

A. 皮肤普遍充血,有红色粟粒疹　B. 疹间无正常皮肤

C. 玫瑰色斑丘疹　D. 红色斑丘疹,疹退后有色素沉着及脱屑

E. 出血性皮疹

14. 麻疹的隔离期是(　　)。

A. 隔离到起病后 1 周　B. 隔离到出疹后 1 周

C. 无并发症隔离到出疹后 5 天,有并发症隔离到出疹后 10 天

D. 隔离到疹退后 5 天　E. 隔离到疹退后 10 天

15. 易感儿接触麻疹后,被动免疫应于(　　)进行。

A. 接触后 5 天内　B. 接触后 7 天内　C. 接触后 10 天内

D. 接触后 14 天内　E. 接触后 21 天内

16. 水痘的出疹顺序是(　　)。

A. 躯干、头皮、脸面和四肢　B. 躯干、四肢、头皮和脸面

C. 头皮、脸面、躯干和四肢　D. 四肢、躯干、脸面和头皮

E. 先脸面、后躯干和四肢

17. 麻疹并发肺炎,常见的病原体是(　　)。

A. 溶血性链球菌　B. 真菌　C. 呼吸道合胞病毒

D. 金黄色葡萄球菌　E. 肺炎支原体

18. PPD 试验(＋＋＋＋)为(　　)。

A. 硬结直径 20 mm 以上　B. 红斑直径 20 mm 以上

C. 红斑直径 10～20 mm　D. 红斑直径 15 mm 以上

E. 红斑直径 20 mm 以上伴水疱及局部坏死

19. 小儿受结核感染至 PPD 试验阳性的时间是(　　)。

A. 2～4 周　B. 4～8 周　C. 8～10 周　D. 10～12 周　E. 12～16 周

20. PPD 试验结果判断中,正确的是(　　)。

A. 小儿 PPD 阳性表示体内有活动结核　B. 小儿 PPD 强阳性表示体内有活动结核

C. PPD 硬结 5 mm 以上为强阳性　D. PPD 强阳性表示病情较重

E. PPD 强阳性表示曾接种过卡介苗

(张海宏)

参考文献

References

[1] 崔焱.儿科护理学[M].5版.北京:人民卫生出版社,2012.

[2] 周莉莉.儿科护理学[M].北京:高等教育出版社,2010.

[3] 许玲.儿科护理学[M].北京:北京师范大学出版社,2012.

[4] 沈晓明.儿科学[M].7版.北京:人民卫生出版社,2008.

[5] 王卫平.儿科学[M].8版.北京:人民卫生出版社,2013.

[6] 罗先武,王冉.护士执业资格考试——轻松过[M].北京:人民卫生出版社,2015.

[7] 胡雁.儿科护理学(双语)[M].北京:人民卫生出版社,2012.

[8] 崔焱.儿科护理学[M].4版.北京：人民卫生出版社，2007.

[9] 崔焱.儿科护理学[M].3版.北京：人民卫生出版社，2004.

[10] 范玲.儿科护理学[M].2版.北京：人民卫生出版社，2006.

[11] 魏克伦.儿科学[M].4版.北京：人民卫生出版社，2002.

[12] 姚在新.儿科学[M].3版.北京：人民卫生出版社，2002.

[13] 林菊英，徐丽华.儿科护理学[M].北京：人民卫生出版社，2005.

[14] 胡亚美,姜载芳.诸福棠实用儿科学[M].8版.北京:人民卫生出版社,2015.

[15] 诸福棠，吴瑞萍，胡亚美.实用儿科学[M].4版.北京:人民卫生出版社,1985.

[16] 胡亚美，诸福棠.实用儿科学[M].7版.北京:人民卫生出版社,2003.

[17] 肖建武.儿科护理学[M].北京:科学技术文献出版社,2012.

[18] 周乐山,张瑛.儿科护理学[M].2版.北京：人民卫生出版社,2014.

[19] 杨建宏.儿科学[M].北京：高等教育出版社，2005.

[20] 王洪涛，周莉莉.儿科护理学[M].北京：高等教育出版社，2015.

[21] 梁伍今.儿科护理学[M].北京：人民卫生出版社,2011.

[22] 王朝晖.儿科护理学[M].北京：高等教育出版社,2015.

[23] 于雁.儿科护理(临床案例版)[M].武汉：华中科技大学出版社，2016.

[24] 张敏.儿科护理学[M].北京:中国协和医科大学出版社,2012.

[25] 张玉兰.儿科护理学[M].3版.北京:人民卫生出版社,2014.

[26] 黄力毅,张玉兰.儿科护理学[M].2版.北京：人民卫生出版社，2011.

[27] 杨锡强,赵晓东.中国原发性免疫缺陷病现状和展望[J].中国实用儿科杂志,2011,26(11):801-804.